Inhalt

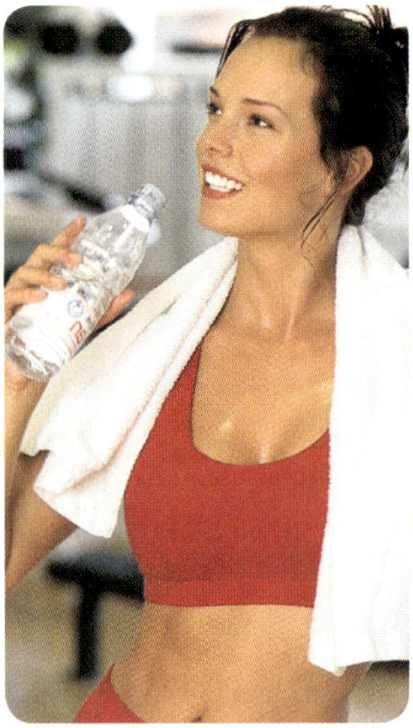

Ausreichend zu trinken hält gesund.

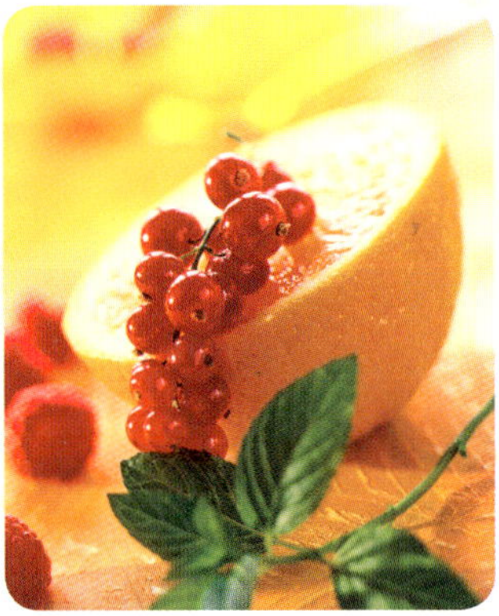

Obst ist ein wichtiger natürlicher Vitalstofflieferant.

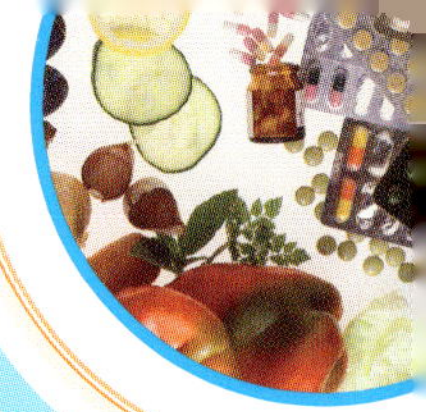

Die richtigen Vitalstoffe bei Krankheiten 134

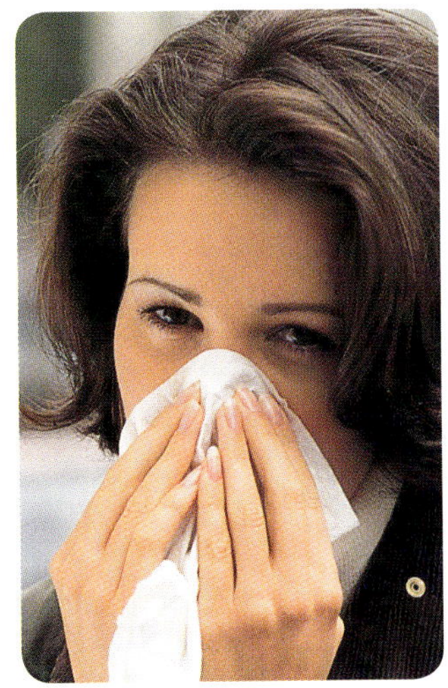

Mit Vitalstoffen kann man Erkältungen verhindern.

Zum Nachschlagen 200

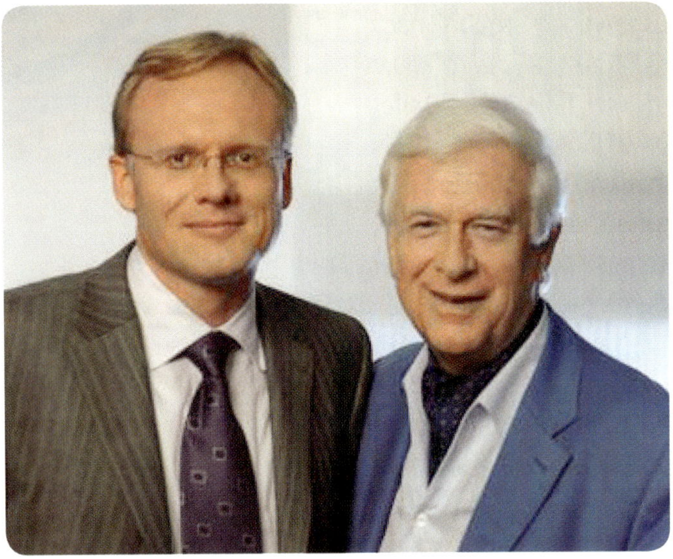

Zwei ausgewiesene Vitalstoffexperten: Apotheker Uwe Gröber (links) und Prof. Hademar Bankhofer.

- Auch Singles sind dazuzuzählen. Man muss sich vorstellen: 36 % aller deutschen Haushalte sind Einzel- oder Singlehaushalte. Die Betreffenden gehen einem Beruf nach und haben wenig Zeit, Mahlzeiten zuzubereiten. Da wird nach Fertiggerichten gegriffen, da wird fast nie ein knackiger Salat zubereitet. Und wenn nun tagsüber auch keine gesunde Kost möglich ist, dann entsteht mit der Zeit ein Mangel an bestimmten Nährstoffen.

Es wäre vermessen und unverantwortlich zu denken, dass man allein mit Vitalstoffen z. B. Krebs und andere schwere Krankheiten behandeln kann. Doch es kann zweifelsohne die Lebensqualität des Patienten verbessern, wenn er zusätzlich zu seiner Therapie mit Vitalstoffen versorgt wird.

Die gesunde Ernährung muss immer die Basis der Vitalstoffversorgung sein. Wo das nicht funktioniert, weil fast ausschließlich schlappe Industriekost konsumiert wird, müssen Vitalstoffe als »Feuerwehr« eingesetzt werden, um Mangelerscheinungen rechtzeitig zu verhindern oder sie rasch auszugleichen. Die moderne Medizin praktiziert das ja bereits und setzt Vitalstoffe vielfach ein:

- Eine schwangere Frau wird von ihrem Arzt mit einer speziellen Auswahl an Nährstoffen versorgt, damit es ihr und dem Kind gut geht, weil Schwangere einen Mehrbedarf an Vitalstoffen haben, ganz besonders an Folsäure.
- Patienten mit zu hohem Homocysteinspiegel werden monatelang mit Vitamin B_6, B_{12} und Folsäure versorgt, und das Homocystein kann gesenkt werden.
- Patienten, die regelmäßig Arzneimittel einnehmen müssen, sind häufig unzureichend versorgt mit Vitalstoffen.
- Wer an Osteoporose leidet, bekommt Kalzium mit Vitamin D, mitunter dazu noch Spurenelemente.
- Bei Darmerkrankungen werden die Vitamine B_{12} und Folsäure verabreicht.
- In der Krebstherapie – vor allem in der Krebsnachsorge – spielt das Spurenelement Selen eine wichtige Rolle.

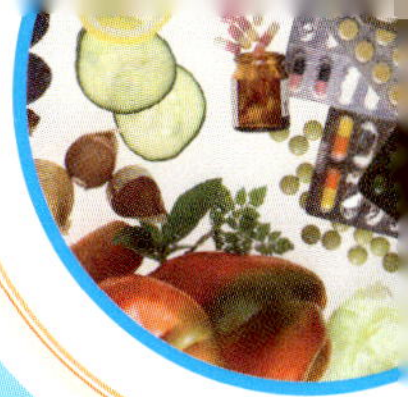

- Bei Hautkrankheiten wird oft die Einnahme von Zink empfohlen.
- Strenge Vegetarier – Veganer genannt – müssen oft mit Eiweißpräparaten und B-Vitaminen, vor allem B_{12}, versorgt werden.
- In der Therapie von Fettstoffwechselstörungen werden Omega-3-Fettsäuren und Phospholipide (Lipostabile) erfolgreich eingesetzt.
- In der Herzinfarktnachsorge wird Magnesium verordnet.

Aus der Erkenntnis heraus, dass der Mangel an Nährstoffen Erkrankungen fördern und auslösen kann und dass man umgekehrt mit der Zufuhr von Nährstoffen den Mangel bekämpfen und gesundheitliche Störungen beheben oder zumindest lindern kann, haben sich Ärzte und Biochemiker zusammengetan und arbeiten bereits an einer neuen Nährstoff- und Vitalstoffmedizin. Man verabreicht Vitalstoffe anstelle von Medikamenten. Bei Rheuma wird das in jüngster Zeit bereits praktiziert.

Was die präventive ergänzende Versorgung mit Vitalstoffen betrifft, so wäre es an der Zeit, mit einer weit verbreiteten Heuchelei aufzuhören. Viele nehmen Vitalstoffe, erleben selbst den Erfolg, geben es aber nicht zu, weil rundum immer betont wird, wie sinnlos und nutzlos Vitalstoffergänzungen sind. Wenn das so wäre, dann hätten namhafte Vitalstoffforscher in den letzten 100 Jahren sinnlose und nutzlose Arbeit geleistet.
Wir wollen, dass endlich offen und ehrlich über die Bedeutung von Vitalstoffen, ihre Wirkmechanismen im menschlichen Körper und über die Möglichkeiten ihrer Anwendung in unserer modernen Gesellschaft gesprochen wird. In einer Zeit, in der durch falsche und wertlose Ernährung viele Krankheiten verursacht und gefördert werden. Deshalb haben wir dieses Buch geschrieben und freuen uns, dass Sie es lesen.

Herzlichst

Apotheker Uwe Gröber

Prof. Hademar Bankhofer

Im Rahmen einer europäischen Erhebung haben Prof. Dr. Michael Kunze und Frau Univ. Doz. Dr. Mag. Ingrid Kiefer vom Institut für Sozialmedizin an der Universität Wien festgestellt: In Deutschland konsumieren 20 bis 35 % der Erwachsenen ergänzende Vitalstoffe. Frauen nehmen sie häufiger. Die Einnahmefreudigkeit steigt mit zunehmendem Alter und mit einem höheren Bildungsniveau. Die meisten Verwender von Vitalstoffen haben ein hohes Gesundheitsbewusstsein, ernähren sich gesünder als der Durchschnitt und treiben Freizeitsport.

Nahrungsergänzungsmittel **in Deutschland**

Das Interesse an Gesundheit und Wellness ist stärker denn je. Ein langes Leben und Vitalität, frei von Krankheiten und Beschwerden, steht bei sehr vielen Menschen an erster Stelle auf ihrer persönlichen Wunschliste. Immer größer wird deshalb auch das Interesse und die Bereitschaft der Bevölkerung, in die eigene Gesundheit zu investieren, wie auch die aktuellen Ergebnisse der »Health Care Monitoring«-Studie unterstreichen.

Jeder Dritte nutzt Nahrungsergänzungsmittel!

Mehr als ein Drittel der Bundesbürger (35 %) nimmt derzeit regelmäßig (18 %) oder zumindest zeitweilig (17 %) Nahrungsergänzungsmittel ein mit der Vorstellung, sich vor Krankheiten zu schützen, eine unausgewogene Ernährung auszugleichen oder die individuelle Vitalität und Leistungsfähigkeit zu unterstützen.

Dies zeigt die Studie »Health Care Monitoring 2006« des Kölner Marktforschungs- und Beratungsinstituts psychonomics, in der rund 1500 Bundesbürger ab 16 Jahren befragt wurden. Zudem ist jeder zweite Verbraucher (51 %) einer künftigen Verwendung gegenüber nicht abgeneigt; jeder Dritte (33 %) will sich allerdings vorher mit seinem Arzt absprechen. Lediglich jeder achte Bundesbürger (12 %) lehnt die Einnahme von Nahrungsergänzungsprodukten wie Vitaminen oder Mineralstoffen grundsätzlich ab.

Unter den häufigsten Verwendern von Nahrungsergänzungsmitteln finden sich vor allem ältere Menschen, Menschen mit subjektiv als schlecht empfundenem Gesundheitszustand sowie die Gesundheitstypen »Informierte« und »Souveräne«. Unter den verschiedenen Einkaufsstätten für Nahrungsergänzungsprodukte stehen bei

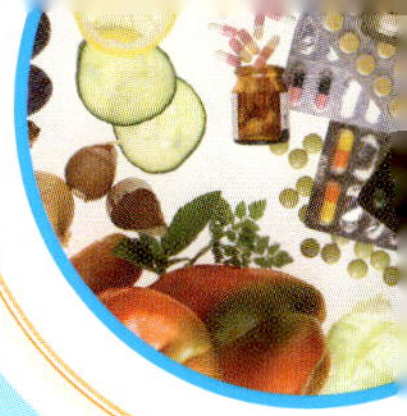

den Deutschen insbesondere die Apotheken hoch im Kurs (70 %), gefolgt von Drogeriemärkten (41 %), Discountern (24 %), Supermärkten (21 %) und Reformhäusern (20 %). In Internet- bzw. Versandapotheken kaufen derzeit 6 % der Befragten Nahrungsergänzungsmittel ein.

Trotz der recht ausgeprägten Verwendungshäufigkeit und Aufgeschlossenheit gegenüber Nahrungsergänzungsmitteln bleiben diese im Erleben der Verbraucher doch ein zweischneidiges Schwert, so das Urteil der Marktforscher. Aufgrund der zum Teil immer noch mangelnden Kenntnis des Bedarfs und der fehlenden Nachprüfbarkeit langfristiger Wirkungsweisen von Vitalstoffen herrsche selbst unter den Verwendern noch eine gewisse Verunsicherung vor.

taxofit-Vitalstoffakademie

Die Autoren und der Verlag danken der taxofit-Vitalstoffakademie für die freundliche Unterstützung bei der Beschaffung einschlägigen wissenschaftlichen Materials und aktueller Studien zu Vitalstoffen.

Die taxofit-Vitalstoffakademie hat das Ziel, über den Stellenwert von Vitalstoffen in der Prophylaxe und Therapie von Erkrankungen aufzuklären. In ihrer Arbeit wird die taxofit-Vitalstoffakademie durch unabhängige Experten (Wissenschaftler) gefördert und durch einen prominent besetzten wissenschaftlichen Beirat unter der Leitung von Herrn Prof. Dr. med. Arthur Wischnik gestützt. Die taxofit-Vitalstoffakademie fördert Wissenschaft und Forschung und bietet regelmäßig in verständlicher Weise aktuelle Informationen und Hintergrundberichte zu Vitalstoffen an. Darüber hinaus hat sich die Vitalstoffakademie zum Ziel gesetzt, junge Nachwuchssportler auf ihrem Weg hin zum Spitzensport zu unterstützen und vitaltherapeutisch zu begleiten.
Mehr Informationen unter www.taxofit-Vitalstoffakademie.de.

Einführung in die Vitalstoffmedizin

Die Vitalstoffmedizin bildet die wissenschaftliche Grundlage für den gezielten Einsatz von Vitaminen und anderen Vitalstoffen in der Vorbeugung und Behandlung ernährungs- und umweltbedingter Krankheiten.

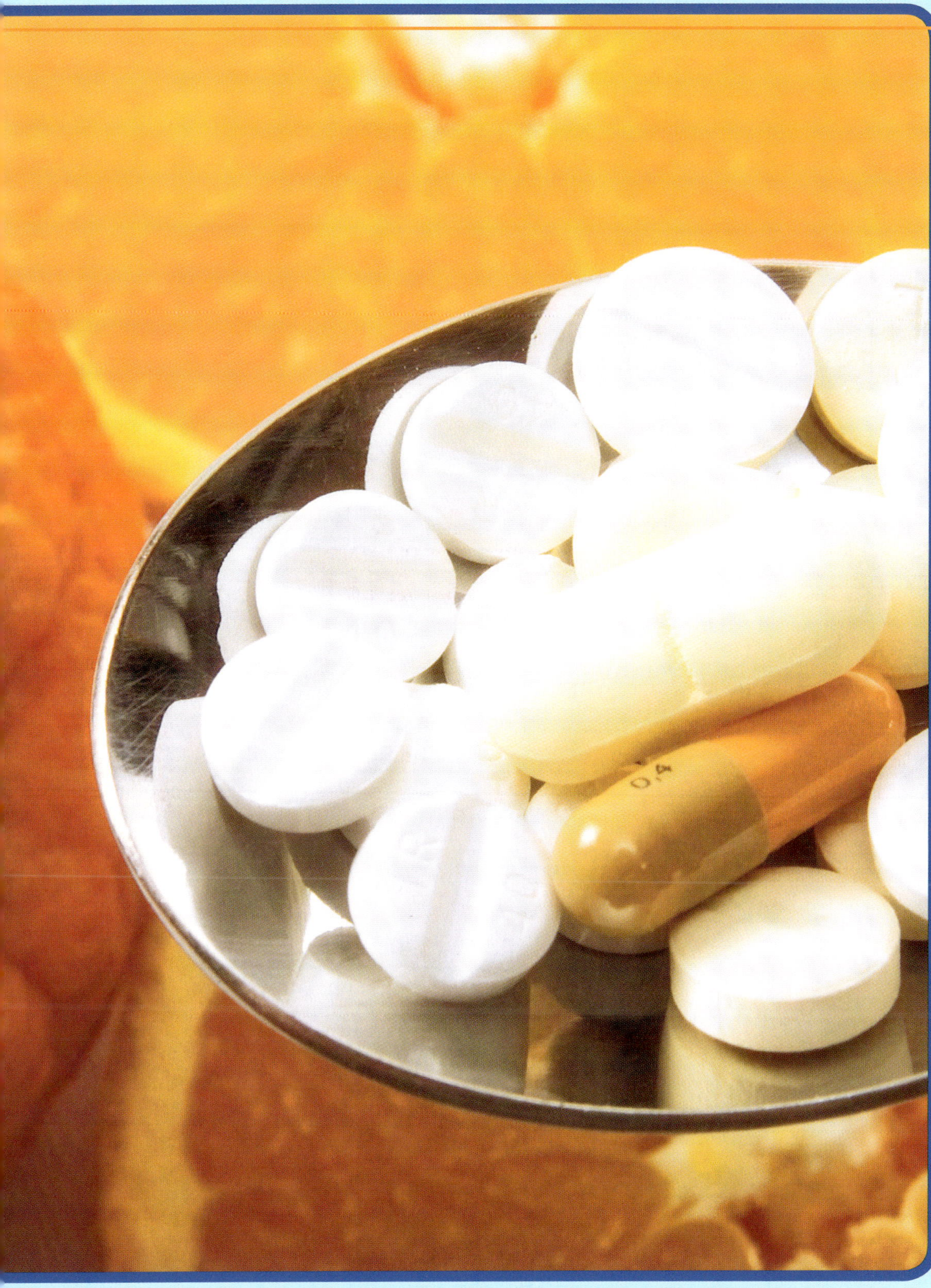

Krank durch falsches Essen

Krankheiten aufgrund von falscher Ernährung nehmen seit einigen Jahren explosionsartig zu. Trotz aller Fortschritte der modernen Medizin leiden immer mehr Menschen in den Industrienationen an Übergewicht und dessen Folgeerscheinungen sowie an Diabetes.

Der so genannte Wohlstandsdiabetes ist stark lebensverkürzend und hat so fatale Folgen wie Amputationen, Schlaganfälle, Herzinfarkt und Erblindung. Und doch wissen viele nicht einmal, dass sie zuckerkrank sind. Auch Osteoporose wird nach Angaben der Weltgesundheitsorganisation (WHO) immer mehr zur Volkskrankheit.
Über 60 % moderner Zivilisationskrankheiten sind auf falsche Ernährung zurückzuführen: Mann und Frau essen zu fett, zu kalorienreich und vor allem fehlen wichtige Vitalstoffe.
Die unausgewogene und damit krank machende Ernährung besteht aus zu vielen leeren Energieträgern wie Alkohol, Zucker oder weißem Mehl, zu großen Mengen an tierischen Eiweißen und Fetten wie Schweinefleisch oder Wurst sowie einem Übermaß an Säure bildenden Produkten, zu denen viele Fleischwaren und Genussmittel wie Süßigkeiten gehören. Obwohl dies seit langem bekannt ist,

Ernährungsabhängige Krankheiten in Zahlen

- Über 50 % der Deutschen sind übergewichtig.
- Jeder Fünfte leidet an Fettsucht.
- Jeder Zweite stirbt an den Folgen von Herz-Kreislauf-Erkrankungen.
- 15 Millionen Deutsche haben einen zu hohen Blutdruck, die häufigste Ursache für Schlaganfälle.
- 10 Millionen Deutsche leiden an Wohlstandsdiabetes.
- Über 6 Millionen Deutsche haben Osteoporose.

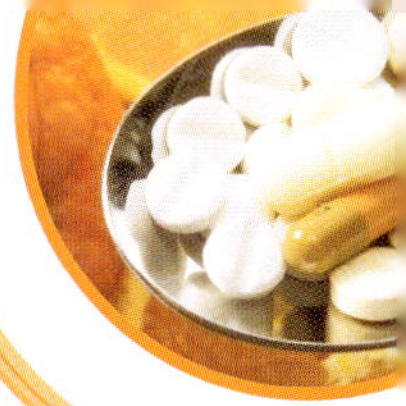

konsumieren viel zu viele Menschen nach wie vor am liebsten Fleisch und Wurst, Weißmehlprodukte und Zuckerhaltiges.

Dass dem so ist, liegt vor allem auch an den rasanten Veränderungen unseres Lebensstils und unserer Umwelt. Viele Menschen nehmen sich immer weniger Zeit, um selbst zu kochen. Fastfood und Convenience-Produkte sind auf dem Vormarsch, und eine Wurstsemmel ist unter Umständen schneller gegessen als ein Salat. Dazu kommt ein eklatanter Bewegungsmangel, den unsere heutigen Berufe zunehmend mit sich bringen. Wer das nicht in seiner Freizeit ausgleicht, bekommt ein Problem, denn: Dicksein kommt von zu üppiger Ernährung und zu wenig Bewegung, daran führt kein Gen vorbei!

Grundsätzlich fehlen im Essen einer Mehrheit der Menschen bioaktive Vitalstoffe wie Vitamine und Spurenelemente aus frischem Obst und Gemüse, mehrfach ungesättigte Fettsäuren, beispielsweise aus Pflanzenölen oder Fisch, sowie komplexe Kohlenhydrate, nämlich die für die Verdauung so wichtigen Ballaststoffe, wie sie in Vollkornbrot und anderen Getreideprodukten vorhanden sind.

Dieser Mangel an Vitalstoffen ist maßgeblich an der Zunahme ernährungsbedingter Krankheiten beteiligt. Das fanden amerikanische Wissenschaftler, allen voran der »Vitamin-C-Papst« Linus Pauling, bereits in den 1950er Jahren heraus. Es entwickelte sich ein Zweig der Ernährungsmedizin, der sich in der Vorbeugung und Therapie zivilisationsbedingter Krankheiten auf den Einsatz lebenswichtiger Vitalstoffe spezialisiert hat: die Vitalstoffmedizin. Sie ist heute ein Grundpfeiler und viel versprechender Ansatz zur Bewältigung ernährungsbedingter Krankheiten gemäß einem Zitat des berühmten griechischen Arztes Hippokrates: »Lass die Nahrung deine Medizin sein und Medizin deine Nahrung.«

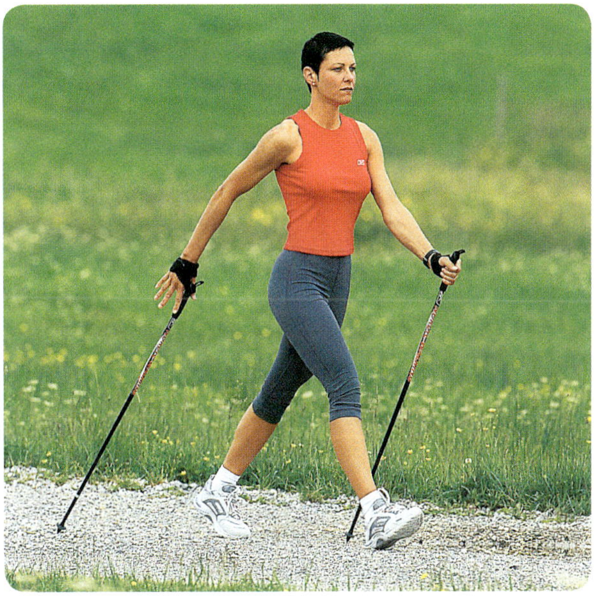

Zur Vorbeugung von Osteoporose helfen eine vitalstoffreiche Ernährung und viel Bewegung – beides fördert den Knochenaufbau.

Vitalstoffmedizin – Was ist das?

Vitamine, Mineralstoffe und andere Vitalstoffe sind erstaunliche Erfindungen der Natur. Unser Organismus benötigt diese bioaktiven Stoffe zwar nur in sehr geringen Mengen, weshalb sie auch Mikronährstoffe heißen, aber ohne sie kann er nicht arbeiten.

Nur wenn wir optimal mit Vitalstoffen versorgt sind, können täglich Millionen von Stoffwechselprozessen in unserem Körper reibungslos ablaufen.

Zu den lebenswichtigen Vitalstoffen gehören:

- Vitamine und vitaminähnliche Substanzen (z. B. Coenzym Q_{10})
- Mineralstoffe und Spurenelemente
- Aminosäuren (z. B. L-Tryptophan)
- Fettsäuren (z. B. Omega-3-Fettsäuren)

Wir kennen heute mehr als 45 lebenswichtige Vitalstoffe. Einige von ihnen, darunter die Vitamine und Spurenelemente, werden nur in sehr kleinen Mengen benötigt. Man bezeichnet diese Vitalstoffe daher häufig auch als Mikronährstoffe.

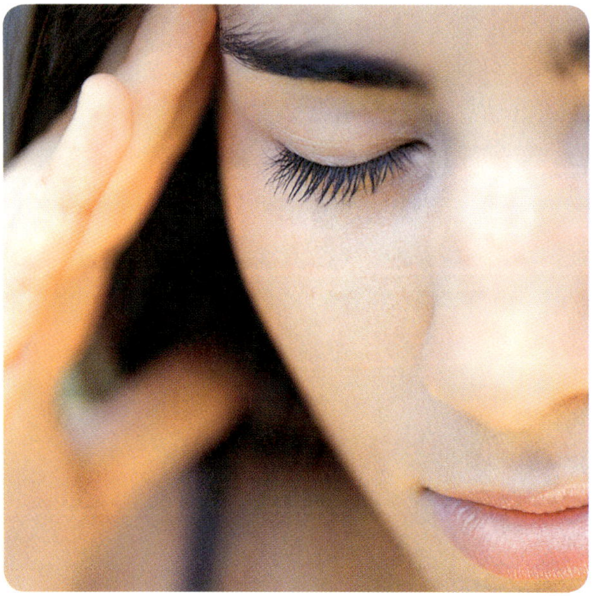

Bereits das Fehlen nur eines einzigen Vitalstoffs kann zu Abgeschlagenheit führen.

Vitamine, Mineralstoffe und andere Vitalstoffe müssen wir regelmäßig mit der Nahrung aufnehmen, weil unser Körper sie nicht selbst herstellen kann. Fehlt es nur an einem einzigen Vitalstoff, laufen der Stoffwechsel und die Energieregulation unserer Zellen nur noch auf halber Kraft.

Unspezifische Symptome wie Abgeschlagenheit, Infektanfälligkeit, Konzentrationsschwäche und Reizbarkeit sind häufig die Folge. In der medizinischen Praxis wird diesen Symptomen in der Regel keine Aufmerksamkeit geschenkt, oder sie werden als alters-, umwelt- oder gar genetisch bedingte Stoffwechselschwächen hingenommen, ob-

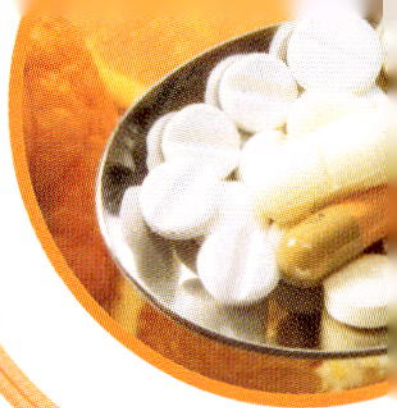

Symptome einer latenten Unterversorgung mit Vitalstoffen (Auswahl)

Vitalstoff	Symptome
Vitamin B_1	Lern- und Konzentrationsstörungen, Nervenschmerzen
Niacin	Depression, Müdigkeit, Nervosität
Vitamin B_6	Kopfschmerzen, Müdigkeit, Nervosität
Vitamin B_{12}	Apathie, mentale Defizite, Demenz
Folsäure	Apathie, mentale Defizite, Demenz
Vitamin C	Physische Leistungseinbußen, depressive Verstimmungen, Infektanfälligkeit
Magnesium	Spannungskopfschmerzen, Stressanfälligkeit, Nervosität
Eisen	Blässe, Müdigkeit, Muskelschwäche
Zink	Infektanfälligkeit, gestörte Wundheilung

wohl sie die Gesundheit und das Wohlbefinden der Betroffenen erheblich einschränken. Langfristig ebnet Vitalstoffmangel den Boden für Krankheiten wie Altersdiabetes, Herzinfarkt, Krebs, Osteoporose, Rheuma und Schlaganfall.

Bedenkt man, dass bereits eine 25-prozentige Unterversorgung der Zellen mit Magnesium zu einer 50-prozentigen Einschränkung der Aktivität magnesiumabhängiger Enzyme in der Zelle führt, lassen sich die gesundheitlichen Folgen eines lang andauernden, latenten Vitalstoffmangels erahnen.

Unser Stoffwechsel braucht Vitalstoffe

Vitalstoffe übernehmen in jeder Zelle unseres Körpers außerordentlich wichtige Aufgaben. Die Abwehrleistung des Immunsystems, die Impulsübertragung in den Nervenzellen, die Kontraktion der Muskelfasern und unzählige weitere Funktionen hängen von einer optimalen Versorgung mit diesen Nährstoffen ab. Vitalstoffe sind als Bausteine von Enzymen an über 100.000 komplexen Stoffwechselprozessen beteiligt.

Für unsere Gesundheit sind wir also auf die regelmäßige Zufuhr der richtigen Vitalstoffe in den Konzentrationen angewiesen, in denen sie auch normalerweise in den Zellen unseres Körpers vorhanden sind. Nur das garantiert einen störungsfreien Stoffwechselablauf und optimale Leistungsfähigkeit unseres Organismus.

Ziele der Vitalstoffmedizin

Die moderne Vitalstoffmedizin geht auf den US-amerikanischen Biochemiker Professor Dr. Linus Pauling (1901 bis 1994) zurück. Der zweifache Nobelpreisträger gilt als Vater der orthomolekularen Medizin. Der Begriff »orthomolekular« bedeutet wörtlich übersetzt »die richtigen Moleküle betreffend« – im übertragenen Sinne »die richtigen Vitalstoffe betreffend«.

Pauling formulierte bereits 1968 das Konzept der Vitalstofftherapie: »Orthomolekulare Medizin ist die Erhaltung guter Gesundheit und die Behandlung von Krankheiten durch Veränderung der Konzentrationen von Substanzen im menschlichen Körper, die normalerweise im Körper vorhanden und für die Gesundheit erforderlich sind.«

Vorbeugen statt reparieren

Eine vitalstoffreiche Ernährung hat nicht nur die Aufgabe, vitalstoffspezifische Mangelkrankheiten zu verhindern, z. B. die alte Seefahrerkrankheit Skorbut (Vitamin-C-Mangelkrankheit) oder die Knochenkrankheit Rachitis (Vitamin-D-Mangelkrankheit).
Die optimale Versorgung mit Vitalstoffen steigert auch merklich die Lebensqualität und kann in vielen Fällen sogar die Therapieerfolge bei bestehenden Erkrankungen verbessern.

Die Vitalstoffmedizin verfolgt im Einzelnen folgende Ziele:

- Vorbeugung ernährungsbedingter Krankheiten (z. B. Osteoporose) und chronisch-degenerativer Krankheiten (z. B. Alzheimer)
- Verbesserung der Gesundheit des Einzelnen
- Entgiftung des Körpers mit Hilfe von Vitalstoffen (z. B. Zink)
- Optimierung einer notwendigen Arzneimitteltherapie
- Erhalt der körperlichen und geistigen Vitalität bis ins hohe Alter

Jeder Mensch hat seinen eigenen und einzigartigen Vitalstoffbedarf. Daher kann man für Vitalstoffe keine pauschalen Bedarfsmengen angeben. 100 Milligramm Vitamin C am Tag können ausreichen, den Bedarf eines gesunden Menschen zu decken. Bei einem Diabetiker kann die benötigte Menge fünf- bis zehnmal so hoch sein! In der Schwangerschaft verdoppelt sich der Eisenbedarf. Sehr aktive Menschen brauchen mehr B-Vitamine, Magnesium und Vitamin C.

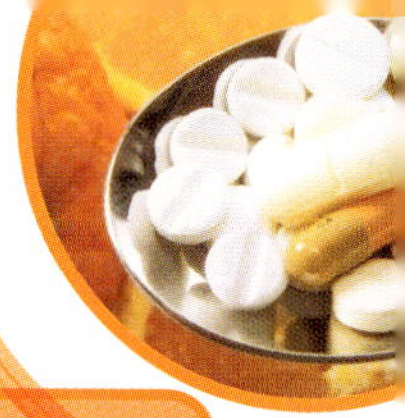

Faktoren, die einen erhöhten Bedarf an Vitalstoffen bzw. einen Vitalstoffmangel verursachen können

Faktor	Gefahr der Unterversorgung für
Ernährung	
→ kalorienreiche vitalstoffarme Kost (Fastfood, Fertiggerichte)	alle Vitalstoffe
→ Vegetarische Ernährung	Vitamin A, B_{12}, Selen, Jod, Zink
→ Schlankheitskuren	alle Vitalstoffe
Genussgifte	
→ Alkohol	Magnesium, B-Vitamine, Zink
→ Zigaretten	Vitamin C, Folsäure, Selen
Umweltgifte	
→ Autoabgase, Schwermetalle	Selen, Zink, Vitamin C
Risikogruppen	
→ Jugendliche, Heranwachsende	Kalzium, B-Vitamine, Jod, Zink
→ Schwangere, Stillende	Folsäure, Jod, Eisen, Kalzium, Magnesium
→ Frauen im gebärfähigen Alter	Vitamin B_6, Folsäure, Jod, Magnesium
→ ältere Menschen	Vitamin D, B-Vitamine, Kalzium, Selen, Zink
→ Stressgeplagte	Vitamin C, Magnesium, B-Vitamine
→ Raucher	Vitamin C, E, Selen
→ Sportler	Magnesium, Vitamin C, E, Zink
Chronische Erkrankungen	
→ Arthrose	Glucosamin, Vitamin E, Nicotinamid, Kupfer
→ Herz-Kreislauf-Erkrankungen	Magnesium, Coenzym Q_{10}, Omega-3-Fettsäuren
→ Diabetes mellitus	Vitamin C, Zink, Chrom, Folsäure, Magnesium
→ Magen-Darm-Erkrankungen	alle Vitalstoffe
→ Makuladegeneration	Lutein, Zeaxanthin, Vitamin C, Vitamin E, Zink, Kupfer
→ Osteoporose	Vitamin D, Vitamin K, Kalzium, Zink, Kupfer
→ Rheuma	Vitamin E, Vitamin C, Selen, Zink, Omega-3-Fettsäuren
→ Krebs	alle Vitalstoffe (v. a. Antioxidantien wie Selen)
Arzneimitteleinnahme	
→ Abführmittel (Laxanzien)	Folsäure, Kalium, Magnesium, Zink
→ Antibiotika	Vitamin C, B-Vitamine
→ Blutfettsenker (Statine)	Coenzym Q_{10}
→ Kortisonpräparate	Vitamin D, Kalzium, Vitamin C, Zink
→ harntreibende Mittel (Diuretika)	Folsäure, Magnesium, Zink
→ Säurepuffer (Antazida)	Vitamin B_{12}, Zink, Eisen, Folsäure

Grundlage der Vitalstoffmedizin

Das Fundament der Vitalstoffmedizin ist eine kalorienangepasste, vollwertige Ernährung, mit reichlich Ballaststoffen sowie viel frischem Obst und Gemüse, in Kombination mit einer gesunden Lebensführung.

Da es mit zunehmendem Alter immer schwieriger wird, den Einzelnen zu einer Änderung seiner traditionellen Essgewohnheiten zu motivieren, ist eine ausgewogene und gesunde Ernährung von Kindheit an besonders wichtig.

In der heutigen Fastfood-Generation sind Vitalstoffmängel weit verbreitet. Und Fachleute führen inzwischen über die Hälfte aller Erkrankungen in den modernen Industrieländern auf Fehlernährung zurück.

Steinzeiternährung ist Vitalstoffernährung

Bis zu 70 % der Nahrungsmittel, die wir heute täglich verzehren, sind industriell weiterverarbeitet, raffiniert, gekocht und enthalten

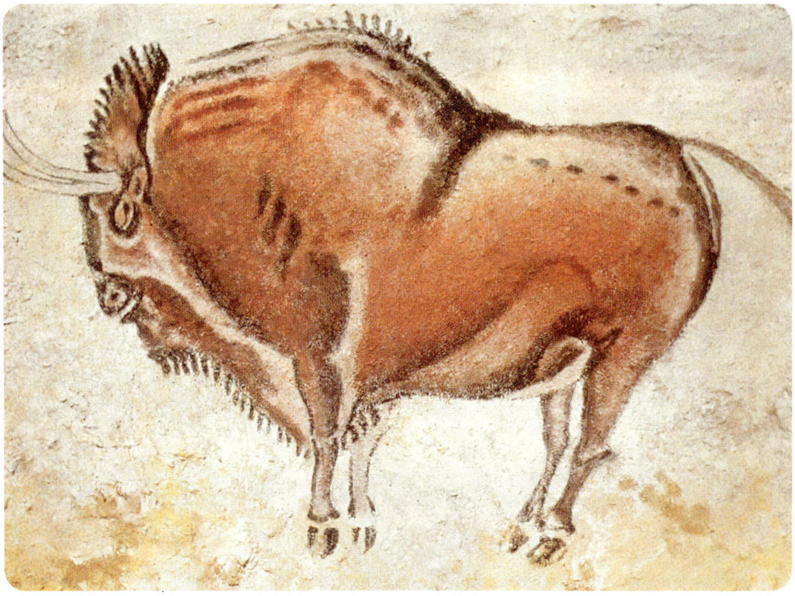

Unsere Gene sind an die Ernährung der Jäger und Sammler in der Steinzeit angepasst.

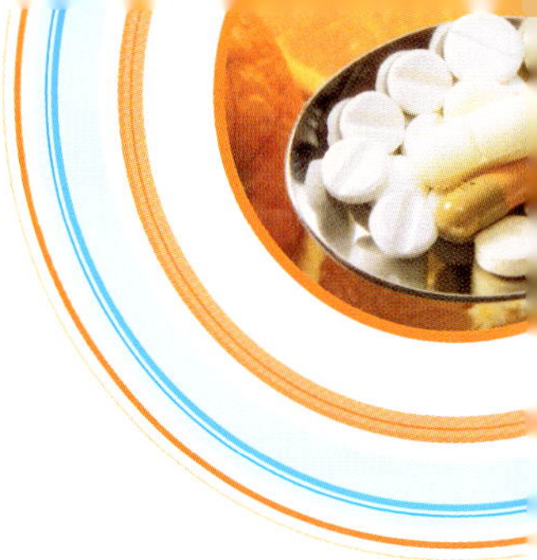

Zusatz- oder Konservierungsmittel. Nach neueren Untersuchungen nehmen wir damit heute bei weitem nicht mehr so viele Vitalstoffe auf, wie unser Körper bräuchte. Das liegt daran, dass wir uns genetisch und physiologisch praktisch nicht von den Menschen in der Steinzeit unterscheiden, die etwa 100.000 Generationen als Jäger und Sammler lebten. Erst vor 500 Generationen wurde begonnen, Ackerbau und Landwirtschaft zu betreiben. Vor zehn Generationen begann das Industriezeitalter, und erst seit etwa 40 Jahren verzehren wir immer mehr hochgradig verarbeitete und damit vitalstoffarme Nahrungsmittel.

Wir sind genetisch immer noch an die Ernährung von Jägern und Sammlern angepasst. In der Steinzeit bestand die Nahrung aus Wurzeln, Beeren, faserreichen Früchten, Nüssen, Wild und Fisch. Die Steinzeitmenschen waren deshalb optimal mit Vitalstoffen versorgt. Ihre Nahrung enthielt durchschnittlich dreimal so viel Vitamine (Vitamin B_1, B_2, E, Folsäure) und mindestens doppelt so viele Mineralstoffe (Kalzium, Kalium, Zink) wie unsere moderne Industriekost.

Unsere Vorfahren nahmen durch den Verzehr von Fleisch wild lebender Tiere etwa doppelt so viel Eiweiß, Vitamin A und Zink auf wie wir. Das magere Fleisch von Wildtieren enthielt außerdem im Vergleich zu Fleisch von Schweinen aus der Massentierhaltung Fette mit einem gesünderen Fettsäuremuster. Weil sie natürliches Futter fressen, ist das Muskelfleisch wild lebender Tiere relativ reich an mehrfach ungesättigten Fettsäuren, vor allem an Omega-3-Fettsäuren.

Mit 600 Milligramm Vitamin C am Tag, die eine vollwertige Tageskost in etwa enthält, sind Sie leistungsfähiger, ist Ihr Immunsystem schlagkräftiger und sind Ihre Nerven wachsamer und stressresistenter als mit spärlichen 80 Milligramm aus einer vitalstoffarmen Industriekost!

Vitalstoffreich essen mit modernen Lebensmitteln

Wussten Sie, dass unsere tägliche Aufnahme an lebenswichtigen Vitalstoffen durch falsche Ernährungsgewohnheiten und durch die veränderte Zusammensetzung unserer Lebensmittel um bis zu 80 % gesunken ist?

Das reichhaltige Angebot von Nahrungsmitteln aus aller Welt suggeriert jedoch nur auf den ersten Blick eine gesunde Ernährung. Enthält doch beispielsweise importiertes Fluggemüse und -obst aus

Verluste bei der Herstellung von Weizenmehl Type 405

Vitalstoff	Verluste
Magnesium	- 85 %
Kalium	- 77 %
Mangan	- 86 %
Chrom	- 80 %
Zink	- 78 %
Selen	- 75 %
Vitamin B_1	- 88 %
Vitamin B_6	- 60 %

Neuseeland, Südamerika oder Südeuropa nur den Bruchteil an Vitalstoffen von frisch geerntetem ausgereiftem heimischem Gemüse und Obst. Grund für diese geringen Vitalstoffgehalte sind zum einen die langen Transportwege, zum anderen aber auch, dass viele Früchte unreif geerntet werden, damit sie den langen Weg bis zum Verbraucher überstehen. Das bedeutet, die Früchte werden von der Pflanze genommen, bevor die natürliche Vitalstoffsynthese abgeschlossen ist, der maximale Gehalt an Vitalstoffen kann also nicht mehr erreicht werden.

Greifen Sie daher bevorzugt zu Obst und Gemüse aus der Region, und essen Sie es möglichst frisch: Unmittelbar nach der Ernte enthält ein Apfel etwa 10 Milligramm Vitamin C pro 100 Gramm. Nach elf Wochen Lagerung bei 3 °C ist davon nur noch die Hälfte übrig. Spinat verliert nach drei Tagen bei Zimmertemperatur 70 % Folsäure. Aufgeschnittene Tomaten verlieren 50 % Lycopin pro Stunde.

Auch die Verarbeitung von natürlichen Nahrungsmitteln geht immer mit Vitalstoffverlusten einher. Weizenkörner beispielsweise verlieren, wenn sie zu Weißmehl vermahlen werden, beträchtliche Mengen an Spurenelementen und Mineralstoffen (siehe Tabelle).

Wenn Sie möglichst viele Vitalstoffe in Ihrem täglichen Essen haben möchten, bevorzugen Sie Bioprodukte, denn

- konventionell wird Obst und Gemüse unter Einsatz von Kunstdüngern und Pestiziden angebaut. Diese Stoffe können Mineralien im Boden binden (z. B. Magnesium, Kalzium, Selen), was verhindert, dass die Pflanzen sie aufnehmen.
- konventionell angebautes Obst und Gemüse wird in verschiedenen Ländern, u. a. auch in EU-Ländern (jedoch nicht in Deutschland) bestrahlt, um die Haltbarkeit zu erhöhen. Eine Behandlung mit ionisierenden Strahlen bedeutet allerdings immer auch Verluste bei den Vitaminen A, B_1, E und C.

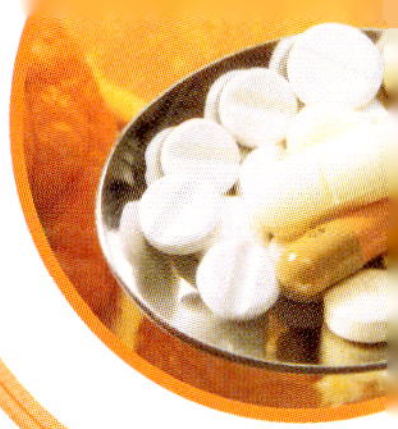

Gesunde Ernährung – Basis der Vitalstoffmedizin

Eine vollwertige und natürliche Ernährung in Kombination mit einem gesunden Lebensstil kann eine optimale Vitalstoffversorgung weitgehend sicherstellen. Damit hätten Sie weder einen über das normale Maß hinaus erhöhten Bedarf an bestimmten Vitalstoffen, noch wären Sie mit gewissen Stoffen unterversorgt.

So essen, trinken und leben Sie »vitalstoffbewusst«:

- ➜ Greifen Sie zu biologisch aktiven und vitalstoffreichen Lebensmitteln. Essen Sie möglichst fünf Portionen frisches Obst oder Gemüse pro Tag, das versorgt Sie mit reichlich Vitaminen und sekundären Pflanzenstoffen! Als eine solche Frischkostportion gelten auch frisch gepresste Obst- und Gemüsesäfte! Kaufen Sie so oft es geht Saisongemüse!

Fünfmal am Tag frisches Obst und Gemüse, so viel in eine Hand hineingeht, versorgt uns mit reichlich Vitaminen, Mineralstoffen, Spurenelementen und sekundären Pflanzenstoffen, auch Bioaktivstoffe genannt.

- ➜ Sparen Sie Fett, indem Sie insbesondere die so genannten versteckten Fette reduzieren, die beispielsweise in Wurst, Käse, Süßigkeiten und Desserts oder in Fertigprodukten enthalten sind. Bevorzugen Sie pflanzliche Öle mit hohem Anteil an ungesättigten Fetten (z. B. kaltgepresstes Olivenöl und Rapsöl).
- ➜ Reduzieren Sie den Konsum einfacher, raffinierter Kohlenhydrate. Sparen Sie bei industriell hergestelltem Zucker in Form von Haushaltszuckern oder Süßigkeiten. Essen Sie mehr mineralstoff- und ballaststoffreiche Vollkornprodukte anstelle von nährstoffarmen Weißmehlprodukten. Vollkornbrot oder Vollkornreis beispielsweise sind für unseren Körper eine wahre Fundgrube für lebenswichtige bioaktive Nährstoffe.
- ➜ Schränken Sie den Alkoholkonsum ein. Trinken Sie maximal ein alkoholisches Getränk pro Tag, z. B. ein Glas Rotwein!
- ➜ Reduzieren Sie den Fleischverzehr. Essen Sie insbesondere rotes Fleisch höchstens einmal pro Woche. Erhöhen Sie den Verzehr von fettem Seefisch (z. B. Heilbutt, Lachs, Hering) dafür auf zweimal pro Woche.
- ➜ Vermeiden Sie Blutzuckertiefs und Vitalstoffverluste. Essen Sie regelmäßig fünf bis sechs kleine Mahlzeiten über den Tag verteilt,

anstelle von drei großen Portionen! Das hält Sie über den Tag hinweg kontinuierlich leistungsfähig. Außerdem können Vitalstoffe aus der Nahrung so am besten aufgenommen werden.

- Achten Sie auf eine ausreichende Flüssigkeitszufuhr. Trinken Sie mindestens zwei Liter am Tag, z. B. natriumarme, aber kalzium- und magnesiumreiche Mineralwässer, grünen Tee. Viel Kaffee, schwarzer Tee und Alkohol fördern die Wasserausscheidung und damit auch den Verlust wasserlöslicher Nährstoffe.
- Reduzieren Sie die Kochsalzzufuhr. Fünf bis sechs Gramm Salz pro Tag sind völlig ausreichend! Wer reichlich Wurstwaren und Fertigprodukte isst oder oft außer Haus isst, kommt meist auf mehr. Seien Sie daher sparsam, wenn Sie selbst salzen, und verwenden Sie jodiertes Speisesalz!
- Rauchen Sie nicht! Rauchen verursacht einen höheren Bedarf an verschiedensten Vitalstoffen.
- Bewegen Sie sich ausreichend und regelmäßig an der frischen Luft – optimal wäre dreimal pro Woche mindestens eine halbe Stunde. Ideal sind moderate Ausdauersportarten wie Schwimmen, Walken, Radfahren!
- Achten Sie auf ein gesundes Körpergewicht. Vermeiden Sie sowohl starkes Übergewicht als auch Untergewicht.

Die Vorbeugung von Krankheiten ist die zentrale Domäne der Vitalstoffmedizin, aber auch im Krankheitsfall werden durch die Therapie begleitende Gabe von Vitalstoffen sehr gute Erfolge erzielt.

Manchmal reicht aber eine gesunde Ernährung und bewusste Lebensweise nicht: Denn es gibt bestimmte Lebenssituationen, etwa Schwangerschaft oder das hohe Alter, in denen die über die Nahrung aufgenommenen Vitalstoffe nicht ausreichend sind. Und auch alle, die besonderen Belastungen ausgesetzt sind – sei es freiwillig (Leistungssportler) oder unfreiwillig (Stressgeplagte) –, haben einen besonders hohen Bedarf an Vitalstoffen. Die Wissenschaft hat außerdem erkannt, dass Vitamine und andere Vitalstoffe ein großes Potenzial in der Vorbeugung degenerativer Erkrankungen wie Herzinfarkt, Krebs, Makuladegeneration, Osteoporose oder Rheuma haben. Ernährungsexperten und namhafte medizinische Gesellschaften empfehlen daher bereits, dass Erwachsene zum Ausgleich einer möglichen Unterversorgung täglich ein Multivitamin-Mineralstoff-Präparat ergänzen sollten.

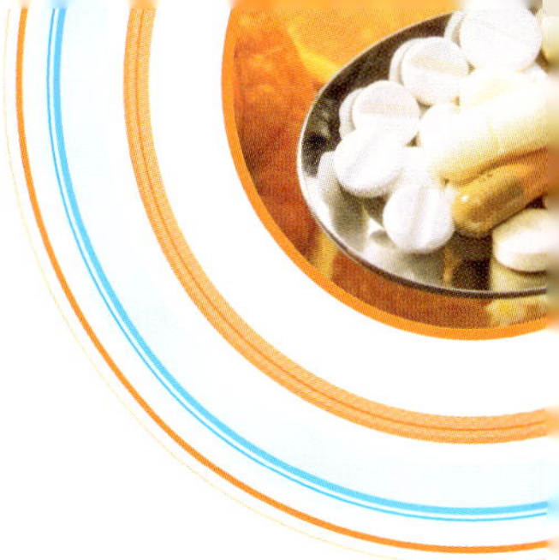

Wirkstoffe der Vitalstoffmedizin

Die Vitalstoffmedizin unterscheidet zwei Arten von Wirkstoffen: »Arzneimittel«, die unserem Körper fremd sind und auch in der natürlichen Nahrung nicht vorkommen, sowie »Vitalstoffe«, die in unserem Körper oder in der natürlichen Nahrung vorkommen.

Der zentrale Unterschied bei der Anwendung besteht darin, dass durch herkömmliche Arzneimittel in der Regel Symptome behandelt werden, aber nicht die Ursachen einer Erkrankung. In der Vitalstoffmedizin werden dagegen im normalen Stoffwechsel des Menschen natürlich vorkommende und dort benötigte Vitalstoffe eingesetzt. Das sind Vitamine, Vitaminoide (z. B. Coenzym Q_{10}, L-Carnitin), Mineralstoffe, Spurenelemente, Fettsäuren (Omega-3-Fettsäuren, Alpha-Linolensäure) und Aminosäuren. Im Rahmen ganzheitlicher Therapiekonzepte werden darüber hinaus auch natürliche Hormone (z. B. DHEA), sekundäre Pflanzenstoffe (z. B. Flavonoide, Phytoöstrogene), Enzyme, Prebiotika (z. B. Inulin) und Probiotika (Bakterienkulturen, z. B. Bifidobakterien) eingesetzt.

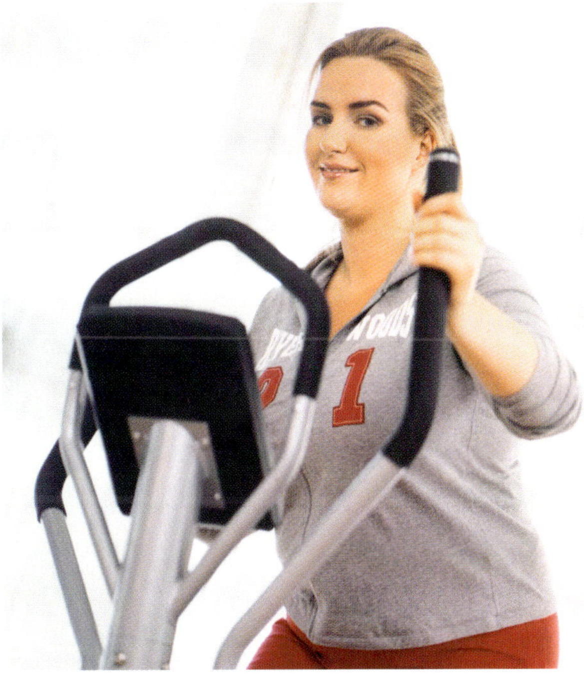

Regelmäßiger Sport erfordert sehr oft eine verstärkte Zufuhr von Vitalstoffen.

Im Doppel stark

In der Praxis werden Vitalstoffpräparate und Arzneimittel häufig parallel eingesetzt. Nicht zuletzt auch deshalb, weil Medikamente unerwünschte Wechselwirkungen mit dem Vitalstoffhaushalt eingehen.

Die Unterschiede zwischen Arzneimitteltherapie und Vitalstoffmedizin

	Arzneimitteltherapie	Vitalstoffmedizin
Wirkstoffe	körperfremde Medikamente (Xenobiotika, Arzneimittel), häufig Monotherapie aufgrund von Nebenwirkungen	im Körper natürlich vorkommende Vitalstoffe (Vitamine, Mineralstoffe, etc.), wirken besser in Kombination (z. B. Antioxidantien, B-Vitamine)
Therapeutisches Ziel	Linderung, Verbesserung der Lebensqualität, bekämpft häufig nur die Symptome	Krankheitsvorbeugung, Verbesserung der Lebensqualität, bekämpft die Krankheitsursachen
Wirkmechanismus	pharmakologisch, körperfremder Wirkstoff, hemmt z. B. einen biologischen Rezeptor (Bsp.: Betablocker) oder greift in Zellstoffwechsel ein	physiologisch (natürlich), ein körpereigener Vitalstoff erfüllt seine natürliche Stoffwechselfunktion (z. B. Enzymaktivierung durch Zink)
Wirkungseintritt	wirken in der Regel schnell (je nach Arzneimitteltyp), z. B. Aspirin bei Kopfschmerzen	wirken langsam und schrittweise (über Wochen bis Monate), müssen sich in den Körperzellen, anreichern (z. B. Omega-3-Fettsäuren)
Anwendungsdauer	unterschiedlich je nach Arzneimitteltyp und Krankheit (bei langfristiger Anwendung besteht ein Risiko für Organschäden)	je nach Krankheitsbild dauerhaft, in der Regel langfristig (z. B. Folsäure, B_6 und B_{12} bei erhöhten Homocysteinspiegeln)
Nebenwirkungen/ Toxizität	unterschiedlich je nach Arzneimitteltyp, Spanne zwischen therapeutischer und toxischer Dosis ist oft nur klein (geringe therapeutische Breite)	in physiologischer (natürlicher) Dosierung keine, auch in höherer pharmakologischer Dosierung nur geringes Nebenwirkungspotenzial (große therapeutische Breite) – Ausnahmen: Vitamin A und D, Nicotinsäure, Kalium, Eisen!

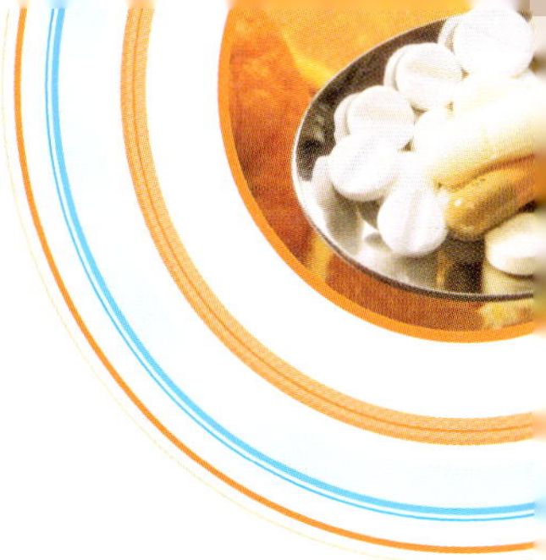

Die Vitalstoffmedizin ist also keine Alternative, sondern eine wichtige Ergänzung und Bereicherung der schulmedizinischen Behandlungsformen (z. B. die Einnahme von Medikamenten). Sie basiert wie die Schulmedizin auf nachprüfbaren und streng wissenschaftlichen Grundlagen. Als ganzheitlich orientierte Therapieform ist die Vitalstoffmedizin gleichermaßen Bestandteil der Schulmedizin und der Naturheilkunde. Die Vitalstoffmedizin schließt damit ein wichtiges diagnostisches und therapeutisches Fenster ernährungs- und umweltbedingter Krankheiten.

Vitalstoffe spielen in unserem Körper zusammen wie ein großes Orchester. Fehlt ein Instrument bzw. ein Stoff, beeinträchtigt das die Harmonie. Schon der Mangel an einem einzigen Vitalstoff stört das optimale Zusammenspiel, so wie jede Stimme eines Orchesters zum Gesamtklang beiträgt.

Dosierung und Anwendungsdauer von Vitalstoffpräparaten

In der Vorbeugung und Therapie von ernährungsbedingten Krankheiten wird als Grundlage eine Vitalstoffkombination empfohlen, moderat dosiert und breit gefächert, mit krankheitsspezifischen Vitalstoffakzenten. Da sich chronische Erkrankungen wie Arteriosklerose über Jahrzehnte entwickeln, sollten Vitalstoffpräparate langfristig eingenommen werden (z. B. Omega-3-Fettsäuren). Eine vorbeugende oder gar therapeutische Wirkung ist bei kurzfristiger Anwendung und falscher (zu niedriger) Dosierung nicht zu erzielen. Die Tagesdosis sollte, vor allem bei wasserlöslichen Vitaminen und Mineralstoffen, über den Tag verteilt werden (z. B. zweimal täglich). Das verbessert die Vitalstoffverwertung im Körper und verringert unnötige Verluste über den Urin.

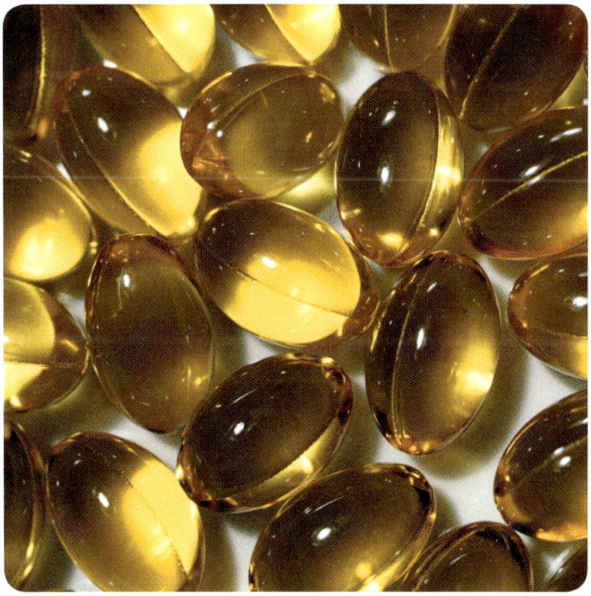

Vitalstoffpräparate können niemals eine bewusste, gesunde Ernährung ersetzen. Sie bieten auch keine Versicherung gegen die Folgen von Rauchen, Alkoholmissbrauch, Übergewicht und Bewegungsmangel!

Chrono-Depot-Technologie: modernste Vitalstoffpräparate

Vitamine, Mineralstoffe Spurenelemente und andere Vitalstoffe können sich bei ihrer Aufnahme im Magen-Darm-Trakt gegenseitig behindern oder fördern. Moderne Multivitalstoffpräparate können so hergestellt werden, dass sie die einzelnen enthaltenen Vitalstoffe zeitversetzt freigeben.

Besonders von den Mineralstoffen und Spurenelementen ist bekannt, dass es bei ihrer Aufnahme in den Körper bereits in Konzentrationen, wie sie in natürlichen Lebensmitteln vorkommen, zu Wechselwirkungen kommen kann. Die Folge ist, dass nicht so viel an Vitalstoffen aufgenommen wird, wie eigentlich im Darm vorhanden sind. Mit neuen biopharmazeutischen Erkenntnissen lassen sich jedoch Vitalstoffpräparate entwickeln, die diese Wechselwirkungen berücksichtigen und so eine größtmögliche Aufnahme der zugeführten Vitalstoffe ermöglichen.

Allgemeines zur Resorption von Vitalstoffen

Hauptresorptionsort der Vitalstoffe ist der Dünndarm, der größte Teil wird in den oberen Dünndarmabschnitten resorbiert. Die Aufnahme weniger Vitalstoffe beginnt bereits im Magen (z. B. von Kupfer, Vitamin C, Niacin).

Aufnahme im Huckepacksystem: In der Regel erfolgt die Aufnahme von Vitalstoffen aus dem Darm in das Blut mit Hilfe so genannter Transporter. Das sind meist Eiweißstrukturen auf den Zellen der Dünndarminnenwand, die spezifisch für eine Substanz oder Substanzgruppe sind. Aufgrund der begrenzten Anzahl an Transportern können aber zum Teil schon geringere Konzentrationen eines Vitalstoffs im Darm zur Sättigung – zur vollständigen »Besetzung« dieser Transporter – führen. Insbesondere dann, wenn zwei ähnliche Stoffe um ein und denselben Transporter konkurrieren. Viele Vitalstoffe gelangen in diesem Fall dann noch ohne die Hilfe eines Transporters durch die Darmwand. Doch ist dies meist deutlich weniger effektiv als der »Huckepack-Transport«. Das kann dazu führen, dass ein großer Teil der Vitalstoffe erst gar nicht aus dem Darm ins Blut aufgenommen, sondern ungenutzt wieder ausgeschieden wird.

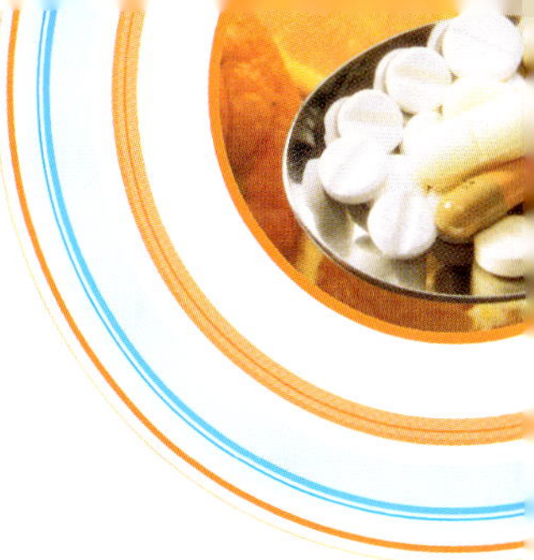

Wechselwirkungen bei der Aufnahme: Die Bioverfügbarkeit der meisten Spurenelemente und Mineralstoffe variiert aber auch aus anderen Gründen beträchtlich: Weitere Faktoren sind z. B. die Aufnahmemenge, die Art der Verbindung, die Zusammensetzung der Nahrung und die Zeit, die die Nahrung auf ihrem Weg durch den Darm benötigt, und nicht zuletzt der Versorgungsstatus des Körpers. Prinzipiell ist die Resorptionsrate höher, wenn ein Mangelzustand vorliegt.

Insbesondere pflanzliche Nahrungsbestandteile (Lignine, Oxalate, Phytate, Phosphate), die z. B. in Getreide, Vollkornreis und Hülsenfrüchten vorkommen, können schwerlösliche Komplexe mit Mineralien bilden und damit deren Aufnahme in den Körper verhindern. Desgleichen können sekundäre Pflanzenstoffe wie Tannine, die z. B. in Kaffee, schwarzem Tee oder Rotwein enthalten sind, die Resorption verschlechtern. Davon betroffen sind besonders Eisen, Zink, Kupfer, Chrom, Kalzium und Magnesium.

Einnahme mit einer Mahlzeit: Vitamin- und Mineralstoffpräparate sollten immer in Verbindung mit einer Mahlzeit eingenommen werden. Dies liegt daran, dass in einer gemischten Kost eben auch immer Nahrungsbestandteile enthalten sind, welche die Resorption von Vitalstoffen deutlich verbessern können. Besonders von Zink und Kupfer ist bekannt, dass ihre Bioverfügbarkeit durch die Anwesenheit von in eiweißhaltiger Nahrung vorkommenden Aminosäuren wie Histidin, Cystein und Methionin deutlich erhöht werden kann.

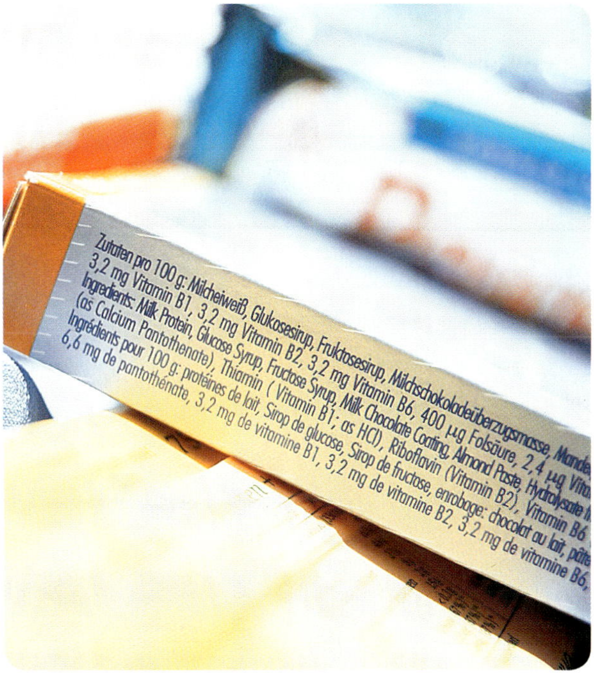

Kontrollieren Sie, ob mehrere Vitalstoffe eines Präparates zusammenpassen.

Wechselwirkungen bei der Aufnahme von Vitalstoffen

Es sind zahlreiche Wechselwirkungen zwischen einzelnen Vitalstoffen bzw. zwischen Vitalstoffen und Nahrungsbestandteilen bekannt. Die folgende Tabelle listet einige

Fördernde und hemmende Wechselwirkungen zwischen Vitalstoffen

Vitalstoff	die Aufnahme fördern z. B. ...	die Aufnahme hemmen u. a. ...
Eisen	Vitamin C, die Aminosäure Cystein	Kalzium, Zink, Kobalt, Kupfer, Magnesium*, Phytate, Tannine
Zink	die Aminosäuren Cystein, Histidin, Methionin	Eisen, Kupfer, Selen, Kalzium, Magnesium, Phytate, Oxalate, Tannine
Kupfer	Aminosäuren, Protein, Citrate, Laktate	Eisen, Molybdän, Zink, Kalzium, Vitamin C, Phosphate, Oxalate, Phytate
Mangan		Eisen, Kalzium, Phosphate
Selen		Zink, Vitamin C
Molybdän		Kupfer, Sulfat
Chrom	Aminosäuren, Stärke, Nicotinsäure, Vitamin C	Zink, Eisen, Phytate
Kalzium	Laktose, die Aminsäuren Lysin und Arginin, Fruchtzucker, Vitamin D	Oxalate, Phytate, Magnesium
Magnesium	fermentierbare Oligo- und Polysaccharide	Phytate, Kalzium

* Wasserlösliche Magnesiumsalze, die kein Chlorid enthalten, führen zu einer signifikanten Reduktion der Eisenresorption.

wichtige Beispiele für Stoffe auf, die sich gegenseitig fördern oder bei der Aufnahme hemmen.

- Die gegenseitige Behinderung von Kupfer und Zink gilt als sicher; dieser Fall scheint insbesondere bei höheren Dosen einzutreten.
- Dass negative Wechselwirkungen zwischen Kalzium und Magnesium bestehen, gilt ebenfalls als sicher. Diskutiert wird aber nach wie vor, ob Kalzium und Magnesium sich bereits in geringen oder erst bei höheren Konzentrationen gegenseitig bei der Resorption behindern.
- Die Kalziumaufnahme wird u. a. durch die gleichzeitige Aufnahme von Vitamin D, der Aminosäure Lysin und Laktose aus Milchprodukten gefördert.

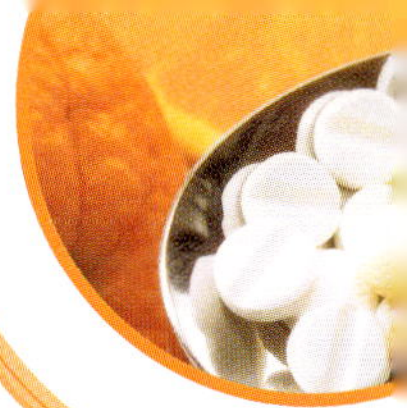

- Eisen profitiert von den schwefelhaltigen Aminosäuren und anderen reduzierenden Nahrungsbestandteilen (z. B. Vitamin C), weil diese das Spurenelement davon abhalten, schwerlösliche und die Resorption verhindernde Verbindungen einzugehen.
- Bei den Vitaminen sind gegenseitige Wechselwirkungen nicht bekannt. Vitamine können jedoch die Resorption von Spurenelementen beeinflussen (z. B. positiv: Eisen und Vitamin C, negativ: Vitamin C und Selen, Vitamin C und Kupfer).

Die Chrono-Depot-Technologie – Basis einer optimalen Vitalstoffaufnahme

Die beschriebenen Aufnahmevorgänge und Wechselwirkungen machen deutlich, dass eine gezielte, heute technologisch realisierbare zeitversetzte Freigabe von Vitalstoffen im Magen-Darm-Trakt zu einer deutlichen Verbesserung ihrer Bioverfügbarkeit führen kann.

Bei der neu von Ernährungswissenschaftlern der taxofit-Vitalstoffakademie entwickelten Chrono-Depot-Technologie wurden diese Erkenntnisse umgesetzt: Hier werden sich möglicherweise hemmende Vitalstoffe in unterschiedliche Trägersubstanzen gebettet. Diese sind, beispielsweise in Form von Mehrschichttabletten, technisch sauber

Vitamin D fördert und verstärkt die Aufnahme von Kalzium in die Knochen, Vitamin C unterstützt die Aufnahme von Eisen in den Organismus.

Definition Chronobiologie/ Chronopharmakologie

Der Begriff enthält das griechische Wort chronos, das Zeit bedeutet. Die Chronobiologie, bzw. die Chronopharmakologie im Besonderen, ist eine relativ junge medizinisch-wissenschaftliche Fachrichtung, die die Zeitabhängigkeit der Wirkungen und Nebenwirkungen von Arznei- und Vitalstoffen untersucht. Von Beginn der Einnahme an über die Aufnahme in den Körper und letztendlich bis zu ihrer Ausscheidung unterliegen Arznei- und Vitalstoffe vielfältigen Wechselwirkungen. Durch intelligent gewählte Einnahmezeiten in Verbindung mit der passenden Darreichungsform kann positiv auf Bioverfügbarkeit, Wirkung und Verträglichkeit Einfluss genommen werden.

Die Chrono-Depot-Technologie macht es möglich, dass mehrere Vitalstoffe gemeinsam in einer Tablette aufgenommen, jedoch zeitversetzt an den Körper abgegeben werden, so wie sie optimal gebraucht werden.

voneinander getrennt und ermöglichen so eine phasengesteuerte Freisetzung auch komplexer Vitalstoffkombinationen aus ein und derselben Darreichungsform, z. B. einer Tablette. Je nach Eigenschaft der Trägersubstanz werden die in einem Präparat enthaltenen Vitalstoffe mit unterschiedlichen Geschwindigkeiten freigesetzt.
Besonders interessant ist die Möglichkeit der Kopplung einer »Sofort-Phase« und einer »Depot-Phase«. Solche Vitalstoffe, die möglichst rasch im Körper anfluten sollen (z. B. Magnesium zur raschen Leistungssteigerung der Muskulatur) sind in einer rasch freisetzenden Trägersubstanz als »Sofort-Phase« eingebaut. Auch die fettlöslichen Vitamine A, D, E und K eignen sich für die Sofort-Phase: Sie können in der ersten Phase am besten mit den für ihre Resorption notwendigen Fetten (aus der gleichzeitig aufgenommenen Nahrung) kooperieren.

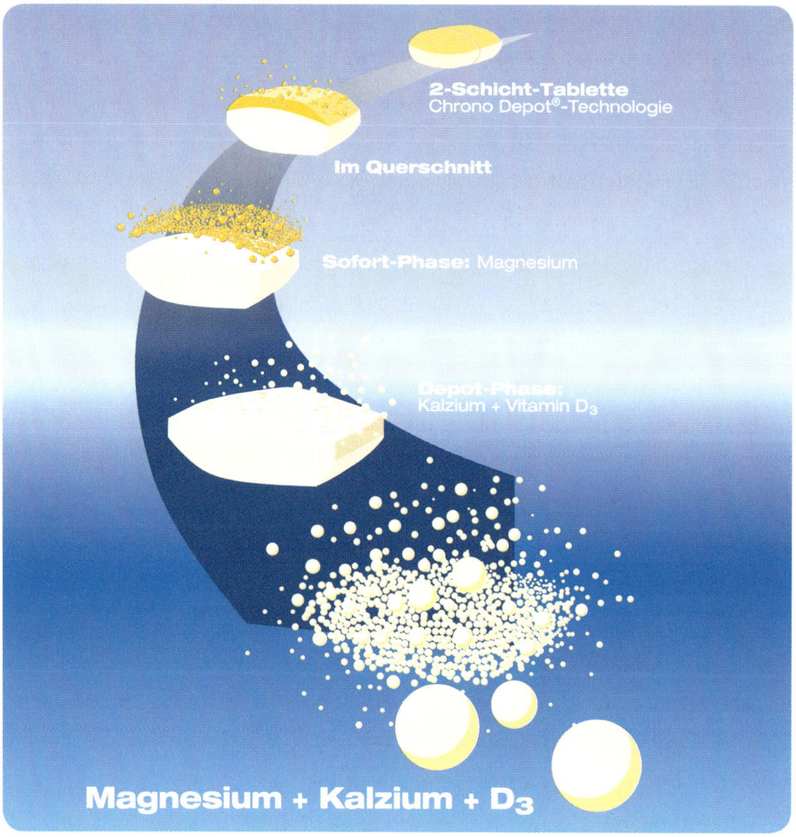

Die Grafik zeigt am Beispiel von Magnesium und Kalzium den Aufbau der »intelligenten Tablette«, die den optimalen, zeitlich geordneten (chronologischen) Ablauf der Vitalstofffreisetzung erfüllt.

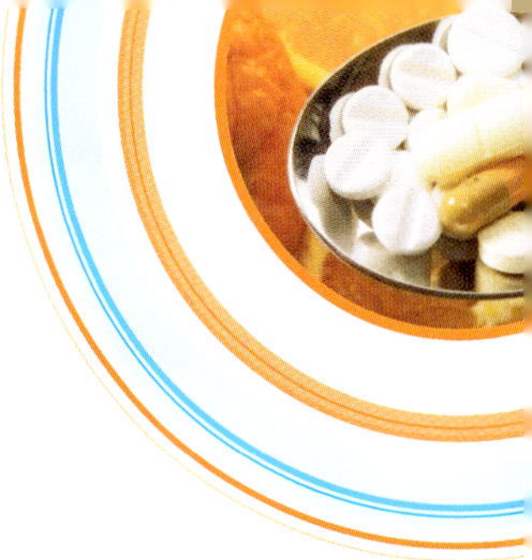

Kalzium, Folsäure und Vitamin C beispielsweise finden sich in der »Depot-Phase«. Die zeitlich getrennte Freisetzung von Magnesium und Kalzium macht allein schon vor dem Hintergrund der Konkurrenz um ähnliche Transportsysteme Sinn (siehe oben).

Bei sehr komplex zusammengesetzten Multivitalstoffpräparaten kann es auch erforderlich sein, die unterschiedlichen Vitalstoffe aus drei unterschiedlichen, voneinander getrennten Trägersubstanzen zeitversetzt freizugeben. Die Chrono-Depot-Technologie bietet auch hier Lösungen: etwa in Form einer aus drei Schichten bestehenden Tablette oder aber in Form einer Trägersubstanz mit einem bestimmten Vitalstoff (als Sofort-Phase), in die kleine, aus zwei unterschiedlichen Trägersubstanzen aufgebaute Micro-Depot-Tabletten eingebaut sind. Diese Tabletten setzen die in ihnen enthaltenen Vitalstoffe beide verzögert frei, allerdings in deutlich unterschiedlichen Geschwindigkeiten.

Verschiedene Vitalstoffe können heute aus einer einzigen Tablette in unterschiedlicher Geschwindigkeit abgegeben werden. Das machen so genannte Mehrschichttabletten möglich.

Praktisches Beispiel für zwei Depot-Phasen: Magnesium oder fettlösliche Vitamine wurden in der Sofort-Phase aus dem Präparat freigesetzt. Es folgen zwei zeitversetzte Phasen, in denen weitere Vitalstoffe, die sich gleichzeitig beeinträchtigen würden, freigesetzt werden:

- Phase 2: Vitamin C wird über einen längeren Zeitraum, als es in der Sofort-Phase möglich wäre, freigesetzt und ist so besser bioverfügbar. Gleichzeitig kann es dort die Resorption des ebenfalls anwesenden Eisens verbessern.
- Phase 3: Selen wird erst spät freigesetzt und so der unerwünschten Reduktion durch Vitamin C entzogen.

Weitere Anwendungsbeispiele: Chrom kann von den hemmenden Einflüssen von Zink und Eisen getrennt werden sowie Eisen von Kalzium, Kupfer und Zink. Auch die möglichen hemmenden Wechselwirkungen von Kalzium und Magnesium können verhindert werden. Aufgrund der vielfältigen und sich zum Teil überschneidenden Wechselwirkungen sind unterschiedlichste Kombinationen möglich. Wie Magnesium und Kalzium sollten auch Kupfer und Zink zeitlich versetzt freigesetzt werden. Technisch ist dies mit der modernen 2-Schicht-Tablette als Chrono-Depot-Tablette möglich.

Vitalstoff-Kurzprofile

Wir können die einzelnen Vitalstoffe oder bestimmte Wirkstoffkombinationen nur dann erfolgreich fürs Gesundbleiben und Gesundwerden einsetzen, wenn wir all die Stoffe genau kennen, wenn wir wissen, wie sie wirken und warum sie wirken.

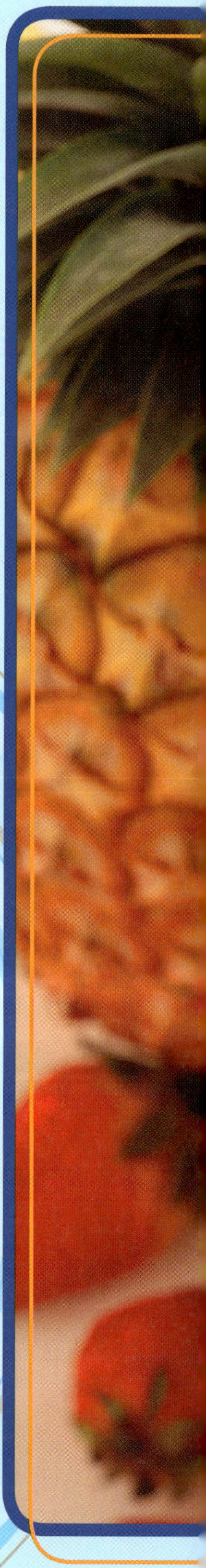

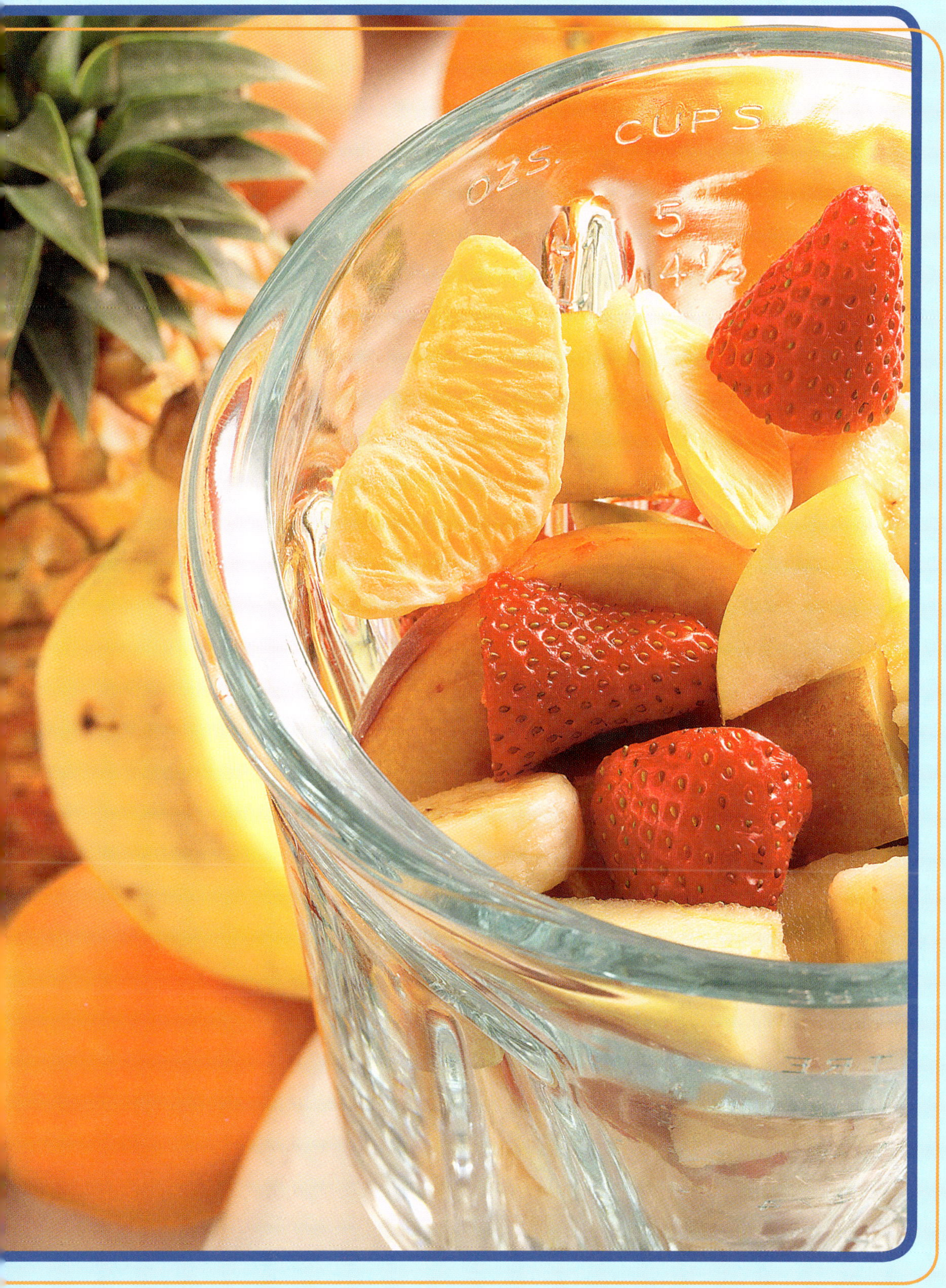
OZS.
CUPS
5
4½

Vitamine – lebenswichtige Alleskönner

Im Wort Vitamin steckt das lateinische vita = Leben. Ohne Vitamine ist Leben nicht möglich! Aus wissenschaftlicher Sicht sind Vitamine organische, lebensnotwendige Nährstoffe ohne Energiewert. Es gibt 13 Vitamine, die bis auf Vitamin D nicht vom Körper selbst gebildet werden können und daher regelmäßig mit der Nahrung aufgenommen werden müssen.

Vitamine halten Ihre Stoffwechselmaschine in Schwung und helfen langfristig handfeste Krankheiten zu vermeiden.

Für den reibungslosen Ablauf unseres Stoffwechsels, unsere Gesundheit sowie für die körperliche und geistige Vitalität benötigen wir alle 13 Vitamine. Bei Unterversorgung mit nur einem einzigen Vitamin kommt Ihr Stoffwechsel schon ins Stottern. Fehlt eines völlig, kann das, abhängig von den Vorräten im Körper, bereits tödlich sein! Nur ein vielseitiger und abwechslungsreicher Speiseplan mit viel frischem Obst und Gemüse, Vollkornprodukten, Hülsenfrüchten, Milchprodukten sowie ein- bis zweimal die Woche Fleisch oder Seefisch garantiert eine gute Versorgung mit allen Vitaminen.

Eigenschaften und Aufgaben der Vitamine

Die Geschichte der Vitamine ist gepflastert mit unzähligen Nobelpreisen der Medizin und Chemie. Mit der Folsäure 1941 war die Entdeckung aller 13 Vitamine abgeschlossen, die Erforschung ihres Potenzials für unsere Gesundheit hat allerdings gerade erst richtig angefangen!
Man kann die Vitamine nach ihrer Löslichkeit in Fett oder Wasser in zwei große Gruppen einteilen:

Zu den fettlöslichen Vitaminen gehören die Vitamine A, D, E und K. Sie werden vom Körper nur aufgenommen, wenn gleichzeitig Fette im Darm vorhanden sind.

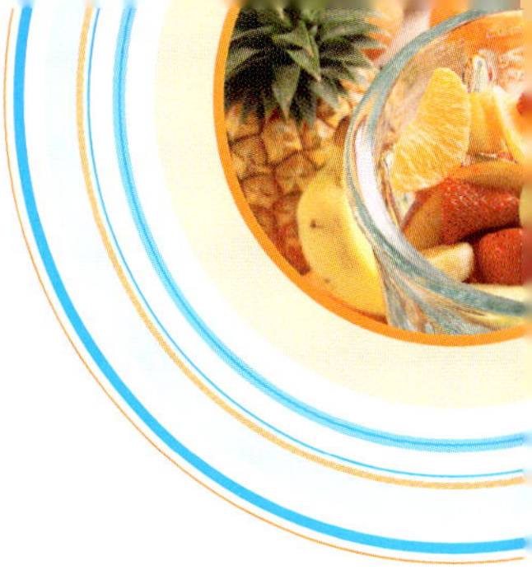

Zu den wasserlöslichen Vitaminen gehören Vitamin B_1 (Thiamin), B_2 (Riboflavin), B_3 (Niacin), B_6 (Pyridoxin), B_{12} (Cobalamine), Folsäure, Pantothensäure, Biotin (Vitamin H) und Vitamin C (Ascorbinsäure).
Anders als die fettlöslichen Vitamine werden die wasserlöslichen Vitamine nicht im Körper gespeichert. Das hat Vor- und Nachteile. Der Vorteil ist, dass man die Vitamine dadurch in der Regel nicht überdosieren kann, da das überschüssige Vitamin mit dem Urin ausgeschieden wird. Die fehlende Speichermöglichkeit bedeutet aber auch, dass die wasserlöslichen Vitamine stetig und regelmäßig zugeführt werden müssen.
Man kann die Vitamine darüber hinaus nach ihren Aufgaben einteilen. Über 100.000 Stoffwechselprozesse im menschlichen Organismus sind abhängig von Vitaminen. Dazu zählen u. a.:

- die Immunfunktion (Vitamin A, C, B-Vitamine)
- der Energie-, Gehirn- und Nervenstoffwechsel (Vitamin C, alle acht B-Vitamine)
- die Zellteilung und der Hormonhaushalt (Vitamin A, C, D)
- die Entgiftung giftiger Stoffwechselprodukte wie Homocystein (Folsäure, Vitamin B_2, B_6, B_{12})
- der Knochenstoffwechsel (Vitamin D, K und Vitamin C)
- die Blutgerinnung (Vitamin K)
- das antioxidative Zellschutzsystem, das unsere Körperzellen vor dem Angriff aggressiver freier Radikale schützt (antioxidative Vitamine: Vitamin C, E und Karotinoide, Vitamin B_2)

In unserem Körper gibt es kaum einen Stoffwechselablauf, an dem Vitamine nicht beteiligt sind.

Jedes Vitamin übernimmt dabei eine spezielle Aufgabe, ist aber in der Regel immer auf die Teamarbeit mit anderen Vitaminen angewiesen. Vitamine sind die Beschleuniger (Katalysatoren) von Vorgängen in unserem Stoffwechsel. Ohne eine optimale und

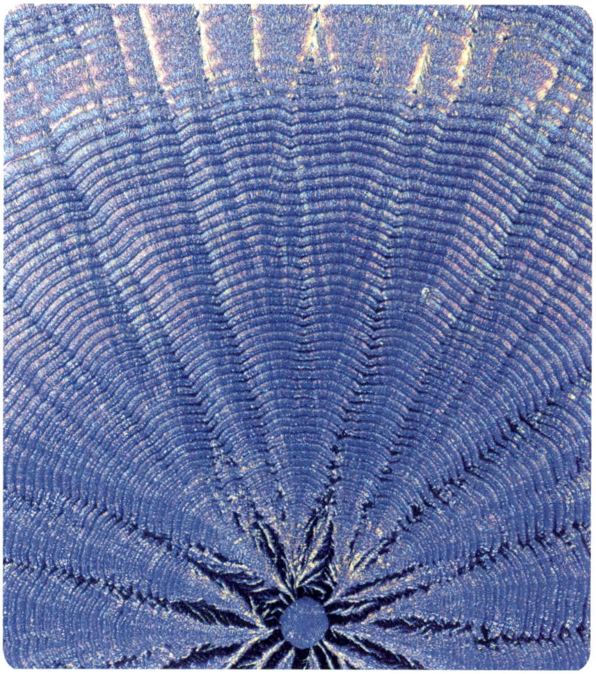

Vitamin-C-Kristall unter dem Mikroskop. Das wasserlösliche Vitamin kann der Körper nicht speichern.

Faktoren, die Vitaminmangel bzw. Mehrbedarf verursachen

Ursache	**Mangel bzw. erhöhter Bedarf an**
Alkoholmissbrauch	B-Vitamine (v. a. Vitamin B_1), Folsäure
Regelmäßige Arzneimitteleinnahme	
– Antibabypille (orale Kontrazeptiva)	Folsäure, Vitamin B_6, Vitamin C
– Kortisonpräparate (Glukocorticoide)	Vitamin D, K, C
– Harntreibende Mittel (Diuretika)	B-Vitamine, Vitamin C
– Hemmer der Fettresorption (Orlistat)	Vitamin A, D, E, K, Karotinoide
– Krebsmittel (Chemotherapeutika)	Vitamin C, A, B_1, Beta-Karotin
– Lipidsenker	Folsäure, Vitamin B_{12}, E, Coenzym Q_{10}
– Mittel gegen epileptische Anfälle (Antiepileptika)	Vitamin D, K, Folsäure
Erkrankungen	
– AIDS/HIV-Infektion	B-Vitamine, Beta-Karotin
– Diabetes mellitus	Vitamin C, E, B-Vitamine
– Arteriosklerose, Dialyse	Folsäure, Vitamin B_{12}, C
– Krebs	Antioxidantien, B-Vitamine
– Erkrankungen der Schilddrüse	B-Vitamine
– chronische Leber- und Nierenerkrankungen	B-Vitamine, Vitamin C, D
– Fieber, Operationen	Vitamin C, E, B-Vitamine
– Verbrennungen	Vitamin C, E
Ernährung	
Reduktionsdiäten; einseitige Ernährung; Fehlernährung; Ernährung mit nährstoffarmer hochverarbeiteter Industriekost, mit falsch gelagerter Frischkost, mit falsch zubereiteten Speisen	alle Vitamine
Lebensumstände	
– Alter	Vitamin D, B_{12}
– Belastung mit Chemikalien, Schwermetallen, Strahlung	Vitamin C, E, B-Vitamine
– Schwangerschaft	Folsäure
– Stillzeit	Vitamin D, C, Folsäure
– Wachstum	Vitamin D, C, B-Vitamine
– physische und psychische Belastung	Vitamin C, B-Vitamine
Rauchen	Vitamin C (Bedarf ist um mind. 40 % erhöht)
Störungen der Vitaminaufnahme	
– Magen-Darm-Erkrankungen (z. B. Durchfall, Gastritis), Mukoviszidose	Vitamin A, Beta-Karotin, Vitamin D, E, K
– Pankreasinsuffizienz, Zöliakie/Sprue	Vitamin B_{12}, Folsäure, Vitamin A, D, E, K

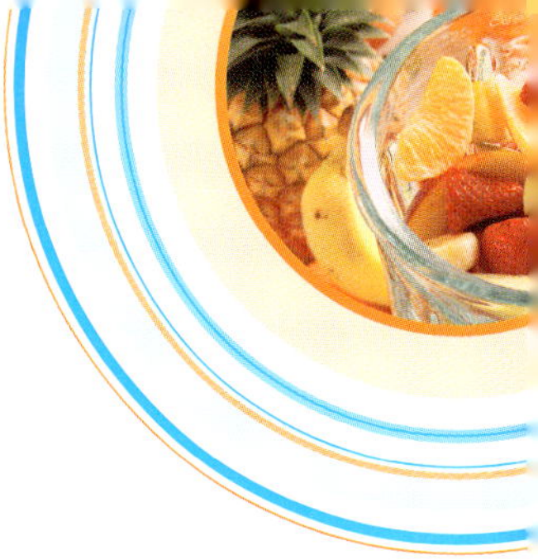

regelmäßige Zufuhr an Vitaminen und anderen Vitalstoffen läuft unser Stoffwechsel nur auf halber Kraft.

Sonderfall Vitamin D: Das für den Kalzium- und Knochenstoffwechsel so wichtige Vitamin D nimmt unter den Vitaminen eine Sonderstellung ein: Der Körper kann es mit Hilfe des Sonnenlichtes in der Haut aus Vorstufen (Cholesterin) selbst bilden. Allerdings reicht zwischen November und Februar die Strahlungsintensität der schräg stehenden Sonne in Regionen nördlich des 40. Breitengrades (Mittel- und Nordeuropa) nicht mehr für diese Vitamin-D-Synthese aus. Daher sollten Sie in den Wintermonaten täglich Vitamin D3 (500 bis 1000 IE Vitamin D) in Form eines Vitamin-D-Präparates zu sich nehmen!

Sonderfall B-Vitamine: Die Aufgaben der acht B-Vitamine in unserem Körper sind ungeheuer vielfältig. Sie reichen von der Steuerung der Nerven- und Herzfunktion über die Blutbildung und Energiegewinnung in unseren Körperzellen bis zur Abwehrfunktion und der Gesundheit von Haut und Haaren. Die Stoffwechselwege der einzelnen B-Vitamine sind eng miteinander vernetzt und kreuzen sich überall im Körper. Für die Aufgaben eines einzelnen B-Vitamins werden weitere B-Vitamine als Helfer benötigt. Diese enge Kooperation erklärt auch die Tatsache, warum isolierte Mangelzustände an B-Vitaminen kaum vorkommen und ein Vitamin-B-Mangel sich auf vielfältige Weise bemerkbar macht (z. B. Antriebsschwäche, Nervosität, Reizbarkeit, Nervenentzündungen).

Der Aufgabenbereich der acht B-Vitamine in unserem Körper ist vielfältig. Sie sind eng miteinander vernetzt, schützen und helfen sich gegenseitig. Ein Mangel an B-Vitaminen bedeutet fast immer einen Mangel des ganzen B-Komplexes.

Schleichender Vitalstoffmangel – Nährboden für Zivilisationskrankheiten

Der Vitalstoffgehalt vieler Obst- und Gemüsesorten ist von der Bodenqualität abhängig. Moderne landwirtschaftliche Intensivbewirtschaftung, saurer Regen und andere Umweltverschmutzungen laugen unsere Böden aus und entziehen ihnen Mineralien, die für die Pflanzen wichtig und für uns lebenswichtige Vitalstoffe sind. Verfrühte Erntezeiten und lange Transportwege tragen ebenfalls zu einer schlechteren Qualität von Obst und Gemüse bei, führen u.a. zu Vitaminverlusten. Und nicht zuletzt geht auch die Verarbeitung sowie die Zubereitung von Lebensmitteln auf Kosten der enthaltenen Vitamine (siehe die Tabelle unten).

Eine schlechte Versorgung mit Vitaminen führt relativ schnell zu Mangelerscheinungen und Erkrankungen. Insbesondere Organe und Gewebe mit einer hohen Stoffwechselaktivität, wie das Herz, das Gehirn, der Magen-Darm-Trakt und die Blut bildenden Gewebe des Knochenmarks sind rasch von einem Vitaminmangel betroffen.

Falsche Ernährungsgewohnheiten, Alkoholmissbrauch, Rauchen, chronische Erkrankungen, die regelmäßige Einnahme von Medikamenten, aber auch Leistungssport sind wesentliche Risikofaktoren für einen Vitaminmangel.

Allerdings verläuft die Entwicklung eines Vitaminmangels schleichend. Um dem abnehmenden Angebot von Vitaminen aus der Nahrung entgegenzuwirken, verringert der Körper zunächst die Vitaminausscheidung im Urin. Anschließend sinken nach und nach die Vitaminspiegel im Blut, was die Aktivität vitaminabhängiger Enzyme einschränkt. Enzyme regulieren jede chemische Reaktion im Stoffwechsel, z.B. auch die Energiegewinnung der Zellen.
Die verringerte Enzymaktivität bewirkt die ersten Anzeichen einer leichten Unterversorgung. Dieser so genannte latente Mangel äußert sich in unspezifischen Symptomen wie Infekt- und Stressanfälligkeit (z.B. bei einem latenten Vitamin-C-Mangel), eingeschränkter

Vitaminverluste bei Lagerung, Herstellung und Zubereitung unserer Lebensmittel

Vitamin	durchschnittliche Verluste
Folsäure	50 % (bis zu 100 % bei der Lagerung von Obst & Gemüse)
Vitamin C	40 % (bis zu 90 % bei der Lagerung von Obst & Gemüse)
Vitamin E	30 % (bis zu 70 % in raffinierten Pflanzenölen)
Vitamin B_1	20 % (bis zu 60 % in gebratenem Rindfleisch)
Vitamin B_6	20 % (bis zu 50 % in geschältem gegenüber Vollkornreis)
Vitamin A, E, B-Vitamine	zwischen 50 und 95 % Verlust in hoch ausgemahlenem Weizenmehl und geschältem Reis

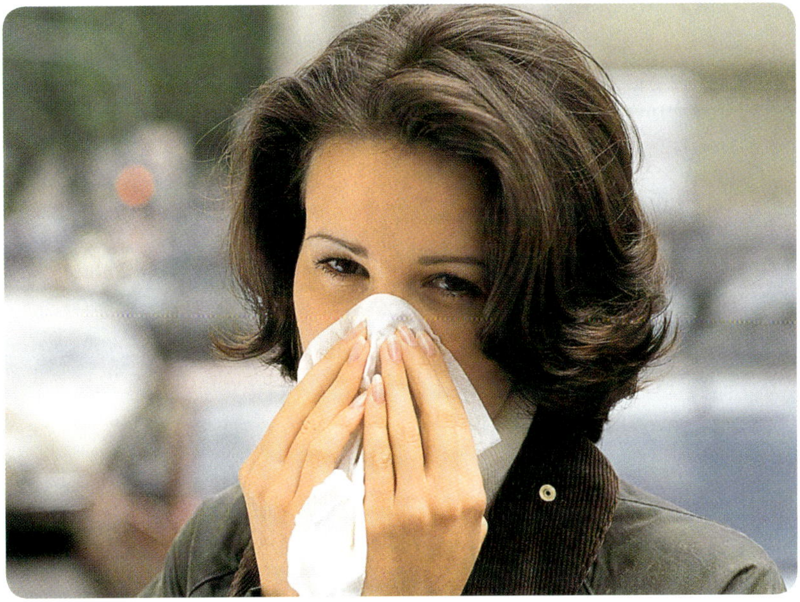

Vitaminmangel führt zu erhöhter Infektanfälligkeit.

körperlicher und geistiger Leistungsfähigkeit (z. B. bei einem Mangel an B-Vitaminen). Da diese Symptome sehr unspezifisch sind, werden sie in der Regel vom Arzt nicht als Vitaminmangel erkannt. Um den latenten Mangel exakt zu erfassen, müsste der Arzt die Aktivität vitaminabhängiger Enzyme oder Stoffwechselprodukte wie Homocystein im Labor bestimmen lassen.

Erst bei weiterem Fortschreiten des Vitaminmangels treten spezifische Mangelsymptome auf. Erfolgt in diesem Stadium keine ausreichende Vitaminzufuhr, treten nicht mehr rückgängig zu machende Organschäden auf, die im Fall von Vitamin A zum Erblinden und bei Vitamin C zur schweren Herzschädigung mit Todesfolge führen.

Echte Vitaminmangelkrankheiten, so genannte Avitaminosen, sind in den westlichen Industrienationen selten, latente Mangelzustände mit verschwommenen Symptomen sind dagegen häufig. Zu diesen Symptomen gehören:

- Infektanfälligkeit
- Erschöpfung
- depressive Verstimmungen
- körperlicher und geistiger Leistungsabfall
- Müdigkeit
- Reizbarkeit
- Konzentrationsschwäche

Vitaminoide – die Vitaminähnlichen

L-Carnitin, Alpha-Liponsäure und Coenzym Q_{10} gehören zu den vitaminähnlichen Verbindungen, den so genannten Vitaminoiden. Der Körper kann sie in begrenzter Menge selbst herstellen und nimmt sie zum Teil auch mit der Nahrung auf.

L-Carnitin

Der Name Carnitin stammt vom lateinischen Wort für Fleisch, da dieser Wirkstoff fast ausschließlich in Fleisch enthalten ist. L-Carnitin besitzt eine Schlüsselrolle beim Transport von Fetten und bei der Energiegewinnung aus Fetten, der Fettverbrennung. Diese läuft in speziellen Strukturen innerhalb der Zellen, in den Mitochondrien, ab. Damit das Fett dort hineingelangen kann, braucht der Körper L-Carnitin. L-Carnitin nimmt das Fett sozusagen Huckepack und schleust es in die Mitochondrien hinein.

Reich an L-Carnitin und damit wichtige Nahrungsquellen für diesen Vitalstoff sind insbesondere Muskelfleisch, Herz, Leber und Nieren.

Eine gute Versorgung mit L-Carnitin lässt außerdem die Muskulatur und das Herz-Kreislauf-System weniger schnell ermüden, da L-Carnitin die Sauerstoffaufnahme bei körperlicher Belastung erleichtert. Die Durchblutung wird durch L-Carnitin gefördert und Gefäße erweitert. Auch das Immunsystem wird durch L-Carnitin gestärkt. Therapeutisch wird L-Carnitin daher z. B. bei Herzmuskelschwäche, Durchblutungsstörungen, Krebs-, Nierenerkrankungen erfolgreich eingesetzt. Studien haben gezeigt, dass auch die sportliche Leistung und Regeneration durch L-Carnitin verbessert werden kann.

Coenzym Q_{10}

Coenzym Q_{10} spielt eine entscheidende Rolle bei der Energieproduktion in unseren Zellen. Alle Organfunktionen sind dadurch an die Anwesenheit dieses fettlöslichen Antioxidans gebunden.

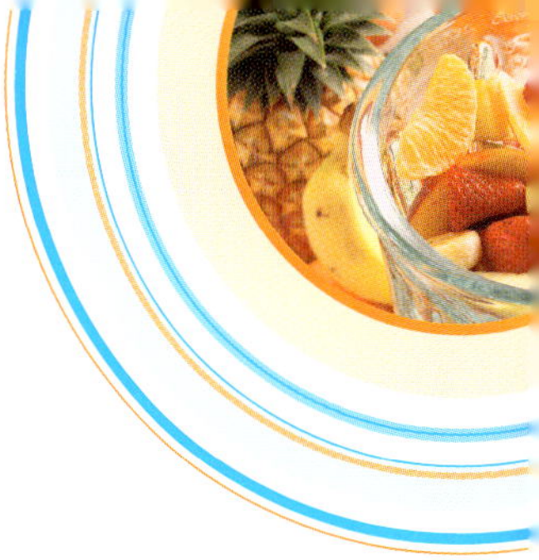

Der Mensch besteht aus etwa 10.000 Milliarden Zellen. Doch nur wenn ausreichend Coenzym Q_{10} im Körper vorhanden ist, sind diese Zellen in der Lage, die für alle Stoffwechselprozesse notwendige Energie zu produzieren. Denn Coenzym Q_{10} fungiert dabei als Transporter für den dazu nötigen Sauerstoff.
Coenzym Q_{10} wirkt aber gleichzeitig auch als Zellschutzfaktor: Es macht aggressive Sauerstoffradikale unschädlich, die bei der Energiegewinnung entstehen, was die Zellstrukturen vor oxidativen Schäden schützt. Coenzym Q_{10} kann zudem wie Vitamin C verbrauchtes Vitamin E wieder erneuern.

Ein Mangel bzw. erhöhter Bedarf an Coenzym Q_{10} kann mehrfache Ursachen haben: Mit zunehmendem Alter, und zwar schon ab dem 30. Lebensjahr, sinkt der Coenzym-Q_{10}-Spiegel im Blut und in den Organen mehr und mehr. Ein erhöhter Bedarf kann zudem auftreten bei Stress, starker Muskelarbeit (auch Sport), hohem Alkoholkonsum, Infektionen und Krankheiten wie Herzmuskelschwäche, Diabetes, Krebs, Alzheimer, Parkinson, Muskelschwund und Schilddrüsenüberfunktion. Auch die Einnahme von bestimmten Arzneimitteln, etwa Cholesterinsenker (Statine), Parkinsonmittel (L-Dopa), Krebsmittel, Betablocker (Timolol) und Antidepressiva, steigert den Bedarf.
Seit den frühen 1980er Jahren wurden zahlreiche klinische Studien mit Coenzym Q_{10} durchgeführt, die eine vorbeugende und therapeutische Wirkung bei den unterschiedlichsten Erkrankungen gezeigt haben. Dazu gehören vor allem Herz-Kreislauf-Erkrankungen (z.B. Herzmuskelschwäche), Krebs (v.a. Brustkrebs), Migräne und Morbus Parkinson. Auch Sportler profitieren von dem »Zellkraftstoff«.

Coenzym Q_{10} ist vor allem in pflanzlichen Ölen wie z.B. in Olivenöl und Rapsöl enthalten, aber auch in Leber, Fisch, Nüssen und Fleisch, allerdings in geringen Mengen. Auch Alpha-Liponsäure ist in der Nahrung nur in bescheidenen Mengen vorhanden: vor allem in Innereien wie Herz, Leber und Nieren.

Alpha-Liponsäure

Alpha-Liponsäure ist eine schwefelhaltige Fettsäure, die unser Körper zum Teil selbst herstellen kann. Sie ist das einzige Antioxidans, das im fettlöslichen und wässrigen Bereich unserer Zellen ihre Schutzfunktion gegen freie Radikale ausübt. Der Schutzeffekt anderer Antioxidantien wie Vitamin E, Vitamin C und Coenzym Q_{10} wird durch Alpha-Liponsäure verstärkt.

Wichtige Aufgaben und Funktionen der Vitaminoide

	L-Carnitin	Coenzym Q_{10}	Alpha-Liponsäure
Fettstoffwechsel	Transport von Fetten in die Zellkraftwerke unserer Körperzellen	Oxidationsschutz des LDL-Cholesterins	Oxidationsschutz der Blutfette
Energiestoffwechsel	Energiegewinnung (ATP-Produktion) aus der Fettverbrennung	Energiegewinnung (ATP-Produktion) in den Zellkraftwerken (Mitochondrien) unserer Körperzellen	Energiegewinnung (ATP-Produktion) aus Kohlenhydraten, Glukoseverwertung
Herzmuskel	Energiestoffwechsel, Stabilisierung der Herzmuskelzellen	Energiestoffwechsel, Stabilisierung der Herzmuskelzellen	antioxidativer Schutz der Gefäßauskleidung (Endothel)
Immunsystem	Stärkung des Abwehrsystems	Stärkung des Abwehrsystems	Stärkung des Abwehrsystems
Zellmembran	Stabilisierung und Stärkung der Zellmembran	Stabilisierung und Stärkung der Zellmembran	antioxidativer Schutz
Zellschutz allgemein	antioxidative Schutzfunktion	fettlösliches Antioxidans (Vitamin-E-Regenerator, verringert LDL-Oxidation)	starkes Antioxidans im wässrigen und fettlöslichen Bereich der Zelle, erneuert Vitamin C, Vitamin E und Coenzym Q_{10}
Nervenzellen	Nervenzellschutz	Nervenzellschutz und Energieversorgung der Nervenzellen	Nervenzellschutz, verringert gefürchtete Gefäß- und Nervenschäden
Leber	Leberzellschutz, Leberentgiftung	Leberzellschutz	Leberzellschutz und -entgiftung (z. B. Alkohol, Knollenblätterpilz)

Zusätzlich zu den starken antioxidativen Eigenschaften spielt Alpha-Liponsäure – wie auch Coenzym Q_{10} – eine zentrale Rolle bei der Energiegewinnung in den Zellen. Alpha-Liponsäure hilft zusammen mit Vitamin B_1 dabei, Glukose aus dem Blut in die Körperzellen zu transportieren und dort in Zellenergie umzuwandeln. Außerdem ist Alpha-Liponsäure in der Leber mit daran beteiligt, Giftstoffe (z. B. Schwermetalle) aus dem Körper zu entfernen.

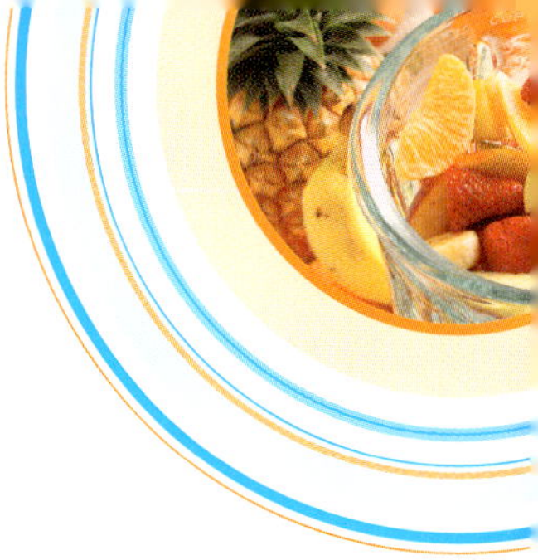

Phospholipide – die Zellstabilisatoren

Phospholipide zählen zu den wichtigsten Bauteilen aller biologischen Membranen im Organismus. Man kann sie sich y-förmig vorstellen: Phospholipide bestehen aus einem polaren, wasserliebenden und fettabstoßenden Ende auf der einen Seite und auf der anderen Seite zwei wasserabstoßenden, aber fettliebenden (lipophilen) Enden.

Viele Phospholipide nebeneinander in einer Reihe angeordnet, alle mit derselben Ausrichtung, ergeben so eine Doppelmembran mit einer wasserliebenden und einer fettliebenden Seite. Jede Zelle, aber auch intrazelluläre Bestandteile wie der Zellkern oder die Zellkraftwerke (Mitochondrien) sind von einer solchen Doppelmembran umgeben. Sie verleiht unseren Zellen die notwendige Belastbarkeit und gleichzeitig Elastizität. Phospholipide werden daher auch als Lipostabile bezeichnet. Jede vorzeitige Zellalterung ist prinzipiell die Folge einer frühzeitigen Zerstörung der aus Phospholipiden aufgebauten Zellmembranen.

Phospholipide geben unseren Körperzellen Kraft, Elastizität und schützen sie vor dem vorzeitigen Altern. Deswegen kann man Phospholipide durchaus als Antiaging-Elixier bezeichnen.

Diese besonderen Zellmembranen sind aber nicht nur Hüllsubstanz, sondern auch die wesentliche Voraussetzung für den reibungslosen Nährstoff- und Informationsaustausch im Körper. Die gesamte Zellkommunikation, die Aktivität von Enzymen sowie die Bildung von Hormonen, Nerven- und Immunbotenstoffen sind davon abhängig.

Phosphatidylcholin (bzw. Lezithin) ist das am häufigsten vertretene Phospholipid. Im Stoffwechsel tritt es meist zusammen mit Phosphatidylserin, Phosphatidylinositol und Phosphatidylethanolamin auf. Alle Phospholipide können vom Körper selbst gebildet werden. Voraussetzung dafür ist allerdings eine gute Versorgung mit hochwertigen Baustoffen wie Cholin, Inositol, ungesättigten Fettsäuren und anderen Vitalstoffen (siehe Randspalte).

Phospholipide als natürliche Blutfettsenker

Hoch konzentriert findet man Phospholipide u. a. in der Leber. Sie sind dort für den Abtransport von Fetten wichtig. Sie machen Fette im Blut transportfähig und beugen so deren Anreicherung in der Leber vor. Ohne Phospholipide käme es zur Leberverfettung und zu Nierenfunktionsstörungen.
Unsere Leber bildet täglich etwa 700 Milligramm Cholesterin und nimmt weitere 300 Milligramm über die Nahrung auf. In den richtigen Mengen produziert und verarbeitet ist Cholesterin in Form von Blutfett ein unverzichtbarer Baustein unserer Körperzellen. Zu hohe Blutcholesterinspiegel steigern jedoch erheblich das Risiko für Herz-Kreislauf-Erkrankungen.

In verschiedenen Studien wurde durch Phospholipide (Lipostabile) eine Senkung des LDL-Cholesterins um 15 bis 20 % und gleichzeitig eine Erhöhung des herzschützenden HDL-Cholesterins zwischen 15 und 30 % erzielt.

Phospholipide pflanzlichen Ursprungs sind ein wirksames natürliches Mittel, um erhöhte Blutfettwerte zu therapieren. Sie besitzen einen besonders hohen Gehalt an gesunden ungesättigten Fettsäuren und zeichnen sich vor allem durch ihre senkende Wirkung auf das schlechte LDL-Cholesterin aus. Zahlreiche wissenschaftliche Untersuchungen belegen, dass durch die Einnahme von Phospholipiden (Lipostabilen) die Blut-Triglyzeridwerte, das Gesamtcholesterin und das schlechte LDL-Cholesterin effektiv gesenkt werden. Das herzschützende HDL-Cholesterin wird durch Phospholipide erhöht. Studien haben außerdem gezeigt, dass Phospholipide die Wirksamkeit der klassischen Blutfettsenker aus der Gruppe der Statine (CSE-Hemmer) optimieren und verstärken können.

Phospholipide für Nerven und Gehirn

In besonders hohen Konzentrationen kommen Phospholipide auch im Nervengewebe vor. Die ölig-feuchte Schutzschicht der Nerven, das so genannte Myelin, ist besonders reich an Phospholipiden.

Die phospholipidhaltige Schicht dient dazu, »Kurzschlüsse« zwischen den äußerst dicht gepackten Nervenzellen zu verhindern. Die Nervenzellen erneuern diese bandageartige Schutzmembran mit Hilfe von

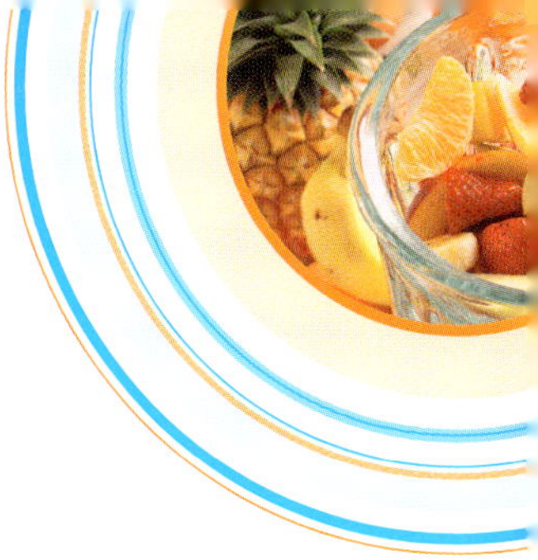

verschiedenen Mikronährstoffen permanent und brauchen deshalb u.a. eine stete gute Versorgung mit B-Vitaminen (v.a. Folsäure) und Phospholipiden.

Phospholipide bringen aber auch das Gehirn in Schwung. Mit zunehmendem Alter nimmt der Cholingehalt des Gehirns ab, und die feucht-ölige Schutzschicht der Nerven trocknet aus. Das macht sich vor allem durch Vergesslichkeit und Konzentrationsschwäche bemerkbar. Wie wissenschaftliche Studien zeigen, kann eine Nahrungsergänzung mit Lezithin (bzw. Phosphatidylcholin) bei gesunden Erwachsenen im Alter von etwa 65 Jahren die Lern- und Gedächtnisleistung deutlich verbessern.
Der Mechanismus ist folgender: Lezithin steigert die Produktion von Acetylcholin. Dieser Nervenbotenstoff wiederum sorgt dafür, dass Informationen in unser Gedächtnis geschrieben werden und wir diese auch wieder abrufen können. Gedächtnis, Lernfähigkeit und Konzentration sind von Acetylcholin abhängig und damit durch Lezithin beeinflussbar.

Auch das Phospholipid Phosphatidylserin kommt beim Gesunden im Gehirn besonders hoch konzentriert vor. In Studien an Personen (65 bis 93 Jahre) mit Beeinträchtigungen der kognitiven Fähigkeiten konnte die Konzentrations- und Gedächtnisleistung durch Ergänzung von 300 Milligramm Phosphatidylserin deutlich verbessert werden.

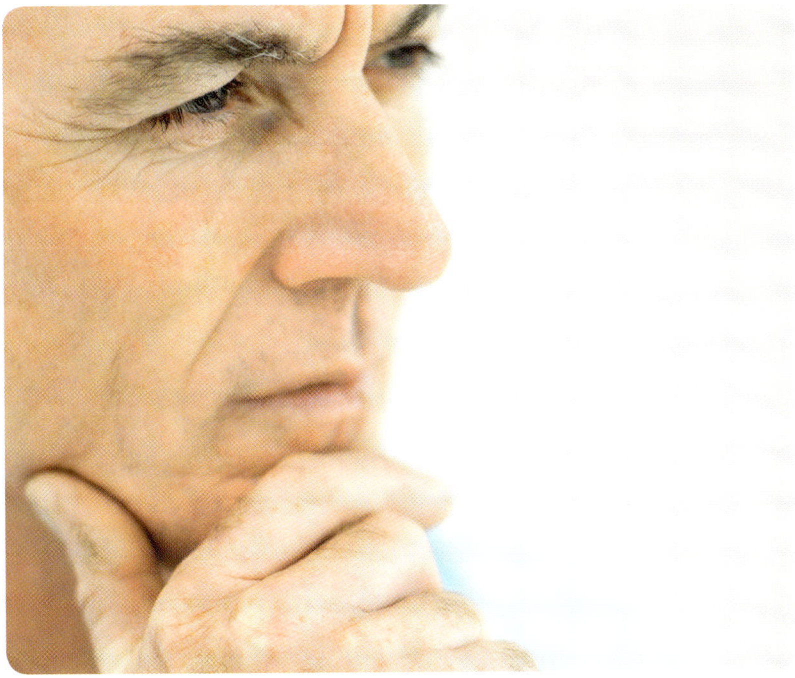

Die Zufuhr von Lezithin macht geistig fit, stärkt das Gedächtnis.

Mineralstoffe – sichern ein gesundes Leben

Müde, nervös, unkonzentriert und leicht reizbar? Diese leichten Symptome eines Mineralstoffmangels können sich über viele Jahre zu chronischen Krankheiten ausweiten. Welche wichtigen Funktionen Mineralstoffe und Spurenelemente im Körper übernehmen und wie Sie bei Krankheiten von einer Substitution profitieren können, lesen Sie hier.

Mineralstoffe sind essenzielle anorganische Substanzen, die als Bestandteile von Enzymen, Hormonen und Proteinen die Entwicklung, die Fortpflanzung und das Wachstum gewährleisten. Je nach Konzentration im Körper unterteilt man die Mineralstoffe in Mengen- und Spurenelemente.

Zu den Mengenelementen gehören Magnesium, Kalzium, Kalium, Natrium, Chlorid und Phosphor. Sie regulieren u.a. den Wasser- und Elektrolythaushalt (Natrium), die Spannkraft der Gefäße (Magnesium, Kalzium), die Nerven- und Muskelfunktion (Kalzium, Magnesium, Natrium). Sie sind an der Mineralisation der Knochen und Zähne (Kalzium), der Blutgerinnung und als Cofaktoren an der Aktivierung von zahlreichen Enzymen beteiligt (siehe Grafik).

Schema der Aktivierung von Enzymen.

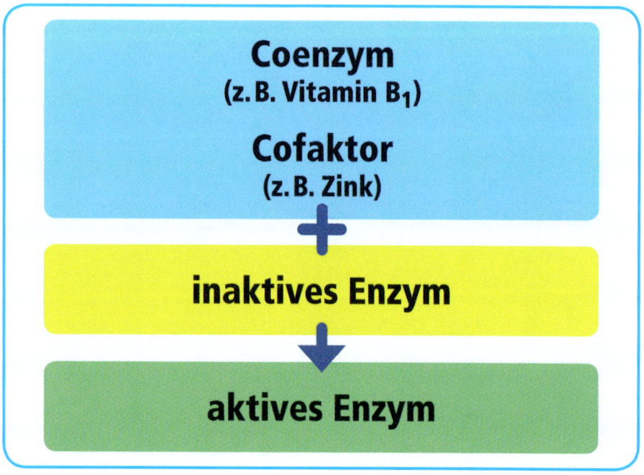

Die wichtigsten Vertreter der Spurenelemente sind Selen, Zink, Jod, Eisen, Kupfer, Mangan, Chrom und Molybdän. Spurenelemente erfüllen ihre physiologischen Aufgaben vor allem als Cofaktoren von Enzymen (siehe Grafik). Beispiele sind Selen als Coenzym der Glutathion-Peroxidase und Jod als Bestandteil von Schilddrüsenhormonen.

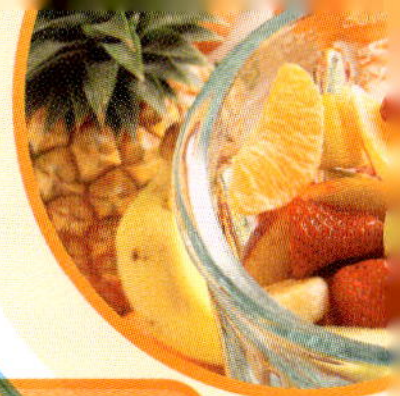

Faktoren, die einen Mangel bzw. Mehrbedarf an Mineralstoffen verursachen

Ursache	**Mangel bzw. erhöhter Bedarf**
Chronischer Alkoholmissbrauch	Magnesium, Zink
Regelmäßige Arzneimitteleinnahme	
– Antazida	Zink, Kupfer, Eisen
– Diuretika	Magnesium, Kalium, Zink
– Kortisonpräparate	Kalzium
– Abführmittel	Kalium, Kalzium, Magnesium
Lebensumstände	
– Alter, Schwangerschaft/Stillzeit	Eisen, Magnesium, Kalzium, Zink
– Wachstum	Kalzium, Eisen
– physische und psychische Belastung	Magnesium, Zink
– Leistungssport	Natrium, Kalium, Kalzium, Magnesium, Eisen, Zink
– Schwermetallbelastung	Zink, Selen
– starkes Schwitzen	Elektrolyte
– Wundheilung	Zink
Rauchen	Selen, Zink, Kalzium
Erkrankungen	
– Diabetes mellitus	Zink, Chrom, Magnesium
– Infektionskrankheiten (z. B. AIDS)	Selen, Zink
– Krebs	Selen, Zink
– Schild-, Nebenschilddrüsenerkrankungen	Jod, Selen, Kalzium
– Leber- und Nierenerkrankungen	Selen, Zink, Magnesium
– Osteoporose	Kalzium, Magnesium, Zink, Kupfer
– Schuppenflechte (Psoriasis), Neurodermitis	Zink, Selen
– chronisch entzündliche Darmerkrankungen	Eisen, Zink, Kalzium, Magnesium
– Gastritis, Durchfall	Elektrolyte (z. B. Kalium, Magnesium)
– Zöliakie	Kalzium, Eisen, Zink, Selen
Ernährung	
einseitige Ernährung, rein vegetarische Ernährung, viel Fastfood, Reduktionsdiäten, Ernährung mit hochverarbeiteten Lebensmitteln, unter Einsatz von Kunstdünger gezogenes Obst/Gemüse	alle Mineralstoffe (mehr dazu im Text)
Erhöhte Mineralstoffverluste	
Hämodialyse (Blutwäsche)	Selen, Zink
Operationen, Verbrennungen	Selen, Zink

Spurenelemente spielen im antioxidativen Zellschutzsystem (Selen, Zink, Mangan), bei Blutbildung und Sauerstofftransport (Eisen, Kupfer) und für das Immunsystem (Zink, Selen) eine zentrale Rolle.

Modernes Leben und moderne Lebensmittel als Mitverursacher von Mineralstoffmangel: Die industrielle Lebensmittelverarbeitung, intensive Düngung unserer Ackerböden und die zunehmende Umweltbelastung (z. B. saurer Regen, Schwermetalle) führen dazu, dass der Mineralstoffgehalt unserer Lebensmittel abnimmt. Bei der Herstellung von Auszugsmehl beispielsweise gehen bis zu 80 % der ursprünglich enthaltenen Mineralstoffe und Vitamine verloren. Auch falsche Ernährungsgewohnheiten und Stress tragen dazu bei, dass wir relativ häufig mit Mineralien wie Kalzium, Magnesium, Kalium, Jod, Eisen, Selen und Zink unterversorgt sind.

Magnesium ist Cofaktor von über 300 enzymatischen Reaktionen. Insbesondere alle energieverbrauchenden Stoffwechselprozesse sind magnesiumabhängig. Die Energieproduktion in unseren Zellkraftwerken, den Mitochondrien, kommt erst durch Magnesium auf Hochtouren.

Magnesium – Kraftquelle für Stressgeplagte und Sportler

In der Vitalstoffmedizin ist Magnesium einer der wichtigsten, wenn nicht sogar – neben Zink und Selen – der wichtigste Mineralstoff.
Durch Magnesium wird die geistige und körperliche Leistungsfähigkeit deutlich gesteigert. Magnesium macht uns widerstandsfähiger gegen Stress und beugt einer zu schnellen Erschöpfung der zellulären Energiedepots vor.
Magnesium wirkt beruhigend und regulierend auf das gesamte Herz-Kreislauf-System, beugt einer zu schnellen Erschöpfung der Elektrolytreserven an Kalium und Natrium vor. Bei einem Mangel an Magnesium und Kalium steigt die Anzahl der Herzinfarkte und Schlaganfälle rapide an! Nicht umsonst ist Magnesium daher ein hervorragendes Therapeutikum bei kardiovaskulären Krankheiten wie Herzrhythmusstörungen oder Herzinfarkt.

Magnesiummangel ist weit verbreitet. Und er zieht sich durch alle Altersgruppen. Besonders häufig sind Heranwachsende, Stressgeplagte und ältere Menschen betroffen. Groß angelegte Studien aus

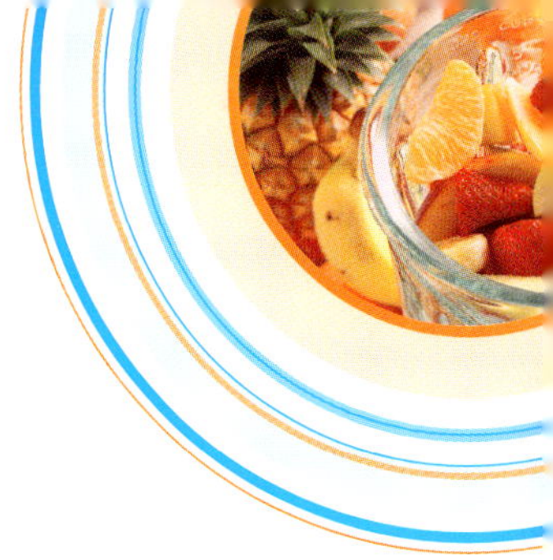

Magnesium – wichtige Aufgaben und Funktionen

Herz-Kreislauf-System	Stabilisierung der Herzkraft und des Herzrhythmus, Kalzium-Antagonist, Stressabschirmung des Herzmuskels, Erweiterung der Arterien (Blutgefäße)
Energiestoffwechsel	Energiegewinnung und -bereitstellung (Mg-ATP-Komplexe), Verbrennung von Glukose, Fetten und Eiweißen
Stress	Stressabschirmung (»Anti-Stress-Mineral«)
Muskulatur	Kontraktion und Reizbarkeit der Muskelzellen
Zellen	Aktivierung von Zellen, Stabilisierung der Zellmembranen
Nervenzellen	Regulierung der Erregung und der Erregungsweiterleitung in Nervenzellen
Knochen	Baustoff des Knochengerüstes, Vitamin-D-Stoffwechsel
Hormone	Speicherung und Freisetzung von Hormonen und Neurotransmittern

Frankreich zeigen, dass 60 % der Männer und 80 % der Frauen noch nicht einmal den täglichen Minimalbedarf an Magnesium durch die Nahrung decken. Bei Kindern konnten Beschwerden wie Schlafstörungen, Hypererregbarkeit (Zappelphilipp), rasche Ermüdbarkeit, Muskelkrämpfe oder Kopfschmerzen in über 50 % der Fälle durch eine zusätzliche Magnesiumgabe behoben werden.

Ihr Magnesium-Blutspiegel sollte zwischen 0,8 und 1,1 mmol/l liegen (optimal: mindestens 0,9 mmol/l). Werte unter 0,8 mmol/l zeigen bereits eine unzureichende Magnesiumversorgung an!

Die Ursachen für Magnesiummangel sind vielfältig. Chronischer Alkoholkonsum beispielsweise führt zu Magnesiumverlusten. Aber auch Magen-Darm-Erkrankungen, häufige Durchfälle, Missbrauch von Abführmitteln, Diabetes mellitus oder Medikamente wie die Antibabypille, Diuretika, Kortison- und Digitalispräparate können einen Magnesiummangel verursachen.

Da Magnesium vorwiegend in den Zellen vorliegt und der Körper den Blutspiegel lange konstant hält, ist ein Mangel im Blut nur schwer nachweisbar. Obwohl sich Ihre Blutwerte scheinbar noch im unteren Drittel des Normbereiches befinden, können Sie schon auf der Zellebene Magnesiummängel mit ausgeprägten Funktionseinbußen aufweisen.

Angesichts der vielfältigen Funktionen von Magnesium kann sich ein Mangel an fast allen Ecken und Enden im Körper bemerkbar machen.

Typische Magnesiummangelsymptome sind:

- Wadenkrämpfe, Muskelzuckungen an Augen- und Mundwinkeln, krampfartige Magen-Darm-Beschwerden, Krämpfe während der Menstruation
- Erschöpfung, Kopfschmerzen, Konzentrationsschwäche, Schlafstörungen
- Herzjagen, hoher Blutdruck, Herzrhythmusstörungen und Herzmuskelschwäche

Zink – für das Immunsystem und den Zuckerstoffwechsel

Als Bestandteil und Aktivator von zahlreichen Enzymen ist das Spurenelement an nahezu allen Stoffwechselprozessen beteiligt und hat damit eine zentrale Funktion in unserem Organismus. Beim Eiweißaufbau und der Zellerneuerung ist das Spurenelement von überragender Bedeutung. Denn Zink steuert die Übertragung von Erbinformationen bei der Zellteilung. Deshalb ist es für das normale Wachstum, die Fortpflanzung, die Entwicklung der Organe, des Gehirns unerlässlich. Ein guter Zinkstatus in der Schwangerschaft ist eine zentrale Voraussetzung, ein gesundes und normalgewichtiges Kind zur Welt zu bringen.

Die Nationale Verzehrsstudie (NVS) in der Bundesrepublik Deutschland mit 23.000 Teilnehmern hat gezeigt, dass kaum ein Bundesbürger ausreichend mit Zink versorgt ist. Besonders ältere Menschen, Kinder und Jugendliche haben häufig einen Zinkmangel.

Auch für die Wundheilung ist Zink wichtig. Schöne Haut, Haare und Fingernägel sind auf eine gute Zinkversorgung angewiesen! Zink stärkt unser Immunsystem und macht es schlagkräftig gegen Erkältungen und Infektionskrankheiten.

Bei der Produktion zahlreicher Hormone (z. B. Insulin) und Neurotransmitter (z. B. Serotonin) ist Zink beteiligt – und damit indirekt an unserer guten Laune und der Wahrnehmung unserer Umwelt. Auch Sehen, Hören, Riechen und Schmecken sind von einer guten Zink-

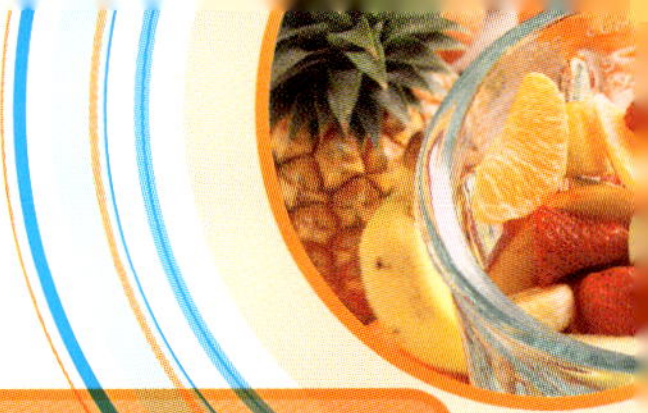

Zink – wichtige Aufgaben und Funktionen

Immunsystem	Stärkung des Abwehrsystems, Produktion von Abwehrzellen, hemmt Virusvermehrung (z. B. Erkältungsviren)
Glukose-/Insulinstoffwechsel	Speicherung von Insulin, Glukoseverwertung (wichtig für Diabetiker)
Zellwachstum/-entwicklung	Übertragung der Erbinformation, Stabilisierung der DNA, Proteinsynthese, Körperwachstum, Schleimhautschutz, Knochenaufbau
Fortpflanzung	Fruchtbarkeit, Entwicklung männlicher Geschlechtsorgane
Alkoholentgiftung	Alkoholdehydrogenase
Vitamin-A-Stoffwechsel	Vitamin-A-Speicherung und -verwertung, Sehvorgang
Haut, Haare, Nägel	Wundheilung, Aufbau der gesunden Haut-, Haarstruktur, kräftige Nägel
Zellschutz	Aktivierung von Zellen, Stabilisierung von Zellmembranen, Zellschutz vor freien Radikalen (Bestandteil des Enzyms Superoxiddismutase)
Hormone	Hormonproduktion (z. B. Testosteron, Wachstumshormon, Insulin)
Schwermetallentgiftung	Bindung von Schwermetallen und Ausleitung aus dem Körper
Säure-Basen-Haushalt	Bildung von Kohlensäure (Carboanhydrase)

versorgung abhängig. Die Speicherung und Verteilung von Vitamin A im Körper ist an Zink gebunden. Zinkmangel beeinträchtigt daher genauso wie ein Mangel an Vitamin A den Sehvorgang.
Zink schützt die Zellen durch seine Beteiligung an dem antioxidativen Enzym Superoxiddismutase (SOD) vor dem Angriff freier Radikale und ist nicht zuletzt ein wichtiger Schutzfaktor gegen Schwermetallbelastungen.

Zinkmangel und erhöhter Zinkbedarf machen sich schnell bemerkbar

Denn Zink greift an vielen Stellen ins Stoffwechselgeschehen ein. Es ist an der Wirkung von Eiweißen beteiligt, die z. B. zur Verwertung von Zucker, aber auch von Alkohol notwendig sind. Auch unsere Abwehrkräfte und die Erbinformationen, die Gene, werden durch Zink erhalten und gesund gehalten.

Wer häufig erkältet ist oder bei Erkältungen nur schwer wieder auf die Beine kommt, sollte an eine gute Zinkversorgung denken. Zink wirkt gegen etwa 40 verschiedene Virustypen, u.a. gegen Erkältungs-, Grippe- und Herpesviren. Die schnelle Vermehrung und Ausbreitung dieser Viren wird durch Zink gehemmt.
Zinkmangel stört die Speicherung des Insulins in der Bauchspeicheldrüse und verringert die Antwort des Körpers auf dieses körpereigene Hormon. Bereits bestehende Störungen des Zuckerstoffwechsels werden durch eine schlechte Zinkversorgung verstärkt.

In der Vitalstoffmedizin wird Zink vor allem zur Stärkung des Immunsystems (z.B. Erkältungskrankheiten, Krebs) sowie bei Allergien (z.B. Heuschnupfen), Diabetes mellitus, Hauterkrankungen (z.B. Neurodermitis, Akne), Haarausfall und Unfruchtbarkeit eingesetzt. Dabei ist der Mineralstoff besonders wirksam, wenn er an die körpereigene Aminosäure Histidin gebunden ist. In dieser Form gelangt Zink deutlich schneller in die Zellen, wo es seine schützende Wirkung entfalten kann.

Die wichtigsten Faktoren, die zu einer mangelhaften Zinkversorgung beitragen

- Vegetarische Ernährung, häufige Schlankheitskuren sowie der Konsum von Fastfood (z.B. Pizza), phosphathaltigen Softdrinks (z.B. Colagetränke) und Alkohol. Alkohol erhöht die Zinkausscheidung über die Nieren. Unser Körper braucht jedoch Zink für das alkoholabbauende Enzym Alkoholdehydrogenase.
- Wer viel schwitzt, hat hohe Zinkverluste über den Schweiß. Daher ist der Zinkbedarf bei Sportlern oder Schwerarbeitern erhöht – genauso bei regelmäßigen Saunabesuchen.
- Bei Kindern und Jugendlichen ist die optimale Zinkversorgung für das Wachstum und die Lernfähigkeit besonders wichtig.
- Neben einer zinkarmen Ernährung ist bei alten Menschen die Zinkaufnahme durch die Darmschleimhaut häufig beeinträchtigt.
- Diabetiker, Immungeschwächte und Patienten mit Hauterkrankungen wie Neurodermitis haben häufig einen erhöhten Zinkbedarf.
- Menschen mit Störungen der Magen-Darm-Funktion (z.B. Morbus Crohn) nehmen weniger Zink auf als Gesunde.
- Lebererkrankungen, v.a. alkoholbedingte, gehen mit einem Zinkmangel einher, da der Zinktransport und die Speicherung dabei gestört sind. Kritisch ist auch die Versorgung bei Nierenkranken.
- Die Einnahme bestimmter Medikamente kann zu Zinkverlusten führen. Vor allem die dauerhafte Einnahme von Abführmitteln, Entwässerungstabletten, kortisonhaltigen Medikamenten, Präparaten zur Absenkung der Blutfettwerte, Magensäurepuffer und die Antibabypille können den Zinkbedarf steigern.

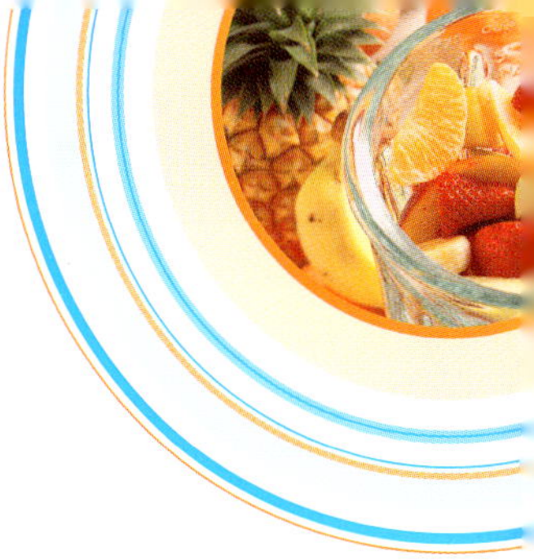

Selen – Zellschutz und Krebsvorbeugung

Das Spurenelement Selen wurde 1817 vom schwedischen Chemiker Berzelius entdeckt und führte lange Zeit ein Schattendasein als giftiges Element. Heute steht Selen wie kein anderes Spurenelement im Fokus der Wissenschaft, insbesondere in der Krebsforschung. In zahlreichen Studien erwies sich Selen als viel versprechend in der Vorbeugung bestimmter Krebsarten, z. B. Prostata- und Darmkrebs.

Selen kommt in allen Körperzellen und -flüssigkeiten vor. Die höchsten Konzentrationen finden sich in Schilddrüse, Nieren, Leber, Milz, Herz und der Prostata.

Selen kann das Krebsrisiko senken, stärkt das Immunsystem und schützt unsere Erbsubstanz (DNA) sowie die Zellen vor der Zerstörung durch freie Radikale.

Funktionen von Selen

- Selen ist funktioneller Bestandteil vieler Proteine und Enzyme. Die Glutathionperoxidase beispielsweise, das Schlüsselenzym der körpereigenen Abwehr aggressiver Radikale, ist selenabhängig. Das Enzym macht mit Hilfe von Selen giftige Peroxide unschädlich und verhindert, dass die Zellen, die Erbsubstanz (DNA) und die Gefäße durch aggressive freie Radikale geschädigt werden. Damit unterstützt Selen die ebenfalls antioxidativ wirkenden Vitamine C und E sowie Beta-Karotin und Coenzym Q_{10}.
- Selen wird für den reibungslosen Schilddrüsenhormonstoffwechsel benötigt. Nur so kann das aktive Schilddrüsenhormon Trijodthyronin (T3) gebildet werden. Eine Unterfunktion der Schilddrüse kann daher nicht nur durch einen Jod-, sondern auch durch einen Selenmangel verursacht werden.
- Selen reguliert das fein abgestimmte Zusammenspiel der Zellen unseres Immunsystems. Die Schlagkraft der Immunzellen sowie die Fähigkeit, Krebszellen zu zerstören, sinkt bei Selenmangel. Krebspatienten haben bereits vor Ausbruch der Erkrankung häufig zu wenig Selen im Blut.
- Selen wirkt entgiftend und fördert die Ausscheidung von Schwermetallen (z. B. Quecksilber). Vor allem Leberzellen werden durch Selen vor diesen Toxinen geschützt.
- Darüber hinaus ist Selen auch für die Entwicklung der Spermien und damit für die Zeugungsfähigkeit wichtig.

Optimaler Zellschutz und Stoffwechsel mit Selen
Interview mit Professor Dr. Gerhard N. Schrauzer

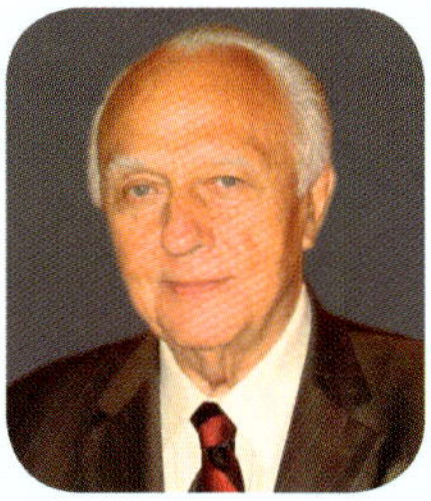

Professor Dr. Gerhard N. Schrauzer beschäftigt sich seit Jahrzehnten mit den biologischen Funktionen von Vitaminen und Spurenelementen und ist weltweit einer der führenden Experten auf dem Gebiet der Selenforschung. Prof. Schrauzer lehrte und forschte von 1966 bis 1994 an der University of California, San Diego. Er ist Leiter des von ihm gegründeten San Diego based Biological Trace Element Research Institute.

Warum ist eine gute Versorgung mit Selen für unsere Gesundheit so wichtig?
Prof. Schrauzer Wir brauchen Selen, weil es als Bestandteil von Enzymen, die den Stoffwechsel in unserem Körper regulieren, wichtige Funktionen ausübt. Einige dieser Enzyme sind Bestandteile unseres antioxidativen Schutzsystems, zu dem auch das Vitamin E und andere in Nahrungsmitteln vorkommende Antioxidantien gehören. Inzwischen kennt man über 20 selenabhängige Enzyme, die wesentliche Aufgaben im Körper übernehmen. Eines dieser Enzyme wandelt eine Vorstufe des Schilddrüsenhormons in dessen aktive Form um.

Es ist somit also nicht nur Jod, sondern auch Selen zur Erhaltung der Schilddrüsenfunktion nötig?
Prof. Schrauzer Genau! Das Schilddrüsenhormon Thyroxin kommt in mehreren Formen vor, die je nach ihrem Jodgehalt T1, T2, T3 oder T4 genannt werden. Von diesen ist aber nur eine Form, und zwar T3, biologisch aktiv. Ein selenabhängiges Enzym wird benötigt, um aus T4 ein Jodatom zu entfernen und es in T3 umzuwandeln. Dies hat man erst vor wenigen Jahren entdeckt.

So wird also in Deutschland auch Selenforschung getrieben?
Prof. Schrauzer Jawohl, und zwar intensiv! Ich habe einmal das Selen als das deutscheste unter den essenziellen Spurenelementen genannt, denn die Entdeckung seiner Lebensnotwendigkeit geht auf den früher in Heidelberg tätigen deutschen Arzt und Forscher Klaus Schwarz (1914 bis 1978) zurück, mit dem mich eine enge und persönliche Freundschaft verband. Und lassen Sie mich bitte in diesem Zusammenhang auch hervorheben, dass in Deutschland inzwischen seit mehr als 20 Jahren Selenpräparate für die klinische Anwendung zugelassen sind.

Werden diese Selenpräparate auch zur Behandlung von Schilddrüsenerkrankungen eingesetzt?
Prof. Schrauzer Ja, beispielsweise bei Patienten mit Hashimoto-Thyreoiditis. Der Verlauf dieser chronischen Schilddrüsenentzündung wird durch Selengaben günstig beeinflusst. Die Hashimoto-Thyreoiditis zählt mit zu den häufigsten Ursachen für eine primäre Schilddrüsenunterfunktion und tritt bevorzugt zwischen dem 30. und 50. Lebensjahr auf. Frauen sind im Übrigen etwa achtmal häufiger betroffen als Männer!

Wie wirkt sich ein Selenmangel auf unser Immunsystem aus?
Prof. Schrauzer Selenmangel führt zu gefährlicher Immunschwäche. Weder die Fresszellen noch die natürlichen Killerzellen können bei Selenmangel ihre Funktionen richtig erfüllen, und auch die Antikörperbildung vermindert sich. Die Folge ist eine verminderte Widerstandskraft gegen bakterielle und virale Krankheitserreger.

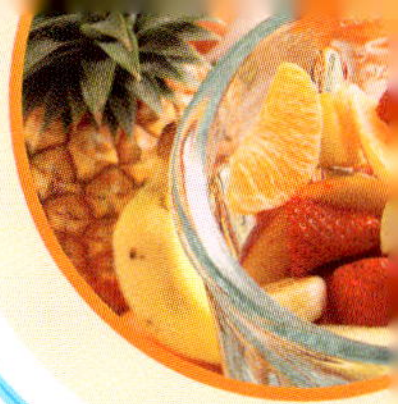

Man müsste somit erwarten, dass sich Selenmangel auf ganz unterschiedliche Weise äußern kann ...
Prof. Schrauzer In der Tat! Bei unzureichender Selenzufuhr können sich die verschiedensten Krankheitsbilder entwickeln, etwa eine durch Viren ausgelöste Herzmuskelschwäche, Muskelschwund, Unfruchtbarkeit, Störungen der Leber- und Nierenfunktion, der Blutbildung. Auch rheumatisch-arthritische Symptome können auftreten.

Wirkt sich Selenmangel auch auf das zentrale Nervensystem aus?
Prof. Schrauzer Auch in unserem Gehirn können Sauerstoffradikale entstehen und Schaden anrichten. Studien haben gezeigt, dass Selenmangel Depressionen und geistige Stumpfheit verursacht.

Welche sonstigen Funktionen des Selens können Sie anführen?
Prof. Schrauzer Das Selen ist auch ein Schutzfaktor gegen viele Umweltschadstoffe. Und so ist es auch verständlich, dass Selen uns vor Krebs erzeugenden Stoffen und Reizen schützt. Da ich mich mit dieser Problematik schon seit mehr als drei Jahrzehnten befasse, ist es für mich besonders erfreulich, dass die krebsschützenden Wirkungen des Selens inzwischen weltweit anerkannt und intensiv untersucht werden. In einer groß angelegten Studie wurde gezeigt, dass die tägliche Einnahme von 200 Mikrogramm Selen das Risiko für Prostatakrebs, Lungenkrebs und Dickdarmkrebs signifikant mindert. Tierexperimentell wurde die vor Brustkrebs schützende Wirkung des Selens bereits sicher nachgewiesen. Zur Erniedrigung des Brustkrebsrisikos empfehle ich die tägliche Einnahme von zusätzlich 200 Mikrogramm Selen. Mit der Substitution sollte möglichst bereits in jungen Jahren begonnen werden!

Auch Patienten mit bestehenden Krebserkrankungen können von einer guten Selenversorgung profitieren – warum?
Prof. Schrauzer Krebspatienten weisen häufig Selenmängel auf, die ernährungs-, krankheits- oder therapiebedingt sein können. Diese Defizite sollten unbedingt aufgefüllt werden, denn man hat festgestellt, dass damit unerwünschte Nebenwirkungen der Therapie abgeschwächt werden, ohne dass der Therapieerfolg beeinträchtigt wird.

Lassen Sie uns nun über die Selenaufnahme durch die Nahrung sprechen. Sind die Deutschen nach Ihren Untersuchungen und Forschungsergebnissen ausreichend mit Selen versorgt?
Prof. Schrauzer Die gegenwärtige Selenaufnahme reicht zwar aus, um die schwersten Selenmangelerscheinungen zu verhüten, sie ist aber nicht optimal und hat sich in den letzten Jahren eher verringert als gebessert. Es ist selbst bei gesündester Ernährung nur schwer möglich, die von mir für einen durchschnittlichen Erwachsenen als optimal errechnete Selenaufnahme von 250 bis 300 Mikrogramm zu erhalten. Man kommt allenfalls auf ein Drittel dieser Menge. Ich empfehle daher, zusätzlich täglich 200 Mikrogramm Selen einzunehmen. Das ist die Menge, die ich selbst im Schnitt täglich einnehme, und zwar schon etwa seit 1970.

Weil die Frage nach den Giftwirkungen des Selens so oft gestellt wird – wo liegen die maximal sicheren Selenaufnahmen, und wann ist mit toxischen Wirkungen zu rechnen?
Prof. Schrauzer Selenaufnahmen von 350 Mikrogramm pro Tag gelten als sicher für unbegrenzte Zeit. 400 Mikrogramm pro Tag wurden als die – ebenfalls auf unbegrenzte Zeit – erträgliche hohe Einnahme charakterisiert. Beobachtungen aus selenreichen Gebieten Chinas haben ergeben, dass die ersten milden Vergiftungserscheinungen nach monatelanger Einnahme von täglich 850 Mikrogramm auftreten.

Selen – wichtige Aufgaben und Funktion

Antioxidans/Zellschutz	Cofaktor der GSH-Peroxidase, Schutz der Erbsubstanz (DNA), roten Blutkörperchen, Entgiftung von giftigen Peroxiden
Immunsystem	Stärkung des Abwehrsystems, Produktion von Abwehrzellen, hemmt Virusvermehrung (z. B. Erkältungsviren), wirkt entzündungshemmend
Schilddrüsenhormonstoffwechsel	Aktivierung der Schilddrüsenhormone (Umwandlung von T4 in T3)
Krebsschutz	Zellschutz vor freien Radikalen, kann programmierten Zelltod von Krebszellen auslösen, Zellreparatur und -erneuerung
Schwermetallentgiftung	Bindung von Schwermetallen (z. B. Quecksilber), Ausleitung aus dem Körper
Leberschutz	Entgiftung der Leber und Leberzellschutz
Fortpflanzung	Entwicklung der Spermien

Erst in den 1950er Jahren erkannte man, dass Selen für den Menschen lebensnotwendig ist: In der chinesischen Provinz Keshan, einem Gebiet mit extremem Selenmangel, traten schwere Herzmuskelerkrankungen auf, denen jährlich Tausende zum Opfer fielen. Erst durch die Anreicherung der Nahrungsmittel mit Selen konnte man diese als Keshan-Erkrankung bezeichnete Selenmangelkrankheit eindämmen.

Wussten Sie, dass Deutschland ein Selenmangelgebiet ist?

Über 90 % der Deutschen nimmt nicht einmal die minimale Selenmenge, die von der Weltgesundheitsorganisation (WHO) empfohlen wird, auf! Ein Grund dafür: Selen wurde genauso wie Jod während der Eiszeit aus den oberen Bodenschichten ausgewaschen, sodass es in vielen Regionen nicht mehr ausreichend vorkommt. Selenarme Ackerböden, die Übersäuerung des Bodens mit Düngemitteln, saurer Regen und die zunehmende Belastung unserer Umwelt mit Schwermetallen führen dazu, dass ein latenter Selenmangel in der deutschen Bevölkerung weit verbreitet ist.

Doch es gibt noch weitere Faktoren, die zu einem Mangel an Selen führen können:

- Eiweißreiche tierische Nahrungsmittel sind in der Regel selenreicher als pflanzliche. Vegetarier können daher unterversorgt sein.

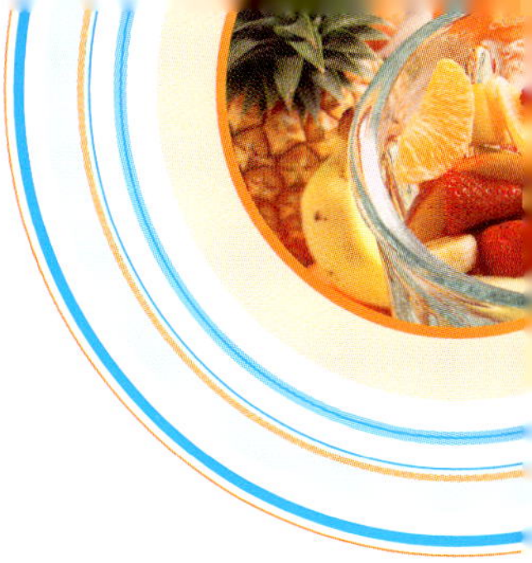

- → Wie bei anderen Nährstoffen auch, ist in der Schwangerschaft und Stillzeit der Bedarf erhöht, da die Versorgung des Kindes Selen verbraucht.
- → Mit zunehmendem Alter geht der Selengehalt im Blut zurück. Doch gerade mit zunehmendem Alter nehmen auch die durch freie Radikale ausgelösten Erkrankungen wie Krebs, Diabetes, Herzinfarkt und Rheuma zu. Deshalb ist eine gute Selenversorgung für Ältere besonders wichtig.
- → Alkohol und Tabakrauch belasten unseren Körper mit freien Radikalen. Wer raucht und regelmäßig Alkohol trinkt, braucht deshalb mehr Selen.
- → Personen mit speziellen Diätformen (z. B. Patienten, die an der Stoffwechselkrankheit Phenylketonurie leiden) oder mit Schwermetallbelastungen sind ohne Selensubstitution mangelgefährdet.
- → Bei Krebspatienten, die mit einer Chemo- oder Strahlentherapie behandelt werden, stärkt Selen die Abwehrkräfte und hilft dem geschwächten Körper, die stark belastende Therapie besser zu überstehen. Die Wirksamkeit von Krebsmitteln kann zudem durch Selen verbessert werden.
- → Immungeschwächte (z. B. AIDS-Patienten), Herz- und Nierenkranke sowie Patienten mit Hauterkrankungen (z. B. Schuppenflechte) oder chronisch entzündlichen Erkrankungen (z. B. Rheuma, Morbus Crohn) haben einen deutlich erhöhten Selenbedarf.
- → Darüber hinaus können Medikamente wie Abführmittel und Entwässerungstabletten den Selenbedarf steigern.

Lassen Sie Ihren Selenstatus durch eine Blutuntersuchung beim Arzt bestimmen, oder machen Sie zunächst Ihren persönlichen Selencheck (siehe die folgenden Seiten).

Nehmen Sie zur Stärkung Ihres Immunsystems und zur Vorbeugung von Krebs und Herzkrankheiten Ihre tägliche Extraportion Selen (70 bis 200 Mikrogramm Selen bzw. etwa 1,5 Mikrogramm pro Kilogramm Körpergewicht).

Laborwerte für den Selenstatus

Die optimalen Werte für Selen im Blut sollten etwa bei folgenden Werten liegen:

- → im Blutserum (optimal): um 130 Mikrogramm pro Liter,
- → im Vollblut (optimal): um 160 Mikrogramm pro Liter.

Bester Indikator ist der Selenwert im Vollblut. Das erlaubt einen Rückschluss auf die Selenversorgung Ihrer Körperzellen!

Vitalstoffcheck: Selen

Sind Sie ausreichend mit Selen versorgt?

Sind Sie ausreichend mit Selen versorgt, oder lässt die Zufuhr an diesem wichtigen Mikrovitalstoff zu wünschen übrig? Checken Sie Ihre Risikofaktoren und Selenmangelsymptome (Zutreffendes bitte ankreuzen).

Ernährung und Lebensstil (z. B. Rauchen, Alkohol, Sport)	je 2 Punkte
– Trinken Sie häufig Alkohol (2 Glas Bier pro Tag oder mehr)?	☐
– Machen Sie regelmäßig Diäten oder Fastenkuren?	☐
– Sind Sie häufig intensiver Sonnenstrahlung ausgesetzt (1 bis 2 Stunden proTag)?	☐
– Stehen Sie täglich auf dem Weg zur Arbeit im Stau (Abgasbelastung)?	☐
– Sind Sie häufig mit dem Flugzeug unterwegs (mehr als 2 Stunden pro Woche)?	☐
– Treiben Sie regelmäßig Sport, z. B. Laufen (z. B. 2- bis 3-mal pro Woche), und schwitzen Sie dabei viel?	☐
	je 3 Punkte
– Sind Sie strenger Vegetarier?	☐
– Rauchen Sie?	☐
– Essen Sie nur selten Seefisch (weniger als 2- bis 3-mal pro Woche)?	☐
– Haben Sie in Ihren Zähnen Amalgamplomben?	☐
– Essen Sie häufig Fertiggerichte, Konserven oder Fastfood?	☐
– Gehen Sie regelmäßig (1- bis 2-mal pro Woche) ins Solarium?	☐
– Sind Sie häufig Schadstoffen wie Autoabgasen oder Smog ausgesetzt?	☐
Selen-Mangelsymptome	**je 3 Punkte**
– häufige Verdauungsstörungen (z. B. Durchfall)	☐
– Konzentrations- und Gedächtnisstörungen	☐
– Schleimhautentzündungen (z. B. Magen-Darm-Trakt)	☐
– trockene und schuppige Haut (z. B. Ekzeme)	☐
– schwaches Herz	☐
– häufige Herpesinfektionen	☐
– bei Männern: eingeschränkte Zeugungsfähigkeit und Fruchtbarkeit	☐
– häufige Reizbarkeit, Aggressivität, schwache Nerven	☐
– wiederkehrende depressive Verstimmungen oder diffuse Angstgefühle	☐
– häufige Kraftlosigkeit, mangelnde Energie	☐
– häufige Müdigkeit oder Muskelschwäche	☐
	je 5 Punkte
– Anfälligkeit für Erkältungen und Infekte	☐
– gestörte Schilddrüsenfunktion	☐
– Gelenkschmerzen	☐
– entzündliche Hauterkrankungen (z. B. Neurodermitis, Psoriasis)	☐

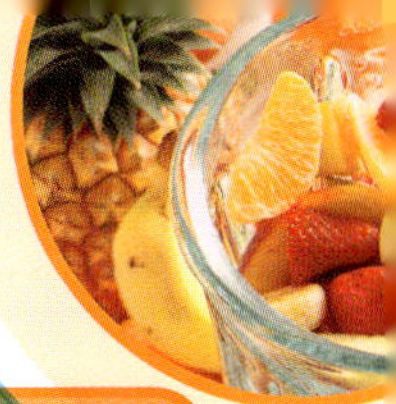

Vitalstoffcheck: Selen

Gehören Sie zu einer der folgenden Risikogruppen?	je 5 Punkte
– Alkoholiker	
– Frischoperierte	
– Schwangere und stillende Frauen	
– Ältere Menschen (> 65 Jahre)	
– Flugpersonal	
– Personen mit Amalgamplomben	
– Personen mit Jodmangel	
– Raucher	
– Schadstoffbelastete	
– Leistungssportler	
– Vielflieger	
– Vegetarier	
– Zahnarztpersonal	

Sind Sie von einer der folgenden Befindlichkeitsstörungen und/oder Krankheiten mit erhöhtem Selenbedarf betroffen?	je 5 Punkte
– Krebserkrankungen	
– Diabetes mellitus	
– Chronische Leber-, Nierenerkrankungen	
– Darmerkrankungen (z. B. Morbus Crohn)	
– Hashimoto-Thyreoiditis (Autoimmunerkrankung der Schilddrüse)	
– HIV-Infektion, Hepatitis	
– Herzschwäche, koronare Herzkrankheit	
– Lymphödem	
– Makuladegeneration, Katarakt	
– Neurodermitis, Schuppenflechte (Psoriasis)	
– Verbrennungen	
– Pankreatitis	
– Phenylketonurie	
– Potenz-, Fruchtbarkeitsstörungen	
– Rheuma	
– Sepsis (Blutvergiftung)	
– Schilddrüsenerkrankungen	

Nehmen Sie regelmäßig eines der folgenden Medikamente, die den Selenbedarf erhöhen können?	je 5 Punkte
– Abführmittel (Laxanzien)	
– Antazida (Magensäurepuffer, -blocker)	
– Antibiotika	
– Diuretika (harntreibende Arzneimittel)	
– Mittel zur Krebstherapie (Chemo-, Strahlentherapie)	

Auswertung Ihres Selenchecks nach Punkteanzahl

A: Sie haben weniger als 15 Punkte?

Sie dürften ausreichend mit Selen versorgt sein. Es liegen bei Ihnen nahezu keine Anzeichen vor, die auf eine unzureichende Versorgung mit Selen hinweisen oder einen erhöhten Bedarf durch Erkrankungen anzeigen.

B: Sie haben 15 bis 25 Punkte?

Raucher, Sportler und Vegetarier haben einen erhöhten Bedarf am Spurenelement Selen. Eine Versorgung als Ergänzung von 50 bis 100 Mikrogramm Selen pro Tag macht Sinn.

Sie können nicht unbedingt davon ausgehen, dass Sie ausreichend mit Selen versorgt sind. Möglicherweise gehören Sie einer Risikogruppe an (z. B. Raucher, Sportler) oder haben einen erhöhten Selenbedarf durch Ihre Ernährungsgewohnheiten (z. B. Vegetarier). Eine Ergänzung von 50 bis 100 Mikrogramm Selen pro Tag (z. B. Selenhefe) ist aufgrund der allgemein schlechten Versorgungslage sinnvoll.

Hinweis Bei Störungen der Schilddrüsenfunktion sollten Sie vom Arzt neben dem Jod- und Schilddrüsenhormonstoffwechsel auch den Selenstatus kontrollieren lassen.

C: Sie haben mehr als 20 Punkte?

Bei Ihnen ist ein erhöhter Selenbedarf zu vermuten – durch Arzneimittel (z. B. Krebsmittel), gestörte Schilddrüsenfunktion und/oder durch eine Erkrankung (z. B. Krebs, HIV-Infektion). Sinnvoll ist eine Kontrolle Ihrer Selenversorgung. Sprechen Sie mit Ihrem Arzt darüber, und ergänzen Sie regelmäßig ein Selenpräparat (z. B. Natriumselenit) mit 50 bis 200 Mikrogramm Selen pro Tag.

Wichtiger Hinweis Bei Störungen der Schilddrüsenfunktion sollten Sie vom Arzt nicht nur den Stoffwechsel von Jod und der Schilddrüsenhormone T3 und T4, sondern auch den Selenstatus kontrollieren lassen.

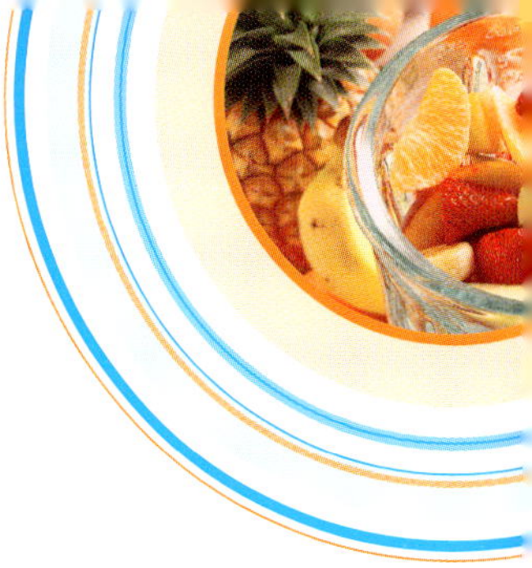

Antioxidantien –
natürlicher Korrosionsschutz!

Die Schnittflächen eines in zwei Hälften geteilten Apfels werden an der Luft relativ schnell braun und unansehnlich. Beträufelt man jedoch das Fruchtfleisch unmittelbar nach dem Durchschneiden mit Zitronensaft, bleibt es hell und frisch. Was steckt dahinter?

Das im Zitronensaft enthaltene Vitamin C sowie bestimmte sekundäre Pflanzenstoffe schützen die Zellwände des Apfels vor der Zerstörung und Oxidation (Veränderung durch Anlagerung von Sau-

Sauerstoff ist für uns lebenswichtig. Nur mit seiner Hilfe können wir die Energie für geistige Leistungen, körperliche Aktivität und alle Stoffwechselfunktionen gewinnen. Allerdings fallen bei der Sauerstoffveratmung als natürliche Stoffwechselprodukte freie Radikale im Körper an. In einem 70-jährigen Leben veratmet ein Mensch etwa 17 Tonnen Sauerstoff. Davon wird eine ganze Tonne in aggressive freie Radikale umgewandelt!

Erkrankungen und Befindlichkeitsstörungen in Verbindung mit freien Radikalen

- Alterungsprozesse
- Alzheimerkrankheit
- Arzneimittelnebenwirkungen (z. B. Krebsmittel)
- Atemwegserkrankungen (z. B. Asthma)
- Augenerkrankungen (z. B. Katarakt, Makuladegeneration)
- Chronisch entzündliche Darmerkrankungen (z. B. Morbus Crohn)
- Diabetische Folgeschäden (z. B. Augen-, Nerven-, Nierenschäden)
- Durchblutungsstörungen (z. B. Claudicatio intermittens/Schaufensterkrankheit)
- Entzündliche immunologische Krankheiten (z. B. Multiple Sklerose)
- Erkrankungen des Skelettsystems wie Rheuma, Arthrose
- Hautkrankheiten (z. B. Schuppenflechte)
- Herz-Kreislauf-Erkrankungen (z. B. Herzinfarkt, Arteriosklerose)
- Krebserkrankungen
- Parkinsonkrankheit

erstoff) durch freie Radikale. Auch der Rost an einem Nagel oder das Ranzigwerden von Butter sind durch freie Radikale verursachte oxidative Schäden. Und genauso wie die Apfelzellen oxidieren und braun werden, wie das Butterfett schlecht wird, »rosten« und »verderben« auch die Membranen unserer Körperzellen durch Radikalschäden. Vorzeitige Alterungsprozesse, die sich beispielsweise in einer nachlassenden Gedächtnisleistung oder Altersflecken auf der Haut äußern können, sind die Folge.

Freie Radikale und der von ihnen in unserem Körper verursachte so genannte oxidative Stress sind aber nicht nur am Alterungsprozess, sondern auch an der Entstehung zahlreicher Zivilisationskrankheiten beteiligt (siehe Kasten). Für unsere Gesundheit stellen freie Radikale daher eine ernst zu nehmende Bedrohung dar.

Jede unserer Körperzellen wird täglich etwa 10.000 Mal von hoch aggressiven Schadstoffmolekülen – den so genannten freien Radikalen – bombardiert. Wenn diese Angriffe vom körpereigenen Schutzsystem nicht mehr abgewehrt werden können, spricht man von oxidativem Stress. Mit unserem landläufigen Stress im Alltag hat das nichts zu tun.

Was sind eigentlich freie Radikale? Freie Radikale sind äußerst instabile und damit sehr aggressive Moleküle, die permanent in unserem Körper während der Stoffwechselvorgänge gebildet werden. Sie sind immer bestrebt, ihren instabilen Zustand auszugleichen, indem sie anderen Strukturen Elektronen entreißen. Und so benutzt beispielsweise unser Immunsystem freie Radikale, um Eindringlinge wie Bakterien und Viren unschädlich zu machen.

Falls keine körperfremden Moleküle vorhanden sind, entreißen freie Radikale allerdings unseren eigenen Zellbausteinen Elektronen. Vorzugsweise stürzen sich die aggressiven Radikale auf lebenswichtige Strukturen der Zellen und deren Innenleben. Sie können mit allen biologischen Molekülstrukturen reagieren und sie zerstören, was auch die große Bandbreite von Krankheiten erklärt, bei denen freie Radikale eine Rolle spielen: Fette, Proteine, Hormone, Nervenbotenstoffe, Kohlenhydrate und Erbsubstanz (DNA) werden durch sie teilweise irreparabel geschädigt. Die Erbsubstanz (DNA) einer einzigen menschlichen Zelle ist pro Tag etwa 10.000 oxidativen Angriffen durch freie Radikale ausgesetzt.

Und wie geht unser Körper mit freien Radikalen um? Normalerweise ist die Bildung von freien Radikalen (bzw. Oxidantien) und deren Abbau durch Radikalfänger (bzw. Antioxidantien) im Gleichgewicht.

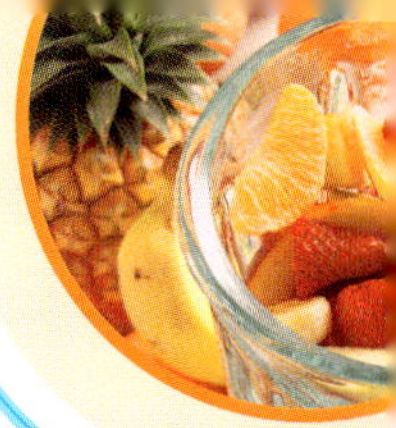

Wichtige Ursachen für oxidativen Stress

- Ernährung: fettreiche und vitalstoffarme Nahrungsmittel und Speisen
- Umweltgifte: z. B. Autoabgase, Chemikalien, Pestizide, Herbizide, Tabakrauch
- Zigarettenrauch: Ein einziger Zigarettenzug enthält etwa 100 Billionen freie Radikale!
- Alkoholmissbrauch
- UV-Licht (UV-A, UV-B), Röntgenstrahlung, Smog (Ozon)
- Stress bzw. die Ausschüttung von Stresshormonen
- Energieproduktion aus Sauerstoff in den Zellen: Bis zu 10 % des eingeatmeten Sauerstoffs fällt beim Abbau in Form von Radikalen an!
- Leistungssport, vor allem Ausdauerbelastungen
- Arzneimittel, z. B. Chemotherapie, Antibiotika
- Immunsystem, z. B. entzündliche Krankheiten wie Rheuma

Überwiegen allerdings oxidative Prozesse gegenüber antioxidativen Schutzmechanismen – sei es durch vermehrte Bildung von Radikalen oder aufgrund einer schlechten Versorgung mit Antioxidantien (z. B. bei einer langfristig vitalstoffarmen Ernährung) –, spricht man von oxidativem Stress.

Insbesondere die steigenden Umweltbelastungen und die Änderungen unserer Ernährungsgewohnheiten tragen zu einer erhöhten oxidativen Belastung bei. Weitere wichtige Ursachen sind im Kasten oben aufgeführt.

Bevorzugtes Angriffsziel freier Radikale sind die empfindlichen mehrfach ungesättigten Fettsäuren, die Bausteine der Zellmembranen sind. Auch LDL-Cholesterin ist reich an mehrfach ungesättigten Fettsäuren und wird daher besonders leicht durch freie Radikale oxidiert. Reichert sich solches oxidiertes LDL-Cholesterin dann in der Arterienwand an, wirkt es dort stark entzündungsfördernd und ist ein wesentlicher Risikofaktor für die Arterienverkalkung.

Wenn das schädliche LDL-Cholesterin in der Arterienwand durch freie Radikale angegriffen und oxidiert wird, dann ist es ein Risikofaktor für Arteriosklerose.

Antioxidantien – natürliche Radikalfänger

Antioxidantien sind in der Lage, freie Radikale abzufangen und unschädlich zu machen. Sie schützen unser körpereigenes biologisches Material (Zellen, Organe, Erbsubstanz) vor dem Angriff aggressiver Radikale, die sowohl im normalen Stoffwechsel als auch durch äußere Einflüsse (siehe Kasten) permanent gebildet werden.
Zum Schutz vor freien Radikalen hat unser Körper ein wirksames antioxidatives Schutzsystem entwickelt. Dazu gehören Enzyme, wie z. B. die selenabhängige Glutathionperoxidase, aber auch Vitamin C, Vitamin E, Coenzym Q_{10} und die Karotinoide.

Karotinoide wirken wie eine Frischzellenkur, da sie freie Radikale neutralisieren, die die Zellalterung beschleunigen. Weitere Anwendungsgebiete der Karotinoide sind u. a. Herz-Kreislauf-Erkrankungen, AIDS/HIV-Infektion, Katarakt, Makuladegeneration, Hauterkrankungen.

Karotinoide

Karotinoide sind gelbe bis rötliche Pflanzenfarbstoffe. Sie finden sich vor allem in Obst und Gemüse wie z. B. Aprikosen, Karotten

Wichtige Aufgaben und Funktionen einiger wichtiger Karotinoide

Beta-Karotin und 50 weitere Karotinoide können im menschlichen Körper in Vitamin A umgewandelt werden. Daher hat Beta-Karotin auch die Bezeichnung Provitamin A.
Lycopin, der rote Farbstoff aus der Tomate, hilft verschiedenen Krebsarten (z. B. Prostatakrebs) und Herzinfarkt vorzubeugen. Unter den Karotinoiden ist Lycopin der stärkste Radikalfänger – stärker noch als Beta-Karotin.
Lutein und Zeaxanthin kommen vor allem in dunklem Blattgemüse wie Grünkohl und Spinat vor. Das Auge ist in der Lage, diese Karotinoide zu speichern. Sie finden sich in hoher Konzentration im gelben Fleck der Netzhaut des Auges, der so genannten Makula lutea. Das ist die Stelle des schärfsten Sehens. Lutein schützt dort die hoch empfindlichen Sinneszellen, die für das Farb- und Scharfsehen verantwortlich sind, vor freien Radikalen. Das Risiko für Netzhautschäden, Linsentrübungen (Katarakt) und Erblinden im Alter wird durch eine karotinoidreiche Ernährung gesenkt. Mehr dazu auf den Seiten 174ff.

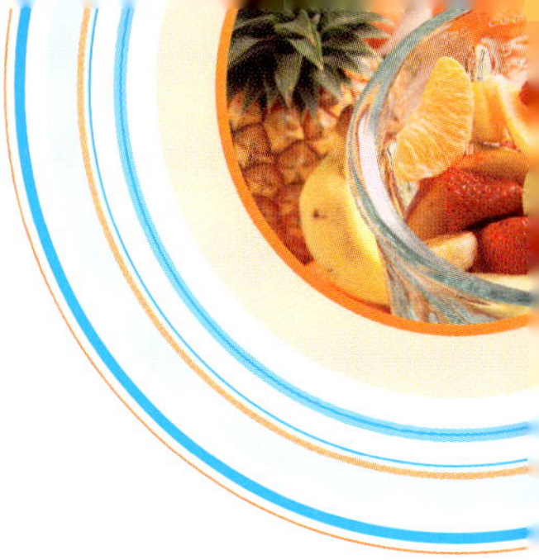

oder Tomaten. Mehr als 600 dieser Pflanzenfarbstoffe sind bisher bekannt. Karotinoide gehören zur großen Gruppe der sekundären Pflanzenstoffe. Die Evolution hat die Karotinoide u. a. dazu ersonnen, Obst und Gemüse vor den schädlichen UV-Strahlen der Sonne zu schützen. Im menschlichen Stoffwechsel können diese potenten Antioxidantien das körpereigene Abwehrsystem stärken, Krebs vorbeugen, das Herz schützen, die Haut länger jung halten und Entzündungen entgegenwirken. Zudem verbessern die Karotinoide die körpereigene Abwehr und fördern die Kommunikation zwischen den Zellen. So verhindern sie beispielsweise Entartungen von Zellen zu bösartigen Krebszellen.

Antioxidantien sind erst im Team richtig stark!

Angriffe freier Radikale auf den Körper oder einzelne Organe erfolgen in verschiedenen Phasen und finden ständig millionenfach in unserem Körper statt. Der Körper muss daher auf allen Ebenen gegen die ständigen Angriffe gerüstet sein. Die einzelnen Antioxidantien ergänzen sich daher im Körper in ihrer Schutzfunktion: Vitamin C beispielsweise ist ein Radikalfänger im wässrigen Milieu und regeneriert das in der Zellmembran vorkommende Vitamin E. Daher kann Vitamin E auch nur in Anwesenheit von Vitamin C seine volle antioxidative Wirkung entfalten.

Karotinoide sind fettlösliche Antioxidantien und werden entsprechend nur zusammen mit Fett in den Körper aufgenommen. Beim Verzehr von Gemüse, auch Gemüsesaft, sollten Sie daher immer ein wenig pflanzliches Öl (z. B. Rapsöl) zugeben!

Aus diesem Grund sollte zur Vorbeugung und begleitenden Therapie von durch freie Radikale bedingten Erkrankungen immer ein möglichst breites Spektrum verschiedener Antioxidantien ergänzt werden. Die hoch dosierte Einnahme eines einzelnen Antioxidans ist wenig sinnvoll!

Beispiel für eine Antioxidantien-Kombination (Tagesdosis)

200 bis 600 Milligramm Vitamin C, 100 bis 300 IE Vitamin E, 2 bis 10 Milligramm Beta-Karotin, 2 bis 5 Milligramm Lycopin und 50 bis 100 Mikrogramm Selen.

Vitalstoffcheck: Antioxidantien

Sind Sie ausreichend mit Antioxidantien versorgt?

Sind Sie ausreichend mit Antioxidantien versorgt, oder lässt die Zufuhr an diesen wichtigen Zellschutzfaktoren zu wünschen übrig? Checken Sie Ihre persönlichen Risikofaktoren (Zutreffendes bitte ankreuzen).

Ernährung und Lebensstil (z. B. Alkohol, Bewegung, Sport)	**je 1 Punkt**
– Trinken Sie regelmäßig Alkohol (mehr als 1 Glas pro Tag)?	☐
– Machen Sie häufig Diäten?	☐
	je 2 Punkte
– Sind Sie häufig intensiver Sonnenstrahlung ausgesetzt (1 bis 2 Stunden pro Tag)?	☐
– Essen Sie weniger als 2-mal täglich frisches Obst oder Gemüse?	☐
– Essen Sie häufig Frittiertes (z. B. 2- bis 3-mal pro Woche Pommes frites)?	☐
– Trinken Sie täglich Fertigsäfte aus dem Supermarkt?	☐
– Gehen Sie regelmäßig (1- bis 2-mal pro Woche) ins Solarium?	☐
– Verwenden Sie zur Zubereitung von Gemüse keine Pflanzenöle (z. B. Olivenöl, Rapsöl)?	☐
– Sind Sie häufig mit dem Flugzeug unterwegs (mehr als 2 Stunden pro Woche)?	☐
– Sind Sie häufig Schadstoffen wie Autoabgasen oder Smog ausgesetzt?	☐
– Stehen Sie täglich auf dem Weg zur Arbeit im Stau?	☐
– Sind Sie Nichtraucher, aber häufig Zigarettenqualm ausgesetzt?	☐
Rauchen Sie? Wenn ja, wie viele Zigaretten?	**Punkte**
– 1 bis 10 Zigaretten pro Tag	☐ 3
– 10 bis 20 Zigaretten pro Tag	☐ 5
– mehr als 20 Zigaretten pro Tag	☐ 10
Hinweise auf unzureichende Versorgung mit Antioxidantien	**je 3 Punkte**
– Labor: erhöhte oxidative Belastung (z. B. Messung von Malondialdehyd, MDA, einem Marker für die oxidative Zerstörung von Fetten, gibt einen Hinweis auf erhöhte Belastung mit Radikalen)	☐
– vermehrt Altersflecken (z. B. an den Händen)	☐
– schuppige und trockene Haut	☐
– Linsentrübungen	☐
– Zahnfleischprobleme	☐
– zu hohe Blutfettwerte	☐
– Anfälligkeit für Erkältungen, grippale Infekte	☐
– zu hoher Blutdruck	☐
– häufige Müdigkeit, Abgespanntheit, Stressempfindlichkeit	☐
– Allergieneigung (z. B. Heuschnupfen)	☐
– Verdauungsprobleme	☐

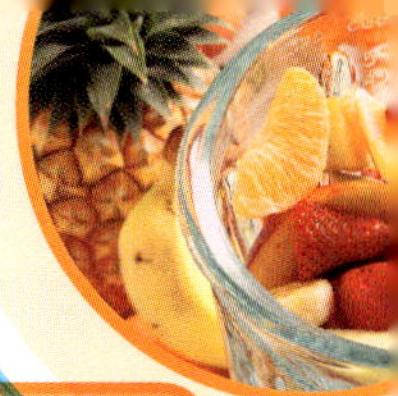

Vitalstoffcheck: Antioxidantien

Gehören Sie zu einer der folgenden Risikogruppen?	je 5 Punkte
– Altersheimbewohner	☐
– Raucher	☐
– Stressgeplagte	☐
– Personen mit erhöhtem Augeninnendruck	☐
– Flugpersonal	☐
– ältere Menschen (> 65 Jahre)	☐
– Sportler	☐
– Schwangere	☐

Sind Sie von einer der folgenden Erkrankungen mit erhöhtem Bedarf an Antioxidantien betroffen?	je 5 Punkte
– Alzheimer	☐
– Augenerkrankungen (Katarakt, Makuladegeneration)	☐
– Atemwegserkrankungen (z. B. Asthma)	☐
– Bluthochdruck	☐
– Diabetes mellitus	☐
– Fettstoffwechselstörungen	☐
– Krebs	☐
– AIDS, HIV-Infektion	☐
– Herz-Kreislauf-Erkrankungen (z. B. Arteriosklerose)	☐
– Allergien (z. B. Heuschnupfen)	☐
– Rheuma, Arthrose	☐
– Operationen, Verbrennungen	☐

Nehmen Sie regelmäßig eines der folgenden Medikamente, die den Bedarf an Antioxidantien erhöhen können?	je 5 Punkte
– Antibiotika	☐
– Hormone	☐
– Krebsmittel	☐
– Strahlentherapie	☐
– Schmerzmittel	☐
– Röntgenstrahlung	☐

Auswertung Ihres Antioxidantienchecks nach Punkteanzahl

A: Sie haben weniger als 15 Punkte?

Sie dürften ausreichend mit Antioxidantien versorgt sein. Es liegen bei Ihnen nahezu keine Anzeichen vor, die auf eine unzureichende Versorgung hinweisen oder einen erhöhten Bedarf durch Erkrankungen oder Arzneimitteleinnahme anzeigen.

B: Sie haben 15 bis 25 Punkte?

Bei Ihnen kann man nicht unbedingt davon ausgehen, dass Sie ausreichend mit Antioxidantien versorgt sind. Möglicherweise haben Sie einen erhöhten Bedarf, beispielsweise weil Sie rauchen oder unter Stress leiden. Sie sollten vor allem auf eine gesunde Ernährung achten, die viel frisches Obst und Gemüse sowie frisch gepresste Säfte (z. B. Gemüsesaft) berücksichtigt.

Wer reichlich rohes Obst und frisches, schonend zubereitetes Gemüse sowie Gemüseäfte konsumiert, leistet einen wertvollen Beitrag zur Versorgung mit schützenden Antioxidantien.

C: Sie haben mehr als 25 Punkte?

Bei Ihnen ist ein erhöhter Bedarf an Antioxidantien zu vermuten – gesteigerte Verluste durch Arzneimittel, Rauchen oder eine gestörte Resorption durch eine Erkrankung? Eine Bestimmung Ihrer oxidativen Belastung (z. B. 8-epi-Prostaglandin F2 im Urin) könnte sinnvoll sein. Sie sollten mit Ihrem Arzt darüber sprechen und regelmäßig eine Antioxidantien-Kombination ergänzen.

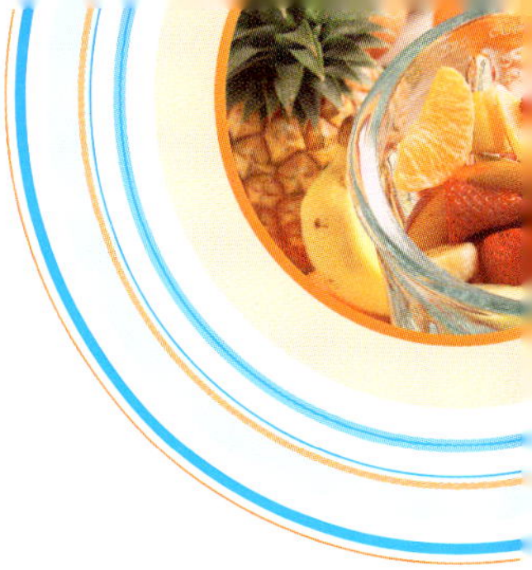

Essenzielle Fettsäuren – wichtige Vitalstoffe

Fett ist in unserer Nahrung der energieliefernde Nährstoff mit dem höchsten Brennwert. Daher sollten wir Fett nur in Maßen verzehren. Andererseits haben Fette aber auch eine große Bedeutung für unsere Gesundheit. Deshalb dürfen wir sie nicht gänzlich vom Speiseplan verdammen, sondern sollten vielmehr auf die richtige Auswahl an Fetten achten.

Die Qualität von Fett oder Öl hängt von seiner Zusammensetzung ab. Fette sind aus Fettsäuren aufgebaut, und diese Fettsäuren lassen sich aufgrund ihres chemischen Aufbaus in drei Gruppen unterteilen:

- gesättigte Fettsäuren (v. a. in festen Fetten wie Butter, Palmkern- und Kokosfett sowie in tierischem Speck)
- einfach ungesättigte Fettsäuren (z. B. Ölsäure, die reichlich in Oliven- und Rapsöl enthalten ist)
- mehrfach ungesättigte Fettsäuren (z. B. Omega-3-Fettsäuren; sie sind reichlich im Fett von Kaltwasser-Meeresfischen enthalten)

Zu den gesundheitsfördernden Fetten zählen jene mit einfach und mehrfach ungesättigten Fettsäuren. Besonders reich an diesen Fettsäuren sind Olivenöl und Rapsöl.

Jedes Fett, sei es Schweinefett, Rapsöl oder Fischöl, hat seine ganz charakteristische Zusammensetzung aus verschiedensten – gesättigten und ungesättigten – Fettsäuren.

Gesättigte Fettsäuren: Insbesondere tierische Lebensmittel wie fettes Fleisch und fette Wurstwaren, aber auch einige – vor allem feste – pflanzliche Fette sind reich an gesättigten Fettsäuren. Diese Fettsäuren steigern die Blutspiegel des schädlichen LDL-Cholesterins und erhöhen damit das Arterioskleroserisiko.

Einfach ungesättigte Fettsäuren: Indem Sie Fett mit vorwiegend gesättigten Fettsäuren (z. B. in der Butter) durch solche mit einem höheren Anteil an einfach ungesättigten Fettsäuren (z. B. Ölsäure im Olivenöl) ersetzen, helfen Sie nicht nur das Gesamtcholesterin im Blut zu senken. Diese optimierte Fettzusammensetzung kann auch dazu beitragen, das Verhältnis des schlechten LDL-Cholesterins zugunsten des guten HDL-Cholesterins zu verschieben. Die wichtigsten Lieferanten in unserer Ernährung für einfach ungesättigte Fettsäuren sind Oliven- und Rapsöl.

Mehrfach ungesättigte Fettsäuren: Die mehrfach ungesättigten Fettsäuren werden nach ihrem chemischen Aufbau in Omega-6- und Omega-3-Fettsäuren eingeteilt. Beide haben lebenswichtige, oft aber entgegengesetzte Funktionen in unserem Körper.

In unserem Körper sind ungesättigte Fettsäuren Vorläufer hormonähnlicher Reglersubstanzen, die an vielen lebenswichtigen Prozessen beteiligt sind. Dazu gehören u.a. das Immunsystem, die Regulation des Blutdrucks, die Entwicklung des Nervensystems, die Blutgerinnung sowie der Aufbau aller Zellmembranen, die über die Stoffwechselleistung der Körperzelle entscheiden.

Omega-6-Fettsäuren

Diese mehrfach ungesättigten Fettsäuren sind vor allem in pflanzlichen Ölen enthalten. Die wichtigsten Omega-6-Fettsäuren sind Linolsäure, Gamma-Linolensäure (GLA) und Arachidonsäure.

Linolsäure wirkt erhöhten Cholesterinwerten und damit Arteriosklerose entgegen. Sie kommt z. B. reichlich in Sojaöl, Maiskeimöl, Sonnenblumenöl und daraus hergestellter Pflanzenmargarine vor.

Aus Arachidonsäure werden im Körper hormonähnliche Entzündungsvermittler gebildet. Je mehr Arachidonsäure unser Körper mit der Nahrung aufnimmt, desto mehr dieser entzündungsfördernden Botenstoffe werden gebildet. Arachidonsäurereiche Nahrungsmittel, die ausschließlich fettreiche tierische Nahrungsmittel sind (insbesondere fettes Schweinefleisch, Schweineleber und daraus hergestellte Produkte), sollten daher bei entzündlichen Erkrankungen, z. B. Rheuma, Schuppenflechte, gemieden werden.

Aus Gamma-Linolensäure (GLA) werden im Körper hormonähnliche Stoffe gebildet, die entzündungshemmend wirken und die Membranen der Nervenzellen schützen. Gamma-Linolensäure wird deshalb zur Behandlung von Neurodermitis, diabetischen Nervenschädigungen, Menstruationsbeschwerden (bei Prämenstruellem Syndrom) und Migräne eingesetzt. Gamma-Linolensäure (GLA) wird dafür vor allem aus den Samen der Nachtkerze und des Borretsch gewonnen.

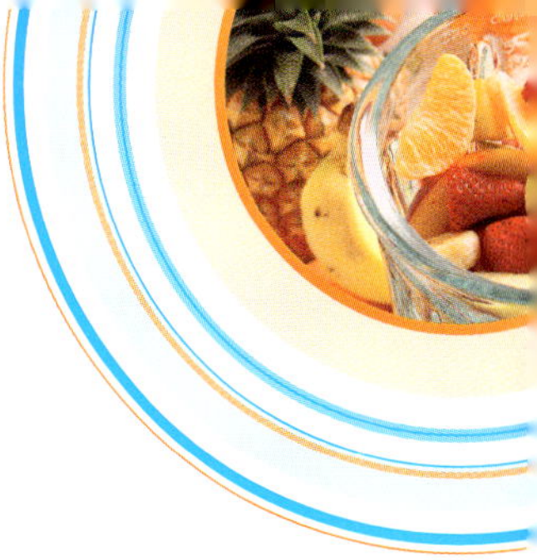

Omega-3-Fettsäuren

Zu den wichtigsten Omega-3-Fettsäuren gehören Alpha-Linolensäure, Eicosapentaensäure (EPA) und Docosahexaensäure (DHA). Alpha-Linolensäure findet sich in Farnen, Moosen und in einigen pflanzlichen Ölen wie Leinsamen- und Rapsöl.

Eicosapentaensäure (EPA) und Docosahexaensäure (DHA)

Unter gesundheitlichen Aspekten sind diese mehrfach ungesättigten Omega-3-Fettsäuren die absoluten Stars unter den Vitalstoffen. Sie sind in unserem Körper unentbehrliche Bausteine jeder Zellmembran und daher maßgeblich für unsere Gesundheit verantwortlich. Die Fettsäuren wirken entzündungshemmend, senken erhöhte Blutfette, schützen unsere Gefäße, können dazu beitragen, die Konzentrationsfähigkeit zu steigern, und beugen verschiedenen Zivilisationskrankheiten wie Herzinfarkt und Schlaganfall vor.
Da unser Körper die beiden essenziellen Fettsäuren nicht selbst herstellen kann, müssen wir sie regelmäßig mit der Nahrung zuführen.

Ernährungswissenschaftlern zufolge besteht in Europa derzeit ein erheblicher Mangel an Omega-3-Fettsäuren, u. a. weil der Fischkonsum seit dem Zweiten Weltkrieg kontinuierlich zurückgegangen ist.

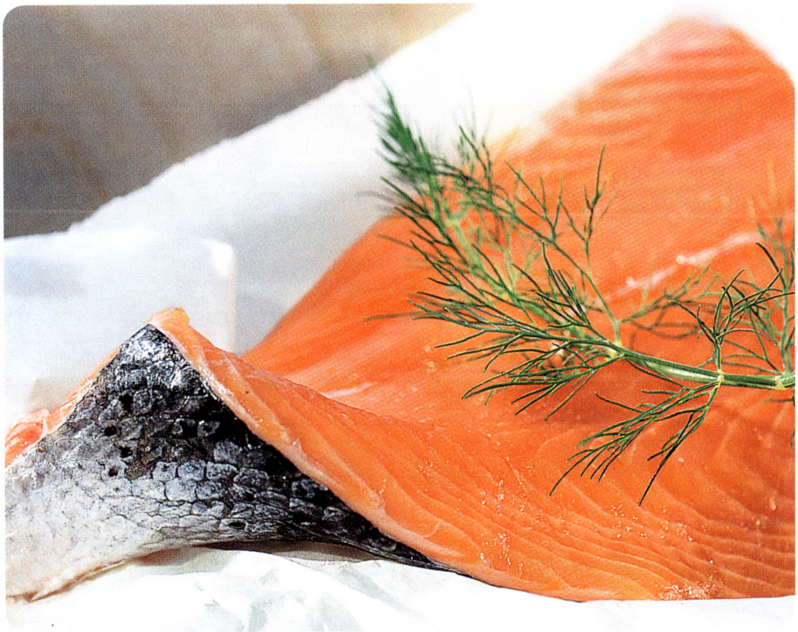

Lachs gehört zu den besonders wertvollen Lieferanten von Omega-3-Fettsäuren.

Warum bei den Eskimos Herzinfarkt nahezu unbekannt ist

Dänische Wissenschaftler stellten fest, dass Grönland-Eskimos deutlich bessere Blutfettwerte aufweisen als der Durchschnittseuropäer. Obwohl sich die Eskimos relativ fett- und cholesterinreich ernähren, haben sie statistisch gesehen eine Herzinfarktrate von nur 7 % im Vergleich zu Westeuropäern mit 50 %.
Die Ursache hierfür, so ist inzwischen wissenschaftlich erwiesen, liegt in der traditionellen Eskimoernährung, die einen relativ niedrigen Anteil an Omega-6-Fettsäuren, dafür aber einen sehr hohen Anteil an Omega-3-Fettsäuren (aus Robben-, Walfleisch und Fisch) aufweist. Das Verhältnis von Omega-6- zu Omega-3-Fettsäuren in der Nahrung der Eskimos liegt bei etwa 1:1, bei uns Europäern bei ungefähr 20:1 bis 50:1. Das ist auch der Grund, warum neben Herz-Kreislauf-Erkrankungen vor allem auch entzündliche Erkrankungen (z. B. Asthma, Rheuma, Schuppenflechte) bei den Eskimos im Vergleich zu Bevölkerungsgruppen westlicher Industrienationen viel seltener auftreten.
Der übermäßige Konsum von Nahrungsmitteln, die reich an Omega-6-Fettsäuren sind, und der im Vergleich geringe Anteil an Omega-3-Fettsäuren in unserer mitteleuropäischen Nahrung wird mitverantwortlich gemacht für die Entwicklung zahlreicher Zivilisationskrankheiten wie Allergien, Asthma, Herzinfarkt, Bluthochdruck, Schlaganfall, Rheuma und Krebsarten wie Brust- und Dickdarmkrebs.

Wollen Sie Ihre Konzentrationsfähigkeit steigern, Entzündungen abwehren und Zivilisationskrankheiten wie Herzinfarkt und Schlaganfall auf sanfte Weise vorbeugen, dann sollten Sie täglich Ihre Extraportion Omega-3-Fettsäuren (500 mg/Tag), etwa in Form einer Lachsölkapsel aus der Apotheke, einnehmen!

In größeren Mengen kommen EPA und DHA nur in fettreichem Seefisch aus Kaltwasserzonen vor, dazu gehören Hering, Lachs und Makrele. Ein hoher Gehalt an Omega-3-Fettsäuren in ihrer Nahrung (Algen, Plankton und winzige Krebstiere) sichert diesen Fischen im kalten Wasser der Polarmeere das Überleben.
Aufgrund ihrer entzündungshemmenden und herzschützenden Eigenschaften werden die Omega-3-Fettsäuren insbesondere in der Vorbeugung und Behandlung von Herz-Kreislauf-Erkrankungen (z. B. bei erhöhten Blutfettwerten) sowie bei entzündlichen Krankheiten

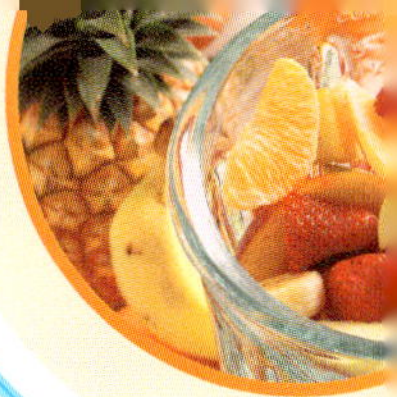

wie Rheuma, Schuppenflechte, multiple Sklerose, Morbus Crohn und Allergien eingesetzt.

Die Entdeckung der Omega-3-Fettsäuren

Wie wichtig Omega-3-Fettsäuren für den Menschen sind, hat erstmals bereits im Jahr 1944 der britische Biochemiker Dr. Hugh Sinclair auf einer Forschungsreise nach Alaska entdeckt. Der Wissenschaftler wunderte sich über die auffallend niedrige Herzinfarktrate und die guten Blutgerinnungswerte bei den Eskimos. Dr. Sinclair vermutete sofort einen Zusammenhang mit der fischreichen Ernährungsweise der Bevölkerung. Man hat ihn deswegen anfangs nicht ernst genommen. Die Kritik verstummte aber sofort, als Dr. Sinclair nachweisen konnte, dass sich in fetten Kaltwasserfischen wie Makrele, Thunfisch, Lachs und Hering in sehr hoher Konzentration Omega-3-Fettsäuren befinden.

Erst im Jahr 1980 jedoch bestätigten die dänischen Wissenschaftler Dr. Bang und Dr. Dyerberg die ersten Beobachtungen Dr. Sinclairs, als sie einige Zeit mit Grönland-Eskimos zusammenlebten (siehe der Kasten links). Damit wurden Omega-3-Fettsäuren mit einem Schlag zum »Lebenselixier aus dem Meer«.

Wer es nicht schafft, zwei- bis dreimal die Woche Meeresfisch zu essen, der kann im Interesse von Herz und Kreislauf, aber auch zum Schutz gegen rheumatische Erkrankungen Omega-3-Fettsäuren als Nahrungsergänzung zuführen.

Empfehlungen für die Ergänzung von Omega-3-Fettsäuren

Um ihre volle Wirksamkeit im Körper entfalten zu können, müssen Omega-3-Fettsäuren dem Körper regelmäßig (täglich) und in ausreichender Menge – am besten 500 Milligramm pro Tag in Form von Kapseln – zugeführt werden.

Fischölpräparate enthalten in der Regel etwa 30 % Omega-3-Fettsäuren, sodass eine Einnahme von 1000 Milligramm Fischöl etwa 300 Milligramm Omega-3-Fettsäuren entspricht!

Wenn Sie Omega-3-Fettsäuren einnehmen, ergänzen Sie bitte immer auch eine Kombination von Antioxidantien, damit die Fettsäuren im Körper nicht oxidieren und ranzig werden!

Vitalstoffe im Alltag

Es gibt Personengruppen, für die eine gezielte zusätzliche Versorgung mit Vitalstoffen über die alltägliche Nahrung hinaus von besonderer Bedeutung ist: Dazu zählen Freizeitsportler, von Stress geplagte Menschen, Frauen, Kinder und all jene, die möglichst lange jung bleiben wollen.

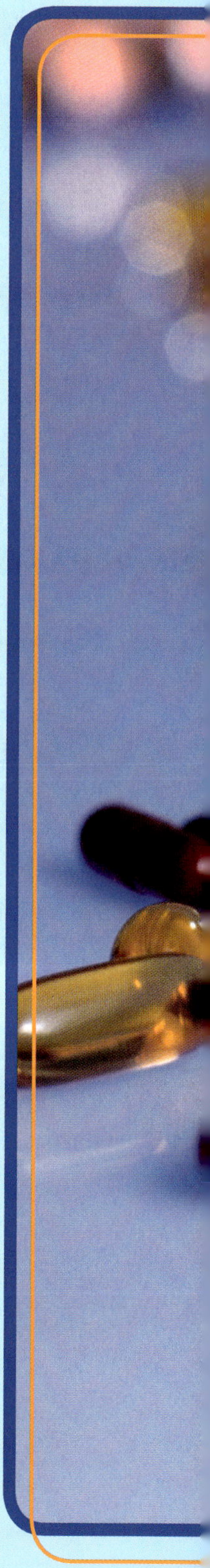

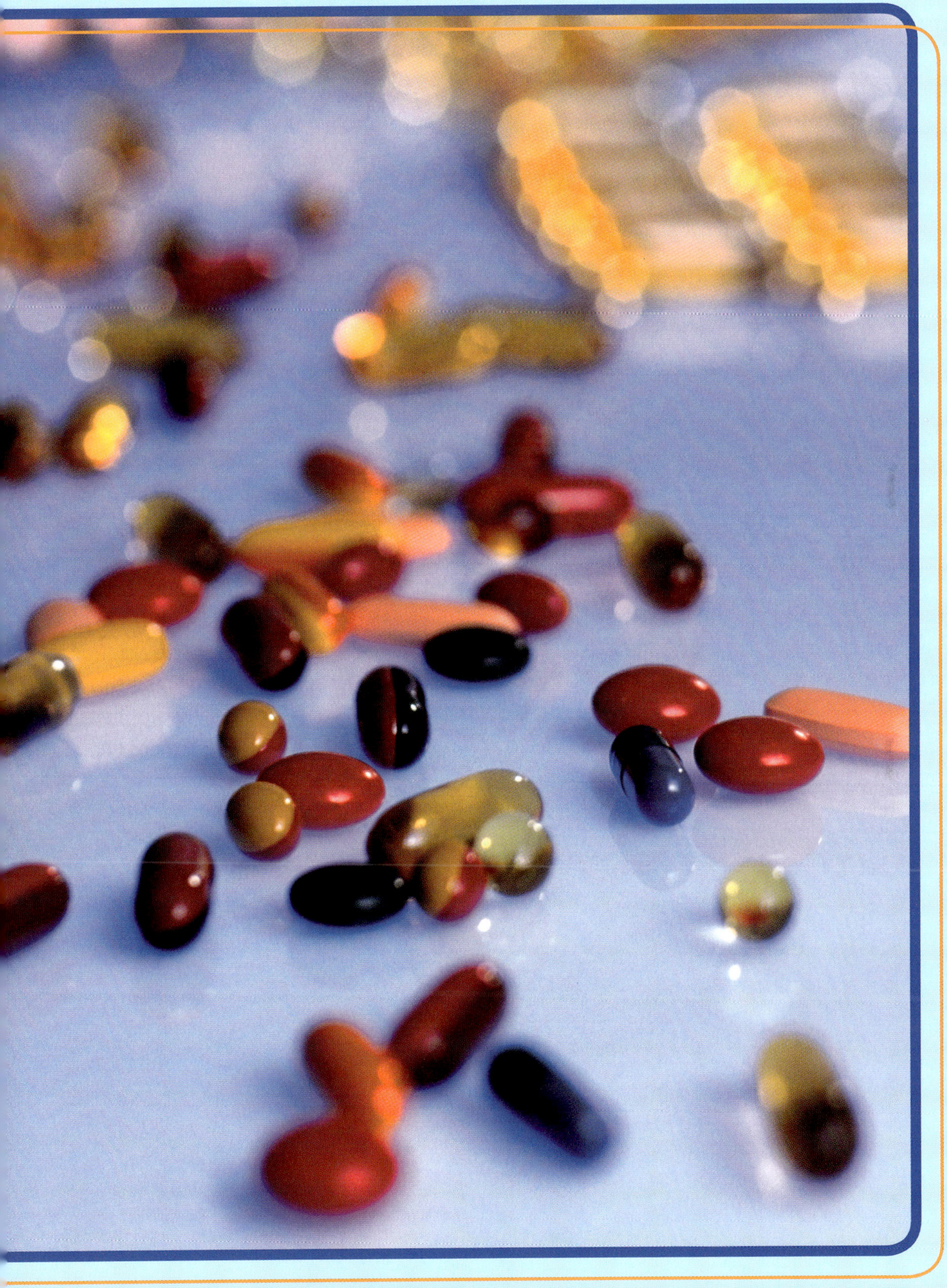

Sport hält gesund – aber nur mit Vitalstoffen

Regelmäßige körperliche Aktivität hilft, Alltagsstress und überschüssige Pfunde abzubauen. Bewegung ist in unserer bequemen Welt mit den »sitzenden« Berufen eine der wichtigsten Voraussetzungen für ein gesundes Leben.

Dass sich diese Erkenntnis in weiten Kreisen der Bevölkerung immer mehr durchsetzt, zeigen die steigenden Mitgliederzahlen der Fitnessstudios genauso wie überfüllte Radwege am Wochenende. Vor allem Trendsportarten wie Inlineskaten oder Nordic Walking sind quer durch alle Altersgruppen auf dem Vormarsch.

Jede körperliche Aktivität, ob Breiten- oder Leistungssport, bedingt nämlich nicht nur einen erhöhten Bedarf an energieliefernden Nährstoffen wie etwa Kohlenhydraten, sondern auch an Mineralstoffen, Spurenelementen und Vitaminen. Gerade Hobby- und Freizeitsportler stellen selten ihre Ernährung auf den erhöhten Vitalstoffbedarf ein. Auch wer in erster Linie Sport treibt, um abzunehmen, ist häufig mit Vitalstoffen unterversorgt.

Die Folgen können Infektanfälligkeit, Muskelkrämpfe, erhöhtes Verletzungsrisiko oder chronische Müdigkeit sein, und oft bleiben die erhofften sportlichen Fortschritte und Leistungen aus Mangel an Vitalstoffen aus. Nur wer seinen Körper optimal mit Vitalstoffen versorgt, wird eine hohe Leistungsfähigkeit und körperliche Fitness erzielen.

Was bedeutet Nährstoffdichte?

Lebensmittel mit hoher Nährstoffdichte sind solche, die pro Kalorie möglichst viele Vitamine, Mineralstoffe und Spurenelemente enthalten. Das ist in den allermeisten Fällen gleichbedeutend mit einer möglichst großen Naturbelassenheit des Lebensmittels – sei es ein Naturjoghurt, ein Weizenvollkornbrötchen oder ein Frischkostsalat mit kaltgepresstem Öl.

Gesunde Ernährung für Sportler

Grundsätzlich sollte sich jeder, der Sport treibt, kohlenhydrat- und eiweißreich, aber fettarm ernähren. D.h., die tägliche Energiezufuhr sollte sich ungefähr wie folgt zusammensetzen: aus etwa 60 % Kohlenhydraten, etwa 15 % Eiweiß und nicht mehr als 25 % Fett. Am besten, Sie essen möglichst oft vollwertige Lebensmittel mit hoher

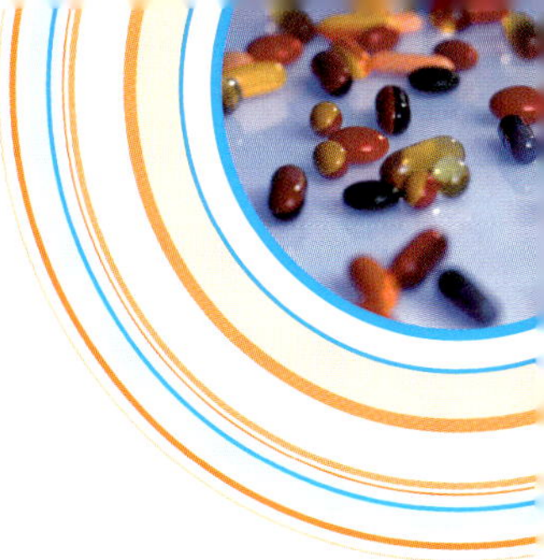

Nährstoffdichte wie Vollkornprodukte, Kartoffeln, mageres Fleisch, Fisch und Magermilchprodukte. Ideal sind auch die berühmten fünf Portionen frisches Obst und Gemüse am Tag.

Kohlenhydrate sind für den Sportler vor allem in Belastungsphasen mit hohem Energieumsatz wie etwa beim Ausdauertraining oder im Wettkampf wichtig. Allerdings können Kohlenhydrate im Körper nur begrenzt gespeichert werden – die Glykogenspeicher in der Muskulatur müssen immer wieder neu aufgefüllt werden. Wer vor und nach dem Training eine große Portion Nudeln isst, sorgt da bereits ein bisschen vor. Echte Leistungssportler erhöhen ihre Kohlenhydratzufuhr dagegen bereits einige Tage vor einem Wettkampf, um ihre Leistungen zu optimieren.

Ausreichend Eiweiß braucht unser Körper für den Aufbau und Erhalt der Muskulatur. Wer Sport treibt, braucht mehr. Wie viel mehr, das hängt vom Körpergewicht und von der Sportart ab. Man rechnet etwa ein bis zwei Gramm mehr Eiweiß pro Kilogramm Körpergewicht. Besonders hochwertig, also besonders gut für den Körper zu verwerten, ist tierisches Eiweiß von Seefisch, magerem Fleisch oder Eiern. Sehr gut ist außerdem die Kombination verschiedener pflanzlicher Nahrungseiweiße, wie beispielsweise des Eiweißes in Kartoffeln mit dem in Eiern.

Bei den Fetten, die Sie zur Zubereitung der Speisen benötigen, bevorzugen Sie idealerweise pflanzliche Fette wie natives Olivenöl, Raps- oder Sonnenblumenöl mit einem hohen Anteil an einfach und mehrfach ungesättigten Fettsäuren.

Besser acht kleine als drei große Mahlzeiten heißt die Devise nicht nur für Sportler. Doch gerade, wer Sport treibt, sollte sich nicht mit üppigen Mahlzeiten belasten, sondern seinem Körper über den Tag verteilt immer wieder kleinere Portionen Energie zukommen lassen, die schneller und leichter zu verdauen sind.
Bei diesen Mahlzeiten muss der Sportler aber darauf achten, dass er nicht zu viel Fett aufnimmt. Denn Fett macht träge und müde.

Sportliche Aktivität allein genügt nicht, mit dazu gehört auch die richtige Ernährung. Jeder, der Sport treibt, sollte wissen, welche Anforderungen seine erhöhte körperliche Belastung an die Ernährung und die Versorgung mit Vitalstoffen stellt.

Ausreichend trinken hält leistungsfähig

Wer sich bewegt, der schwitzt, der eine mehr, der andere weniger, das hängt natürlich auch von der Intensität der sportlichen Belastung und der Temperatur der Umgebung ab. Schwitzen bei körperlicher Aktivität schützt vor lebensgefährlicher Überhitzung. Je nach eigener Fitness und Trainingszustand kann man da schon zwischen ein und vier Litern Flüssigkeit verlieren.

Was aber auf der einen Seite den Körper schützt, kann andererseits auch schaden, denn kein Nährstoffverlust wirkt sich so schnell leistungsmindernd aus wie Wassermangel: Dann können schon nach kurzer Zeit unsere Muskelzellen nicht mehr ausreichend mit Sauerstoff und Nährstoffen versorgt werden. Schwindel, Muskelkrämpfe und Durchblutungsstörungen sind die Folge. Deshalb gilt für jede körperliche Betätigung, für alle sportlich Aktiven: trinken, trinken, trinken – und zwar nicht nur vor und nach dem Sport, sondern auch zwischendurch.

Wer vor dem Sport und beim Sport zu wenig Wasser trinkt, der wird keine zufrieden stellenden Leistungen erbringen können.

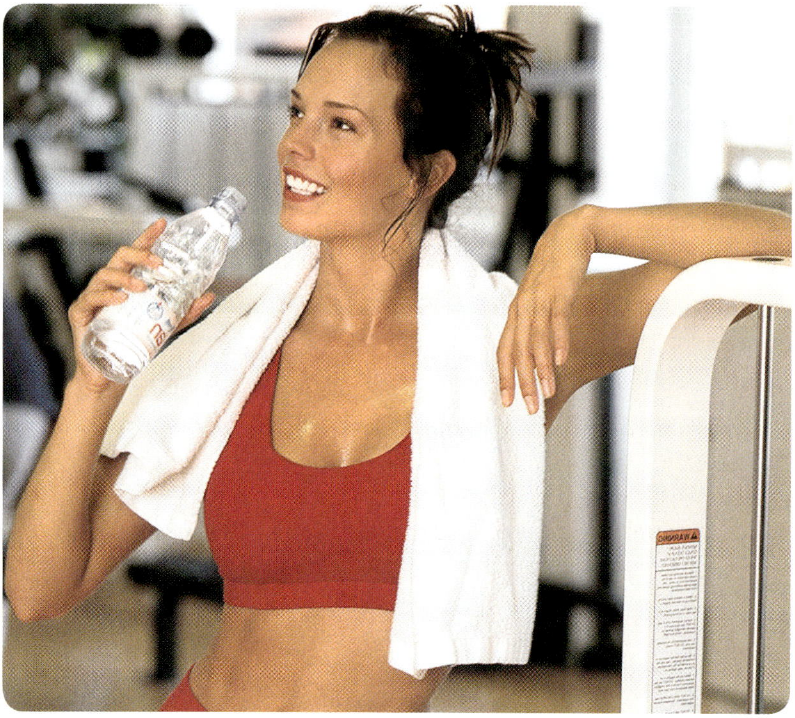

Besonders wichtig beim Sport: Rechtzeitig trinken und die Kohlenhydratspeicher wieder auffüllen, genügend Vitalstoffe zu sich nehmen.

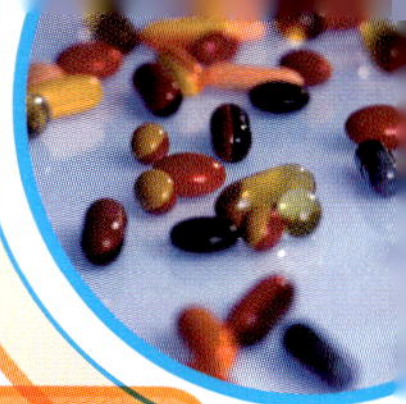

Aus der Forschung: Vitalstoffe im Profifußball

Sportler, die Höchstleistungen erbringen müssen, reagieren besonders empfindlich auf Vitalstoffdefizite. Das zeigen Untersuchungen zum Vitalstoffstatus von Fußballprofis in der Bundesliga.
Um den richtigen Bedarf an Vitalstoffen von Fußballspielern unter Trainings- und Punktspielbedingungen zu ermitteln und gesundheitlichen Schäden vorzubeugen, wurde bei 19 Fußballspielern einer Bundesligamannschaft der individuelle Vitalstoffstatus labordiagnostisch erfasst.
Die ersten Untersuchungen vor Saisonbeginn zeigten eine Unterversorgung vor allem an
- → den Vitaminen A, E, B_1, B_{12} und Niacin
- → den Mineralstoffen Natrium, Kalzium und Magnesium
- → den Spurenelementen Kupfer, Selen und Zink.

Daraufhin ergänzte jeder Fußballspieler gemäß der individuell ermittelten Unterversorgung die entsprechenden Vitalstoffe in speziell auf ihn zugeschnittener Menge.
Es folge eine erste Kontrolluntersuchung nach drei Monaten, bei der immer noch ein Großteil der Spieler unterversorgt war (siehe Tabelle). Dies zeigt den deutlichen Mehrbedarf an Vitalstoffen unter einer starken körperlichen und psychischen Belastung an.

ausgewählte Vitalstoffe	**Anzahl der Spieler mit Unterversorgung** vor Vitalstoffergänzung	3 Monate danach	6 Monate danach
Vitamin A	13	2	1
Vitamin E	17	2	1
Vitamin B_1	17	16	3
Niacin	13	9	1
Vitamin B_{12}	14	16	4
Natrium	14	7	2
Kalzium	13	10	6
Magnesium	9	3	–
Kupfer	11	12	4
Selen (Vollblut)	14	3	–

Im Vergleich zu den Bundesligasaisons aus den Jahren davor traten in der aktuellen Saison unter der individuellen Ergänzung von Vitaminen, Mineralstoffen und Spurenelementen signifikant weniger Verletzungen und Erkrankungen auf:
- → 85 % weniger Oberschenkelhalszerrungen
- → 75 % weniger grippale Infekte und
- → 50 % weniger Bänderrisse (z. B. des Kreuzbands)

Außerdem waren die Regenerationsphasen der Spieler auffällig kurz und die mentale Verfassung in der Mannschaft stabil und ausgeglichen.

Kein Alkohol beim Sport

Jedes alkoholische Getränk, auch das beliebte kalte Bierchen, wirkt bei sportlichen Aktivitäten kontraproduktiv. Denn Alkohol verzögert das Auffüllen der Glykogenspeicher um bis zu 72 Stunden. Außerdem kann den Körperzellen mit alkoholischen Getränken kein Wasser zugeführt werden, im Gegenteil, sie fördern sogar die Wasserausscheidung. Dadurch verliert der Körper zusätzlich Flüssigkeit und damit viel wichtiges Magnesium und Vitamin B_1. Eine ähnlich negative Wirkung haben übrigens auch Kaffee und schwarzer Tee.

Vor allem Mineralien und Elektrolyte werden je nach Art, Dauer und Intensität der körperlichen Belastung vermehrt vor allem über den Schweiß ausgeschieden: Pro Liter Schweiß verliert der Körper um die 1000 Milligramm Natrium und auch größere Mengen an Kalium, Kalzium, Magnesium, Zink, Eisen und Kupfer, ferner wasserlösliche Vitamine (z. B. Vitamin B_1) und einige Aminosäuren.

Stillen Sie Ihren Durst mit Mineralwasser, zuckerfreier Schorle oder speziellen kohlenhydrathaltigen Sportler-Elektrolytgetränken. Bei einer Ausdauerbelastung von mehr als einer Stunde können Sie ruhig alle 15 Minuten 100 bis 200 Milliliter Flüssigkeit nachtrinken. Vor allen Dingen bei Ausdauersportarten wie Radfahren oder Laufen gehen mit dem Schweiß zusätzlich auch jede Menge Elektrolyten verloren, beispielsweise Natrium, das für die Muskelkontraktion und die Regulation des Wasserhaushalts unbedingt notwendig ist. Empfehlenswert ist hier eine Natriumzufuhr in Form von 1 bis 1,5 Gramm Natriumchlorid, also Kochsalz (NaCl), pro Liter Sportgetränk.

Ohne Vitalstoffe läuft nichts!

Körperliche Aktivität steigert nicht nur den Verbrauch an Energie (wie eben Kohlenhydraten), sondern auch an den unentbehrlichen Vitalstoffen: Vitaminen, Mineralstoffen und Spurenelementen.

Vitalstoffe sind an wichtigen Prozessen wie der Energiegewinnung aus der Nahrung, dem Muskelaufbau oder der Speicherung von Kohlenhydraten in Form von Muskelglykogen beteiligt. Darüber hinaus steuern sie die Herzmuskelfunktion, die Muskelkontraktion, die Nervenreizleitung und das Säure-Basen-Gleichgewicht. Gerade bei sportlichen Aktivitäten verbraucht der Körper nicht nur mehr Ener-

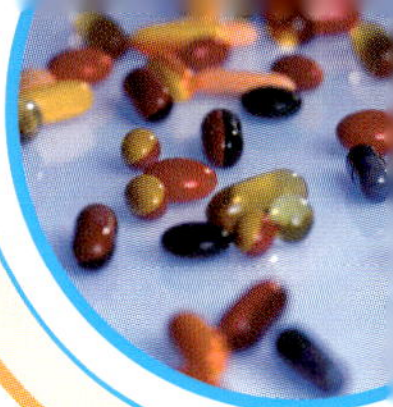

gie, sondern auch mehr der an allen Stoffwechselabläufen beteiligten Vitalstoffen als sonst. Das kann schnell zu einer Unterversorgung an Vitalstoffen führen. Weitere Faktoren für einen erhöhten Mineralstoffbedarf bei Sportlern sind in der folgenden Tabelle aufgeführt.

Gründe für einen Mehrbedarf an Vitalstoffen

Grund	fehlender Vitalstoff	mögliche Folgen
unzureichende Zufuhr	alle Vitalstoffe	Infektanfälligkeit, lange Regenerationszeiten, erhöhtes Verletzungsrisiko, Krämpfe, Muskel- und Leistungsschwäche
Verzicht auf Milchprodukte	Kalzium	Muskelkrämpfe, Übererregbarkeit, Knochenabbau, Herzrhythmusstörungen
Vegetarier	Eisen, Vitamin B_{12}, Vitamin A, Zink, Kupfer	Anämie, Homocysteinämie, Infektanfälligkeit
wenig grünes Gemüse in der Ernährung	Folsäure	Homocysteinämie
Reduktionskost	alle Vitalstoffe	Infektanfälligkeit, lange Regenerationszeiten
Schwitzen	Natrium	Muskelschwäche, Schwindel, Durst, erhöhte Krampfneigung
	Kalium	Muskelschwäche, schlechte Ausdauer, lange Regenerationszeiten
	Magnesium	Wadenkrämpfe, Müdigkeit, Muskelschwäche, Muskelzuckungen an Augen und Mundwinkeln, nervöses Zittern, Herzrhythmusstörungen
	Zink	Infektanfälligkeit, gestörte Wundheilung
oxidativer Stress	Antioxidantien (z. B. Vitamin A, C, E, Selen, Kupfer)	entzündliche Prozesse, Gewebe- und oxidative Muskelschäden
Blutungen im Magen-Darm-Trakt	Eisen	Anämie, Müdigkeit, schlechte Ausdauer, Infektanfälligkeit
Ausscheidung mit dem Urin	Chrom, Kupfer, Zink, B-Vitamine	Störungen im Kohlenhydrat-, Protein- und Fettstoffwechsel
Zerstörung roter Blutkörperchen unter der Fußsohle (Laufen)	Eisen	Anämie (Blutarmut), Müdigkeit, oxidativer Stress

Sauerstoff und Antioxidantien

Beim Sport bekommt Sauerstoff für uns eine besondere Bedeutung. Er ist eine wichtige Voraussetzung, dass Energie überhaupt erzeugt werden kann, anfallende Abfallprodukte neutralisiert werden können. Nur mit seiner Hilfe können wir die notwendige Energie bei körperlicher Anstrengung aufbringen bzw. die durch die Muskelarbeit gebildeten Zwischenprodukte wieder abbauen. Je intensiver die sportliche Aktivität, desto höher der Sauerstoffbedarf, desto höher aber auch die durch den Sauerstoff in unserem Körper bedingte Bildung freier Radikale. Freie Radikale sind aggressive Moleküle, die Muskelzellen schädigen können, Entzündungen auslösen, das Immunsystem schwächen und die Regeneration nach sportlicher Belastung verlangsamen.

Ist das körpereigene Schutzsystem gegen die bei Sauerstoffumsatz gebildeten freien Radikale überlastet, spricht man von oxidativem Stress. Eine solche Überlastung kann durch verschiedene äußere Faktoren begünstigt werden:

- Rauchen und Alkohol
- übermäßige UV-Belastung
- Medikamente
- Umweltschadstoffe
- starke körperliche und seelische Belastung
- Radio- und Chemotherapie

Besonders Fußballer, Handballer und Schwerkraftsportler, die häufig in den anaeroben Bereich gehen, sollten ihren Schutz vor freien Radikalen mit Vitamin C, Vitamin E, Selen, Kupfer und Zink stärken. Denn vor allem Selen wirkt als antioxidativer Zellschutz. Wer gut mit Antioxidantien wie Vitamin C, Vitamin E und Selen versorgt ist, stellt sicher, dass sein Körper auch bei sportlicher Mehrbelastung optimal gegen oxidative Zellschäden gerüstet ist!

Enzyme, Mineralstoffe, Spurenelemente

Eine unzureichende Versorgung mit Mineralstoffen und Spurenelementen äußert sich beim sportlich Aktiven in einer geringeren Leistungsfähigkeit, einer länger dauernden Regenerationsphase sowie in erhöhter Infektanfälligkeit. Sportler verlieren durch den hohen Energieumsatz, die vermehrte Schweißsekretion und die ebenfalls erhöhte Ausscheidung über die Nieren erhebliche Mengen an Mineralstoffen und Spurenelementen. Nach intensivem Training oder nach Wettkämpfen kann es auch noch Tage später zu einer vermehrten Ausscheidung kommen.

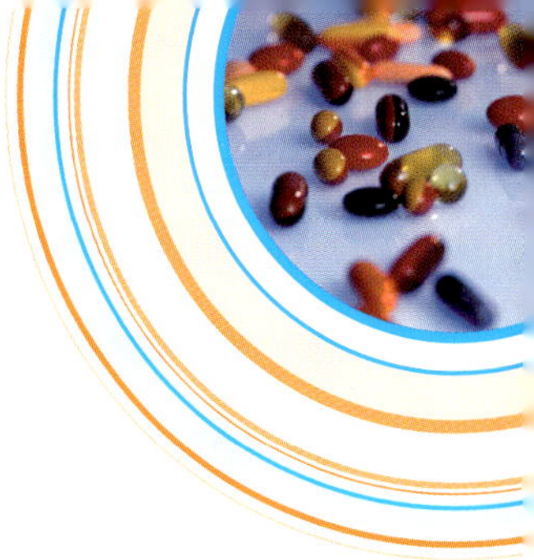

Ganz wichtig: Elektrolyte!

Damit der Muskel richtig und ausdauernd funktionieren kann, sind Elektrolyte besonders wichtig. Vor allem Natrium, Kalium und Chlorid sind von elementarer Bedeutung für die Muskelarbeit, die Wärmeregulation und den Flüssigkeitshaushalt. Bei schweißtreibender sportlicher Belastung sollten Sie daher auf eine leistungsgerechte Elektrolytversorgung achten. Es wird nämlich häufig übersehen, dass nicht nur ein Magnesium-, sondern auch ein Natriummangel der Grund für Muskelkrämpfe sein kann.

Ein Kaliummangel äußert sich dagegen durch Schwächegefühl und schlechte Ausdauerleistung. Es wird zusammen mit Glykogen in die Muskulatur eingelagert und deshalb vor allem in der Regenerationsphase zur Glykogenspeicherung benötigt. Der Kaliumanteil in Sportgetränken sollte bei etwa 150 bis 300 Milligramm pro Liter Getränk liegen. Auch Apfelsaftschorle ist relativ kaliumreich.

Magnesium und Kalium in Form eines Depot-Präparates zuzuführen, macht insbesondere für Sportler Sinn. Mit dieser Darreichungsform erzielt man eine relativ langfristige Wirkung. Dennoch sollte diese Vitalstoffkombination von z. B. 250 Milligramm Kalium und 50 Milligramm Magnesium – entsprechend dem natürlichen Mengenverhältnis in den Körperzellen – mehrmals täglich eingenommen werden.

Magnesium – das Hochleistungsmineral

Die Energieversorgung jeder Körperzelle ist magnesiumabhängig. Mit seiner Beteiligung wird die lebensnotwendige Energie für die Arbeit all unserer Nerven- und Muskelzellen produziert. Fehlt Magnesium, fehlt Energie. Daher sind vorzeitige Ermüdung, schmerzhafte Muskel- und Wadenkrämpfe, langsame Regeneration, Muskelzucken am Auge oder an den Mundwinkeln typische Symptome eines Magnesiummangels.

Denken Sie vor allem bei Ausdauersportarten wie Laufen, Schwimmen, Rudern, Radfahren oder Triathlon an Magnesium. Ohne Magnesium ist eine gute Ausdauerleistung und Fitness überhaupt nicht möglich. Gute Lieferanten für dieses Mineral sind magnesiumreiche Mineralwässer mit einem Gehalt von mindestens 100 Milligramm Magnesium pro Liter!

Kalzium – für Knochenaufbau und Muskelarbeit

Kalzium ist für den Knochenaufbau, aber auch für die Erregbarkeit unserer Nerven und Muskeln unerlässlich. Ein Mangel äußert sich daher – wie bei Magnesium – vor allem durch schmerzhafte Muskelkrämpfe (z. B. nächtliche Wadenkrämpfe). Eine unzureichende

Kalziumversorgung macht langfristig die Knochen spröde und steigert das Osteoporoserisiko! Beugen Sie deshalb einem Kalziummangel vor, indem Sie regelmäßig Milchprodukte wie Milch und Käse zu sich nehmen. Diese Nahrungsmittel sind hierzulande unsere wichtigsten Kalziumlieferanten.

Sportler haben einen erhöhten Bedarf an Kalzium und Magnesium. Diese Mineralien können, obwohl sie im Darm um die Aufnahme konkurrieren, in einem Präparat eingenommen werden. Die von Ernährungswissenschaftlern der taxofit-Vitalstoffakademie entwickelte Chrono-Depot-Technologie macht dies möglich: mit Magnesium als Sofort- und Kalzium plus seinen Resorptionshelfer Vitamin D_3 als Depot-Phase.

Zink – für Immunsystem und Eiweißstoffwechsel

Die Aktivität vieler Enzyme des Energiestoffwechsels ist von der Zinkversorgung abhängig. Der Eiweißaufbau für starke Muskeln und ein schlagkräftiges Immunsystem brauchen Zink. Doch das Spurenelement geht beim Sportler in relativ großen Mengen über den Schweiß (1 Milligramm pro Liter) und auch über den Urin verloren. Langfristig kann das zur Zinkverarmung und damit zu einer erhöhten Infektanfälligkeit führen. Auch Leistungseinbußen, Wachstumsstörungen und eine verzögerte Wundheilung treten bei Zinkmangel auf. Um Zinkverlusten vorzubeugen, sollten Sportler daher täglich ein Zinkpräparat (z. B. Zink plus Histidin) zu sich nehmen und auf eine zinkhaltige Ernährung mit Linsen, Meeresfisch und Haferflocken achten.

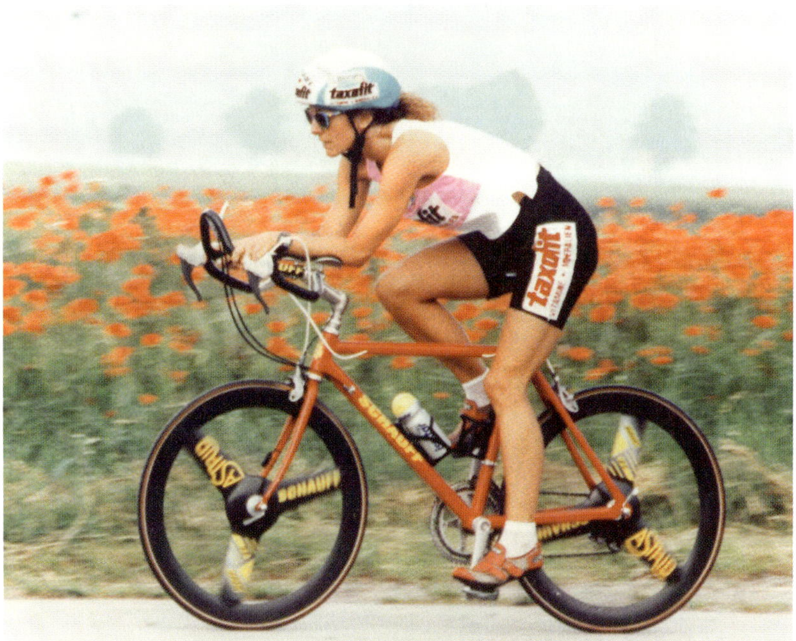

Die deutsche Ultratriathletin und vielfache Weltmeisterin Astrid Benöhr.

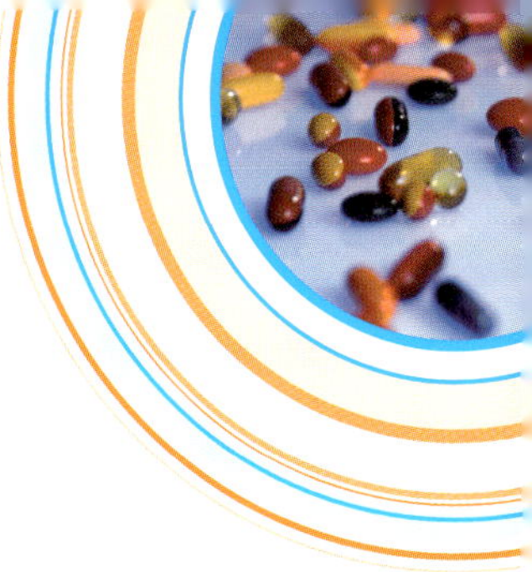

Eisen – Sauerstoff für die Zellen

Eisen ist für die Sauerstoffversorgung und die Energieproduktion in der Muskelzelle unerlässlich. Ohne Sauerstoff können unsere Muskelzellen keine Energie produzieren.
Sauerstoff wird für den Transport aus der Lunge in die Körperzellen im Blut an den eisenhaltigen Blutfarbstoff Hämoglobin gebunden.
Wer Sport treibt, hat einen erhöhten Eisenbedarf. Insbesondere Sportlerinnen und Sport treibende Vegetarier haben häufig einen unbemerkten Eisenmangel – wegen der Eisenverluste durch die Monatsblutung bzw. durch einen unzureichenden Verzehr von eisenhaltigen Nahrungsmitteln.
Grundsätzlich führt Eisenmangel zu Blutarmut (Anämie) und wiederum infolgedessen zu chronischer Müdigkeit, schlechter Ausdauerleistung und erhöhter Infektanfälligkeit. Lassen Sie deshalb, vor allem, wenn Sie viel Sport treiben, in regelmäßigen Abständen Ihren Eisenwert bei Ihrem Hausarzt kontrollieren.

Vitamine und Vitaminoide

Wer Sport treibt, braucht mehr Vitamine, vor allem die für die Energiegewinnung aus Kohlenhydraten so wichtigen B-Vitamine. Eine Unterversorgung mit Vitaminen äußert sich beim Sportler rasch durch unspezifische Symptome wie leichter Ermüdbarkeit, Leistungseinbußen, verlängerte Regenerationszeiten oder Infektanfälligkeit.

Das Vitaminoid L-Carnitin beschleunigt bei Sportlern die Regeneration nach einer Belastung und steigert die körperliche Leistungsfähigkeit.

Mehrbedarf besteht häufig bei den Vitaminen B_1, B_6, Folsäure, Vitamin D und E. Kraftsportler sind oft nur unzureichend mit Vitamin B_6 (Mehrbedarf durch höhere Proteinzufuhr) und Ausdauersportler mit Vitamin B_1 (Verlust über den Schweiß) versorgt. Aufgrund der hohen Sauerstoffbelastung ist auch der Bedarf an den antioxidativ wirkenden Vitaminen A, C und E erhöht.

Auch die Vitaminoide L-Carnitin und Coenzym Q_{10} sind für den Sportler wichtige Vitalstoffe. L-Carnitin ist ein Wirkstoff, der den antioxidativen Zellschutz unterstützt. Da L-Carnitin nur in tierischen Lebensmitteln vorkommt (siehe auch Seite 40), haben vor allem Vegetarier möglicherweise einen Mangel an diesem Vitalstoff. Generell unterstützt L-Carnitin den Abbau von Körperfett und fördert langfristig den Muskelaufbau. Die Muskeln werden belastbarer und Muskelschmerzen verringert. Auch der Entwicklung von Muskelkater wirkt L-Carnitin entgegen.

Das fettlösliche Coenzym Q_{10} gehört ebenfalls zu den wichtigen Antioxidantien. Es spielt eine überragende Rolle bei der sauerstoffabhängigen Energieproduktion in unseren Muskelzellen. Je mehr Coenzym Q_{10} der Körper zur Verfügung hat, desto ausdauernder ist sein Leistungsvermögen. Die Ausdauerleistung wird durch Coenyzm Q_{10} gesteigert, die Regenerationsphase verkürzt und das Immunsystem gestärkt.

Aminosäuren sollten vor und nach dem Training zusammen mit schnell verfügbaren Kohlenhydraten (z. B. aus Obst, zuckerhaltigen Lebensmitteln und Getränken) eingenommen werden. Die dadurch erhöhte Insulinausschüttung fördert den Aminosäuretransport in die Muskulatur!

Aminosäuren

Aminosäuren, die Bausteine von Eiweißen aller Art, sind für den Sportler als Bausteine für Muskeleiweiß und als energieliefernde Nährstoffe von Bedeutung. Kraft- und Ausdauersportler haben einen erhöhten Eiweißbedarf. Bei lang andauernden Belastungen greift der Körper eines Ausdauersportlers zur Energiegewinnung vermehrt auf Aminosäuren zurück, vor allem wenn die Glykogenspeicher zur Neige gehen.

Glutamin ist eine der wichtigsten Aminosäuren für den Energiestoffwechsel, für ein schlagkräftiges Immunsystem sowie für den Aufbau und Erhalt der Muskelmasse. Ohne Glutamin »schwächelt« unser Immunsystem und schrumpfen unsere Muskeln. Diese bedingt essenzielle, also vom Körper nur teilweise selbst gebildete Aminosäure weist von allen Aminosäuren die höchste Konzentration im Blut und in der Muskulatur auf. Bei körperlicher Belastung wird Glutamin vermehrt verbraucht und kann beim Sportler daher zur Mangelware werden. Das kann zu einer Verschlechterung des Immunstatus beim Sportler führen, da Glutamin auch einen wichtigen Brennstoff für die Zellen unseres Immunsystems darstellt.

Glutamin fördert außerdem die Regeneration nach dem Training, verzögert Ermüdungserscheinungen durch die Entgiftung von Ammoniak, steigert den Muskelaufbau, fördert die Ausschüttung von

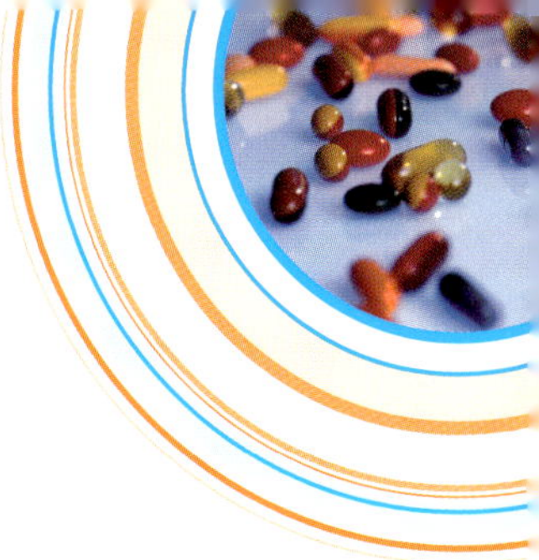

Wachstumshormonen, sorgt für einen ausgeglichenen Säure-Basen-Haushalt, verbessert die Glykogenspeicherung im Muskel und stabilisiert den Blutzucker. Achtung: Verwechseln Sie aber Glutamin nicht mit Glutaminsäure, die in Form von Natriumglutamat als Geschmacksverstärker eingesetzt wird.

L-Arginin, L-Ornithin, L-Lysin. Die wichtigste Funktion dieser Aminosäuren ist die Entgiftung von Ammoniak, einem leistungsmindernden Endprodukt des Eiweißstoffwechsels. Im Kraftsport und Bodybuilding werden die beiden Aminosäuren in recht hohen Dosierungen eingesetzt, da sie dazu beitragen, dass Wachstumshormone freigesetzt und Muskeln aufgebaut werden (fachsprachlich: anaboler Effekt) sowie Fette verbrannt werden. Darüber hinaus verbessern sie die Muskeldurchblutung und stärken das Immunsystem. Die Aminosäure L-Lysin soll die Wirkung von L-Arginin und L-Ornithin verstärken. Nach dem Training wird L-Arginin und L-Ornithin von Kraftsportlern genutzt, um die Glykogenspeicherung in der Muskulatur zu verbessern.

Die Aminosäure L-Ornithin kommt im Nahrungseiweiß nicht vor und entsteht im Körper aus L-Arginin im Harnstoffwechsel.

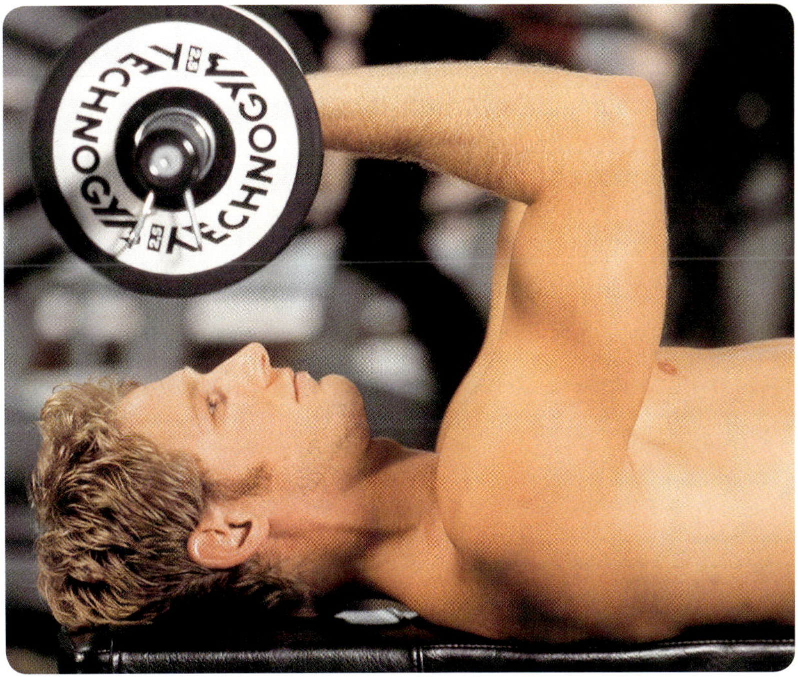

Beim Kraftsport werden für den Aufbau der Muskeln Aminosäuren eingesetzt.

Vitalstoffe im Sport
Interview mit Professor Dr. med. Gerhard Uhlenbruck

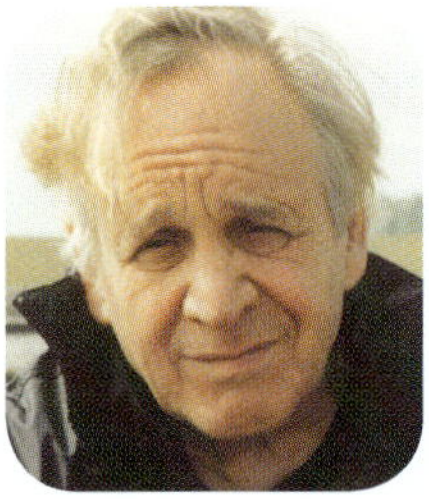

Prof. Dr. med. Gerhard Uhlenbruck ist seit mehr als 30 Jahren weltweit als Experte im Bereich der Sportmedizin und Immunbiologie tätig, u. a. an der Kölner Sporthochschule.
Er ist seit 1974 Leiter des Instituts für Immunbiologie an der Medizinischen Universitätsklinik zu Köln und Mitglied des wissenschaftlichen Beirats der taxofit-Vitalstoffakademie. Prof. Uhlenbruck war u. a. Deutscher Marathonmeister bei den Ärzten und initiierte das Projekt »Sport und Krebs« beim Landessportbund in Nordrhein-Westfalen.

Welche Bedeutung hat regelmäßige sportliche Aktivität für unser Wohlbefinden und unser Immunsystem?
Prof. Uhlenbruck Jeder Mensch, der sich regelmäßig sportlich bewegt, weiß bzw. erfährt, dass er sich danach ganz besonders wohl fühlt, zumindest besser fühlt im Vergleich zu vorher. Erst in jüngster Zeit hat man herausgefunden, dass bei sportlicher Aktivität Gehirn-, aber auch die Muskelzellen Botenstoffe (z. B. Myokine = Muskelbotenstoffe) produzieren, die u. a. ein solches Wohlbefinden bewirken können.

Vielfach wird inzwischen von der immunstimulierenden Wirkung von Sport gesprochen – wie muss man sich das vorstellen?
Prof. Uhlenbruck Sport regt durch die Aktivierung verschiedener Immunzellen die Bildung von Botenstoffen an, die unser Immunsystem stärken. Gefäßschutz bewirkende Faktoren werden zusätzlich bei regelmäßiger körperlicher Aktivität gebildet, um eine optimale Versorgung der durch Sport beanspruchten Organe zu gewährleisten – Sport hat also auch eine Art »antiarteriosklerotischen« Effekt. Der Mensch ist so alt wie seine Hirngefäße und so jung wie seine Herzgefäße!

Beim Sport wird zur Energiegewinnung mehr Sauerstoff vom Körper umgesetzt. Dadurch entstehen natürlich freie Radikale und oxidativer Stress. Sollten Sportler zusätzlich Antioxidantien wie Vitamin E und Selen einnehmen?
Prof. Uhlenbruck Interessant ist, dass der trainierte Körper gleichzeitig seine körpereigenen Radikalfänger und antioxidativen Mechanismen hochreguliert, er passt sich diesem Stress an. Doch um diese Anpassung optimal gestalten zu können, benötigt der sportlich geforderte Organismus Nachschub an Antioxidantien wie z. B. Vitamin E, Selen, Kupfer und Zink – nicht zuletzt auch, um seine Depots zu ergänzen, denn unter der Belastung übersteigt der Bedarf an diesen Vitalstoffen bei weitem die Norm, und die Reserven sind schnell verbraucht.

Es wird immer wieder behauptet, dass der Bedarf des Sportlers an Vitaminen und anderen Vitalstoffen durch eine ausgewogene Ernährung gedeckt werden kann. Ist das überhaupt in einer Ausnahmesituation wie im Spitzensport realistisch?
Prof. Uhlenbruck Die so genannte ausgewogene Ernährung versucht man in der Regel auf dem Papier bzw. auf der Nahrungsmittelwaage mit Zahlen einzukreisen. Oft jedoch fehlen konkrete Angaben über die je nach Bedarf und Sportart für den Sportler unverzichtbaren Spurenelemente und Vitalstoffe bzw. »Immunonutritients« und

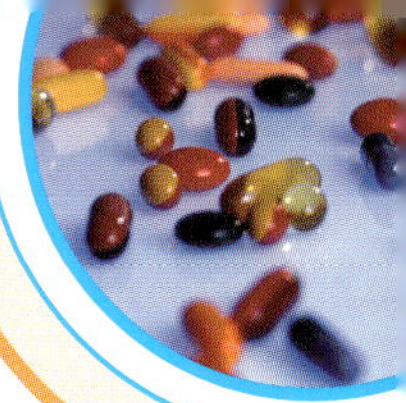

Antioxidantien. Dass im Spitzensport ein erhöhter Bedarf an Vitalstoffen besteht, konnte in verschiedenen Studien nachgewiesen werden.

Studien an Fußballspielern der Bundesliga haben gezeigt, dass die Einnahme von Vitalstoffen gesundheitliche Schäden und Beeinträchtigungen (z. B. Muskelkrämpfe, Zerrungen) vermindert. Gibt es Vitalstoffe, die bei Spitzensportlern wie Fußballern als besonders problematisch einzustufen sind?
Prof. Uhlenbruck Die Untersuchungen an den Fußballern hinsichtlich der Supplementierung mit verschiedenen Vitalstoffen wie Zink, Selen und B-Vitaminen lassen sich durchaus auch auf andere Hochleistungssportarten übertragen – sie stammen im Übrigen von meinem langjährigen Freund und einem Experten auf dem Gebiet der Sportmedizin, Prof. Heinrich Liesen, der nicht nur Bundesligavereine, sondern auch die deutsche Fußballnationalmannschaft erfolgreich betreut und diätetisch beraten hat. Dabei konnte einwandfrei nachgewiesen werden, dass sich nicht nur die Zahl der Infekte rückläufig entwickelte, sondern auch die Häufigkeit orthopädischer Verletzungen. Diese stressbelastete und verletzungsgefährdete Sportart ist danach ohne die zusätzliche Einnahme von leistungsunterstützenden Vitalstoffen wie Magnesium und B-Vitaminen nicht denkbar.

Ein interessanter Vitalstoff im Sport ist das L-Carnitin. Es existiert eine Reihe von Studien, die eine Steigerung der Herzleistung und eine messbare Verbesserung der Regeneration durch L-Carnitin nachweisen. Warum ist L-Carnitin für die körperliche Leistungsfähigkeit so wichtig?
Prof. Uhlenbruck Ich habe mich in meinen sportimmunologischen Arbeiten viel mit L-Carnitin beschäftigt. L-Carnitin ist ein sehr interessantes Aminosäurederivat, das im Rahmen des Fettstoffwechsels eine Schlüsselfunktion beim Transport und bei der Verstoffwechselung von Fettsäuren übernimmt. Die Studien zur Verbesserung der Herzleistung sind wissenschaftlich hinreichend belegt, etwas weniger ist die Verbesserung sportlicher Leistung und Regeneration durch L-Carnitin dokumentiert. Ich kann jedoch aus eigener jahrelanger Erfahrung einen derartigen positiven Einfluss bestätigen. Auch die mir bestens bekannte Weltrekordlerin im mehrfachen Triathlon und Ultratriathlon Astrid Benöhr aus Bergisch-Gladbach hat mir gegenüber immer wieder betont, dass z. B. ihre Infektanfälligkeit im Hochleistungstraining drastisch reduziert wurde, wenn sie Carnitin eingenommen hatte.

In welcher Dosierung sollte L-Carnitin im Leistungssport ergänzt werden, und wer kann noch von L-Carnitin profitieren?
Prof. Uhlenbruck Diese Wirkungen, vor allem auch auf das Immunsystem, sind natürlich nur möglich, wenn eine entsprechend wirksame Konzentration im Blut vorliegt. 1 bis 3 Gramm L-Carnitin vor einem Wettbewerb und zur Regeneration sind durchaus empfehlenswert und gut verträglich. Wissenschaftlich gesehen kann man das aber auch noch etwas differenzierter betrachten: Acyl-Derivate des Carnitins, z. B. das Propionyl-Carnitin, weist zusätzlich eine besondere gefäßschützende Wirkung auf, was bei der Therapie von Herzpatienten (auch in der Rehabilitation) Beachtung findet. Andererseits wird dem Acetyl-L-Carnitin eine besondere nervenschützende Wirkung zugeschrieben, weshalb ich es den Boxern vor allem empfehlen möchte, ganz abgesehen von den Kopfball-Fußballern, denen das sicher nicht schaden würde.

Frauen brauchen Vitalstoffe

Neueste Erkenntnisse aus der Nährstoffmedizin belegen eindeutig: Die Vitalstoffe in einer guten Ernährung haben leistungsbeeinflussende Substanzen, die Ihre Konstitution und Ihr Wohlbefinden entscheidend verbessern können.

Vor allem Frauen brauchen diese leistungssteigernden Wirkstoffe, weil sie oft einer Mehrfachbelastung durch Beruf, Haushalt und Familie ausgesetzt sind. Dadurch sind sie unter Umständen schneller erschöpft und ihre Energieressourcen, vor allem auch bei zusätzlicher sportlicher Aktivität, begrenzt.

Die einzige Chance für den stark belasteten Körper, die fehlenden Kraftstoffe wiederzubekommen, ist eine ausgewogene, perfekt zusammengestellte Ernährung – die durchaus auch mit Vitalstoffpräparaten ergänzt werden sollte, damit der Bedarf sicher gedeckt ist. Nahrungsergänzung ist aber kein Freibrief, um sich sorglos und unkritisch zu ernähren.

Frauen brauchen öfter die Zufuhr von Vitalstoffen, weil sie nicht so große, langfristige Depots im Körper anlegen können, wie das bei den Männern der Fall ist.

Folsäure – Schutzfaktor für Herz und Kreislauf

Die zur Gruppe der B-Vitamine gehörende Folsäure übernimmt im Organismus zahlreiche lebenswichtige Funktionen, vor allem beim Zellwachstum und der Zellteilung, bei der Blutzellbildung im Knochenmark und beim Aufbau unserer Erbsubstanz (DNA). Ein Folsäuremangel führt zur Wachstumshemmung insbesondere aller sich schnell teilenden Zellen mit der Folge von Entwicklungs- und Reifungsstörungen.

Die deutsche Bevölkerung ist mit keinem anderen Vitamin so schlecht versorgt wie mit Folsäure. Verantwortlich dafür sind in erster Linie eine an frischem Obst und Gemüse arme Ernährung, Zubereitungs- und Lagerungsverluste, die regelmäßige Einnahme von Medikamen-

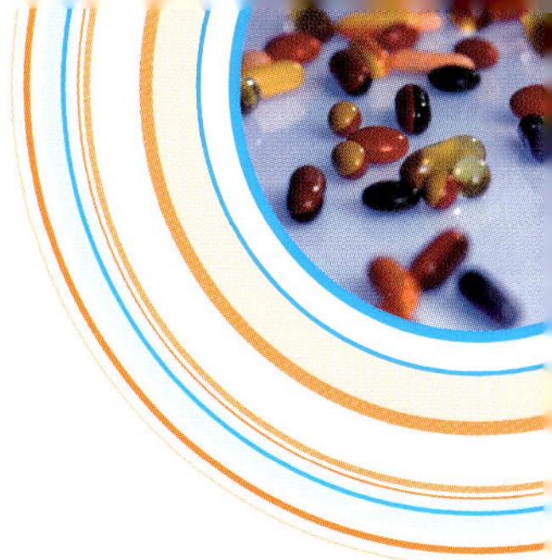

ten (z. B. Antibabypille), häufiger Alkoholkonsum und Magen-Darm-Erkrankungen. Hinzu kommt, dass unser Körper Folsäure nur in geringen Mengen (ca. 12 bis 15 Milligramm) speichern kann.

Folsäurearme Ernährung kann innerhalb weniger Wochen Mangelsymptome hervorrufen, die sich von leichteren Befindlichkeitsstörungen wie Abgeschlagenheit oder Magen-Darm-Störungen bis hin zu lebensgefährlichen Missbildungen in der Schwangerschaft und schweren Gefäßschäden bemerkbar machen können.

Für Schwangere und Frauen mit Kinderwunsch ist Folsäure ein absolutes Muss, da der Embryo das Vitamin für seine gesunde Entwicklung benötigt. Darüber hinaus braucht unser Körper Folsäure zusammen mit Vitamin B_6 und B_{12}, um das gefäß- und nervenschädigende Homocystein zu entgiften. Dieses Killermolekül hat in den letzten Jahren immer mehr medizinische Aufmerksamkeit erregt, da es ein wichtiger Risikofaktor für Herzinfarkt, Schlaganfälle, Alzheimer und Schwangerschaftskomplikationen darstellt.

Reich an Folsäure sind beispielsweise Blatt- und Kopfsalate, Spinat, Weizenkeime und Leber. Folsäure ist zwar in vielen pflanzlichen und tierischen Nahrungsmitteln enthalten, das Vitamin ist aber äußerst temperatur-, licht- und sauerstoffempfindlich. Grünes Gemüse und Salat sollte deshalb immer möglichst roh und erntefrisch sein. Wird Salat mit Essig angemacht, verringert sich bereits sein Folsäuregehalt. Beim Kochen und bei falscher Lagerung von Gemüse können bis zu 100 % des kostbaren Vitamins verloren gehen.

Wer also einen erhöhten Folsäurebedarf hat, wie es etwa in der Schwangerschaft der Fall ist, sollte Folsäure eventuell als Tablettenpräparat zu sich nehmen – umso mehr, als der Körper Folsäure in dieser Form zu fast 100 % aufnimmt, während Folsäure aus Nahrungsmitteln nur zu etwa 50 % aufgenommen werden kann.

Frauen mit Kinderwunsch und Schwangere sollten möglichst schon vier Wochen vor Beginn und während des ganzen ersten Drittels der Schwangerschaft zusätzlich zu ihrer Ernährung täglich Folsäure – am besten zusammen mit Vitamin B_6 und B_{12} für eine gleichzeitige wirksame Homocystein-Entgiftung – in Form eines Vitaminpräparats einnehmen.

Vitamin C – das Allroundtalent

Vitamin C ist das absolute Allroundtalent unter den Vitalstoffen. Es wirkt nicht nur als Radikalfänger, sondern es gibt zahlreiche lebenswichtige Körperfunktionen, die Vitamin-C-abhängig sind – auch mentaler und psychischer Art.

Vitamin C – ein echtes Frauenmittel

Vitamin C hält darüber hinaus die Haut und die Blutgefäße jung und elastisch, es stabilisiert die Psyche, sorgt dafür, dass das Blut in den Adern ungehindert zu allen Zellen des Körpers fließt, schützt das Herz und stärkt das Immunsystem. Gesunde Zähne und ein gesundes Zahnfleisch sind immer auch eine Frage der persönlichen Vitamin-C-Versorgung!

Vitamin C ist für sportlich und beruflich aktive Frauen besonders wichtig: Es kurbelt den gesamten Stoffwechsel an, stärkt die Abwehrkräfte und steigert die Leistungsfähigkeit. Es unterstützt die Aufnahme und Verwertung von Eisen aus der Nahrung, stärkt die Knochen und hilft bei der Fettverbrennung. Außerdem kräftigt es das Bindegewebe.

Stress steigert den Vitamin-C-Bedarf erheblich, da bei der Bildung der Stresshormone sehr viel Vitamin C verbraucht wird.

Wer als berufstätige Frau wenig frisches Obst und Gemüse ist, sich häufig von Fastfood oder Kantinenessen ernährt, mehr als zehn Zigaretten raucht oder häufig unter Stress leidet, hat einen schlechten Vitamin-C-Status. Das gilt vor allem für Raucherinnen. Jede Zigarette stiehlt dem Körper 30 bis 40 Milligramm Vitamin C.

Vitamin C ist an der Synthese von Nervenbotenstoffen, fachsprachlich Neurotransmitter, beteiligt, die unsere Gemütslage regeln und für innere Ausgeglichenheit sorgen. Serotonin ist ein solcher Neurotransmitter. Fehlt dieser Stoff in unserem Gehirn, können sich Schlafstörungen und Depressionen entwickeln. Auch die Produktion der Schilddrüsenhormone, die u. a. einen Einfluss auf unsere Psyche haben, ist Vitamin-C-abhängig.

Ein leichter Vitamin-C-Mangel bleibt häufig unbemerkt. Er äußert sich oft nur durch sehr unspezifische Symptome wie Leistungsschwäche, depressive Verstimmungen, Müdigkeit, Infektanfälligkeit, Zahnfleischbluten und verschlechterte Wundheilung. Auch das Risiko, an bestimmten Krebsarten zu erkranken, ist bei einem andauernden Mangel an Vitamin C unter Umständen erhöht.

Verantwortlich für die schlechte Vitamin-C-Versorgung weiter Teile der Bevölkerung sind neben der heute üblichen obst- und gemüsearmen Ernährung u. a. beruflicher Stress, die zunehmende Umweltverschmutzung sowie der regelmäßige Konsum von Fastfood

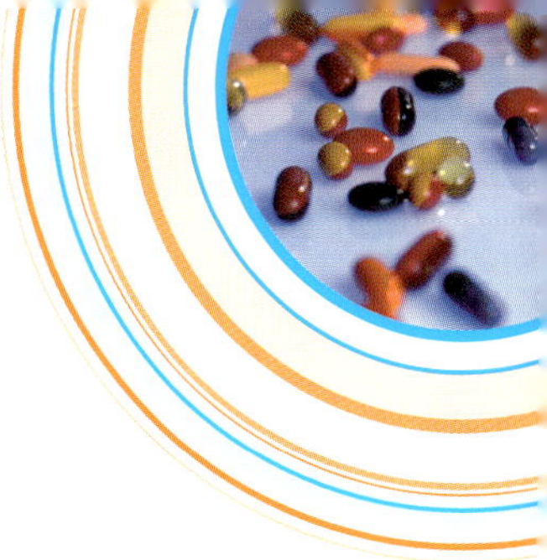

und Genussgiften wie Alkohol und Zigaretten. Auch Arzneimittel wie Aspirin, Antibiotika und die Antibabypille können den Vitamin-C-Bedarf steigern.

Wer sich vernünftig und ausgewogen ernährt, kann viel für einen guten Vitamin-Status tun. Der Tagesbedarf von etwa 100 Milligramm ist durch regelmäßigen Konsum an frischem Obst und Gemüse gedeckt. Essen Sie daher öfter frische Zitrusfrüchte, und trinken Sie zuckerfreie Obstsäfte. Viel Vitamin C enthalten auch Erdbeeren und Kiwis, von denen Sie auch zwischen den Mahlzeiten immer einmal wieder eine essen können. Gemüse wie Brokkoli, rote und gelbe Paprikaschoten sowie verschiedene Kohlarten sind ebenfalls gute Vitamin-C-Lieferanten.

Allerdings sollten Sie, um das Vitamin nicht zu zerstören, Gemüse und Obst nicht zu lange lagern und auch nicht zu lange kochen, frisch und roh hat es den höchsten Gehalt an Vitaminen. Vitamin-C-reiche Lebensmittel sind auch als Tiefkühlprodukte zu empfehlen, da sie direkt nach der Ernte eingefroren werden und das Vitamin durch Kälte nicht zerstört wird. Wählen Sie bei frischem Obst und Gemüse möglichst Ware der Saison, das keine langen Wege hinter sich hat.

Schäden durch freie Radikale und ein erhöhter Bedarf an Antioxidantien lassen sich messen (z. B. MDA-Test). Weist dieser Test zu viele Abfallprodukte aus freien Radikalen in Ihrem Körper nach, sollten Sie Ihren persönlichen Zellschutz mit zusätzlichen Gaben von Vitamin C, E und Selen erhöhen. Denn Vitamin E ist umso wirksamer, je besser Sie mit Vitamin C versorgt sind. Schützen Sie deshalb täglich Ihre Zellen mit einer Kombination von Vitamin C und Vitamin E.

Vitamin E – das Zellschutzvitamin

Jede der 70 Billionen Körperzellen wird täglich 10.000 Mal von freien Radikalen, so genannten Oxidantien, angegriffen. Diese winzigen aggressiven Verbindungen können die Zellwände durchlöchern und ihr Innenleben – auch die Erbsubstanz – völlig zerstören. Vitamin E schützt unsere Zellen wirksam vor diesen Angriffen. Es ist das wichtigste fettlösliche Antioxidans in unserem Körper und deshalb in jeder Zellmembran vertreten. Zusammen mit weiteren Antioxidantien wie Selen und Vitamin C schützt Vitamin E Blutzellen und Organe, das Gehirn, das Herz, die Leber und die Muskulatur.

Vitamin E verbessert außerdem den Blutfluss und die Sauerstoffversorgung unserer Gefäße: Es hemmt die Oxidation des schlechten LDL-Cholesterins und wirkt so gefährlichen Ablagerungen in den Arterien entgegen, die zu Herzinfarkt oder Schlaganfall führen können.

Eine unzureichende Vitamin-E-Versorgung kann sich durch Infektanfälligkeit, Muskelschwäche, Müdigkeit, Nervenschäden, Fruchtbarkeitsstörungen, welke, trockene Haut sowie frühzeitigem Auftreten von Altersflecken bemerkbar machen.

Vitamin E – Antiaging besonders für Frauen

Den empfindlichen Schutzmantel der Haut schädigen nicht nur innere Faktoren, sondern auch äußere wie Sonnenlicht, Umweltgifte und Luftschadstoffe – weil sie freie Radikale bilden. Das führt zu vorzeitiger Hautalterung, Falten und Altersflecken. Der bewährte Antiaging-Wirkstoff Vitamin E kann freie Radikale unschädlich machen und trägt damit zum Erhalt der Hautstruktur bei. Das beugt vorzeitiger Hautalterung vor und verlangsamt die Bildung von Falten.

Schützen Sie sich vor Sonne

Bei einem Sonnenbad nimmt der Vitamin-E-Gehalt der Haut um etwa 50 % ab. Entsprechend schutzlos ist die Haut dann weiteren schädigenden Einwirkungen ausgesetzt.

Antioxidantien – und hier neben Vitamin E auch Coenzym Q_{10} und Vitamin A – schützen außerdem das Bindegewebe und die hautstützenden Kollagenfasern vor dem Schaden, den freie Radikale anrichten. Die Enzyme, die für den Abbau des Kollagens verantwortlich sind, werden durch Vitamin E gehemmt. Auf diese Weise wird die

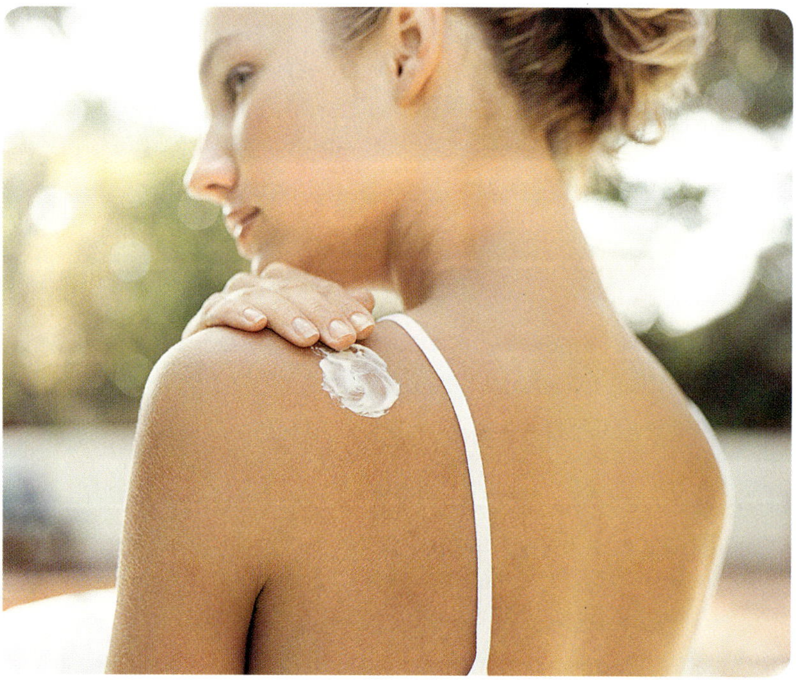

Vitamin E in Cremes und Lotions schützt die Haut vor frühzeitigem Altern.

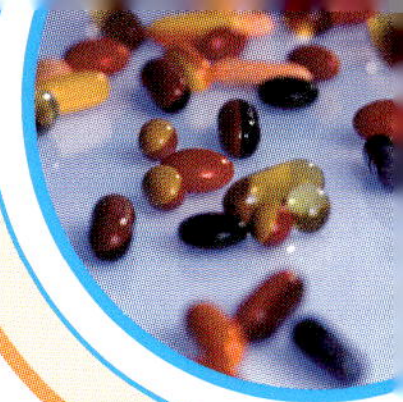

Haut wieder straffer. Um nicht nur die Lebensfähigkeit der Hautzellen zu erhalten, sondern auch Ihre Syntheseleistung für Kollagen und elastische Fasern zu optimieren und die Haut etwas zu glätten, bieten sich deshalb Tages- und Nachtpflegecremes mit Vitamin E, Vitamin A (bzw. Retinol) und Coenzym Q_{10} an.
Wer sich regelmäßig im Sport auspowert, belastet seinen Körper zusätzlich mit freien Radikalen, die Schäden in der Muskulatur und den Gelenken sowie Entzündungen verursachen können. Sportlich aktive Frauen sollten daher immer auf eine ausreichende Versorgung mit Vitamin E, C und Selen achten!

Vitamin E aus Nahrungsquellen: Viel Vitamin E ist in pflanzlichen Ölen, etwa im Weizenkeimöl, enthalten, auch in Nüssen und Leinsamen. Bei der industriellen Verarbeitung von Pflanzenölen treten aber nicht selten Vitamin-E-Verluste von mehr als 40 % auf. Hitze, Licht und Sauerstoff verändern das Pflanzenöl in der Zeit, während es im Haushalt verwendet wird, zusätzlich ungünstig und vernichten das Vitamin nach und nach.

Vitalstoff-Tipp
Vor allem Frauen sollten täglich 30 bis 100 Milligramm Vitamin E über zusätzliche Präparate zu sich nehmen.

Vitamin D – das Antiaging-Vitamin

Vitamin D ist das wichtigste Vitamin für gesunde Knochen und Zähne. Es ist sozusagen der Schlüssel, der Kalzium die Tür zum Knochen öffnet: Es sorgt dafür, dass Kalzium aus der Nahrung aufgenommen und in die Knochen eingebaut wird. Über 50 % des Bedarfs an Vitamin D produziert der Mensch in der Haut mit Hilfe der UV-B-Strahlen des Sonnenlichts. Streng genommen ist das Knochenvitamin deshalb kein Vitamin, sondern ein Hormon. Seine wirksamste Form wird daher auch Vitamin-D-Hormon genannt.
Neben seiner lebenswichtigen Aufgabe im Knochenstoffwechsel übt Vitamin D eine Vielzahl von Wirkungen in unserem Körper aus. Die Abwehrzellen und das Herz-Kreislauf-System werden gestärkt, und auch unsere mentale Verfassung bleibt von diesem Antiaging-Hormon unter den Vitaminen nicht unbeeinflusst. Zusätzlich gibt es Hinweise, dass Vitamin D einigen Krebsarten wie Brust- und Darmkrebs vorbeugt.

Vitamin D braucht Licht

Alle Seefische und überhaupt Fischerzeugnisse wie z. B. Lebertran, gefolgt von Eiern stehen, an vorderster Stelle der Vitamin-D-Lieferanten. Allerdings wird der Vitamin-D-Bedarf hauptsächlich durch die Eigensynthese über die Sonne und Licht in der Haut gedeckt. Deshalb ist es wichtig, dass Sie sich auch in sonnenarmen Monaten so viel wie möglich im Freien aufhalten, immer einmal wieder einen Spaziergang an der frischen Luft machen, um auch dann eine Aufnahme von Vitamin D zu gewährleisten.

Vitamin-D-Mangel verursacht bei Kindern Rachitis und bei Erwachsenen Osteoporose. Auch Infektanfälligkeit, Nervosität, Muskelzuckungen und Schlaflosigkeit können mit einer schlechten Vitamin-D-Versorgung zusammenhängen.

Vitamin D – vor allem in den Wechseljahren

Gerade für Frauen ist Vitamin D sehr wichtig, da sie vor allem in und nach den Wechseljahren besonders gefährdet sind, an Osteoporose zu erkranken. Die Osteoporose zählt laut Weltgesundheitsorganisation mittlerweile zu den zehn Volkskrankheiten. Allein in Deutschland sind etwa sechs bis acht Millionen Menschen, davon 80 % Frauen, betroffen. Kalzium und Vitamin D sind die beiden wichtigsten Nährstoffe für die Knochen. Vor allem Frauen in den Wechseljahren und im Alter sollten täglich ihre Extraportion Vitamin D einnehmen. In den USA wird wegen der Bedeutung des Vitamins für den Kalziumstoffwechsel sogar Milch mit Vitamin D angereichert.

Besonders gefährdet sind Raucherinnen, denn Rauchen greift in den Vitamin-D- und Kalziumstoffwechsel ein und kann das Skelettsystem regelrecht zum Einsturz bringen.

Wer sichergehen will, dass er genug Vitamin D zur Verfügung hat, sollte in den Wintermonaten eine tägliche Extraportion Vitamin D in Form eines Vitamin-D-Präparates zu sich nehmen.

Biotin – das Haut- und Haarvitamin

Biotin ist am Zellwachstum beteiligt und wirkt beim Aufbau von Haut, Haaren und Nägeln mit: So wird der Einbau von Schwefel für ein gesundes Haar- und Nagelwachstum durch Biotin gefördert. Wie die meisten B-Vitamine reguliert Biotin zudem die Energiegewinnung aus Kohlenhydraten und Fetten. Auch der Aufbau von Fettsäuren wie etwa die Aktivierung von Linolsäure und damit die optimale Zusammensetzung der Zellmembranen sowie der Fettgehalt unserer Haut werden durch dieses Vitamin gesteuert.

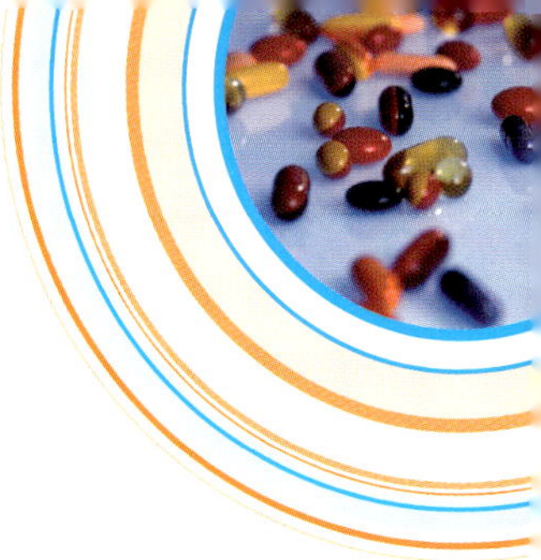

Das Schönheitsvitamin aus dem Darm

Da das Biotin vorwiegend in unserem Darm durch Bakterien gebildet wird, ist eine schöne, glatte Haut und fülliges, glänzendes Haar aber auch wesentlich von einem intakten Darm und einer gesunden Ernährung und damit einer guten Biotinversorgung abhängig. Wer sich vorwiegend mit Fastfood ernährt, zusätzlich noch raucht und regelmäßig Alkohol trinkt, verschlechtert u. a. auch die Versorgung mit Vitalstoffen wie Biotin. Symptome für fehlendes Biotin können krankhaft gesteigerte Absonderungen der Talgdrüsen (zu viel Fett auf Haut und Kopfhaut), Haarausfall, Schuppen oder auch brüchige Fingernägel sein.

Biotinversorgung aus natürlichen Quellen: Biotin wird zum großen Teil von Mikroorganismen im Darm hergestellt, steckt darüber hinaus aber auch in vielen Lebensmitteln, beispielsweise in Leber, Nieren, Eigelb, Milch, Spinat, Champignons und verschiedenen Gemüse und Getreidesorten. Wer sich gesund ernährt, hat normalerweise keinen Mangel an Biotin, da es in ausreichenden Mengen in der Nahrung zur Verfügung steht.

Wenn in der Haut und in den Haaren Biotin fehlt, schütten die Talgdrüsen mehr Fett aus, um die Haut zu schützen. Dadurch kommt es zu Schuppenbildung, fettigem Haar und oft sogar zu Haarausfall.

Kalzium – der Knochenmineralstoff

Kalzium ist mengenmäßig der wichtigste Mineralstoff in unserem Körper und ein bedeutsamer Baustein des Knochengewebes und der Zähne. Kalzium spielt neben seiner Funktion als Knochenbaustoff aber auch eine wichtige Rolle bei der Stabilisierung der Zellmembranen, der Reizübertragung im Nervensystem, der Muskelkontraktion und der Blutgerinnung. Außerdem hat eine gute Kalziumversorgung eine blutdrucksenkende Wirkung und kann das Risiko für Darmkrebs verringern.

Kalzium für Knochen, Darm und Wohlbefinden

Gerade für Frauen ist eine kalziumreiche Ernährung besonders wichtig, da Kalzium sowohl der Osteoporose als auch der Entstehung von Darmkrebs entgegenwirkt. Vor allem bei Frauen mit Östrogenmangel, der sich durch schmerzhafte Monatsblutungen oder Wechsel-

Kalzium gegen Allergien

Zusätzliches Kalzium in der Heuschnupfenzeit verringert die Symptome wie laufende Nase und juckende, tränende Augen. Denn Kalzium stabilisiert die Zellmembranen und vermindert die Belastung mit Histamin, dem lästigen Juckreiz und allergieauslösenden Botenstoff.
Auch bei Sonnenallergie kann eine zusätzliche tägliche Kalziumdosis wirksam sein. Zur Vorbeugung empfiehlt sich ein bis zwei Wochen vor Urlaubsbeginn eine tägliche Kalziumzufuhr von 500 bis 1500 Milligramm, die während des Urlaubs fortgesetzt wird.

Vor allem Frauen über 50 haben heutzutage in Deutschland bereits eine verminderte Knochendichte, der Beginn einer Krankheit, die immer weiter um sich greift, der Osteoporose. Doch bei Osteoporose handelt es sich eigentlich um eine Kinderkrankheit, nämlich einen mangelnden Knochenaufbau in jungen Jahren, die erst im Alter zu beeinträchtigenden Symptomen führt.

jahrebeschwerden bemerkbar macht, muss mehr Kalzium zugeführt werden. Da das weibliche Hormon Östrogen die Kalziumaufnahme im Darm fördert, ist die Kalziumversorgung beim Östrogenrückgang oder -mangel in einer Krise.

Erste Anzeichen eines leichten Kalziummangels können Unruhe, Nervosität und Reizbarkeit oder Muskelkrämpfe sein. Klassische Symptome sind dagegen Rundrücken, Buckelbildung und eben Knochenmarksschwund, die Osteoporose.

Kalziumreiche Nahrungsmittel sind Milch, Milchprodukte, grünes Gemüse und einige Käsesorten. Eine abwechslungsreiche Mischkost von Kindheit an mit reichlich Milch und Milchprodukten sowie mit viel Gemüse in Kombination mit regelmäßiger körperlicher Aktivität an der frischen Luft ist vor allem für Frauen die beste Knochenversicherung im Alter.

Magnesium – das Powermineral

Magnesium ist der Manager unseres Energiestoffwechsels und an der Aktivierung von über 300 Enzymen beteiligt. Die Energieproduktion in unseren Zellkraftwerken, den Mitochondrien, kommt erst

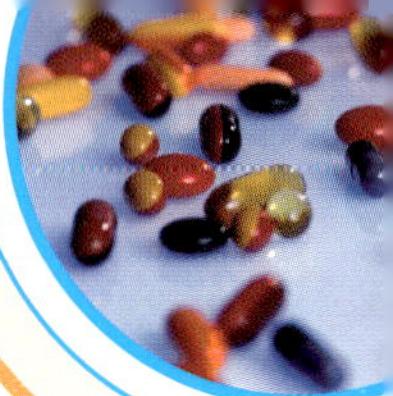

durch Magnesium auf Hochtouren. Die überragende Rolle des Mineralstoffs liegt in der Reduzierung und Verhütung überschießender Stressreaktionen. Magnesium macht uns widerstandsfähiger gegen Stress und beugt einer zu schnellen Erschöpfung der zellulären Energiedepots und der Elektrolytreserven an Kalium und Natrium vor. Gleichzeitig wird Magnesium für den Aufbau von Knochen, Zähnen und Sehnen gebraucht. Es hemmt die Blutgerinnung und wirkt daher vorbeugend gegen Blutgerinnsel in Gefäßen (Thrombose) und am Herzen (Herzinfarkt).

Ein Mangel an Magnesium kann sich an fast allen Ecken und Enden im Körper bemerkbar machen – kein Wunder angesichts der vielfältigen Funktionen dieses Minerals. Typische Symptome sind Wadenkrämpfe, Erschöpfung, Muskelzuckungen an Augen- und Mundwinkeln, Kopfschmerzen (auch Migräne), Konzentrationsschwäche, krampfartige Magen-Darm-Beschwerden, Schlafstörungen, Stressempfindlichkeit, Krämpfe während der Menstruation, Herzjagen, hoher Blutdruck, Herzrhythmusstörungen und Herzmuskelschwäche.

Man nennt Magnesium auch das Anti-Stress-Mineral. Ein Mangel führt zwangsläufig zu einer verstärkten Stressanfälligkeit. Wer sich gut mit Magnesium versorgt, wird hingegen stressresistent. In Studien hat sich Magnesium bei der Migränevorbeugung bewährt.

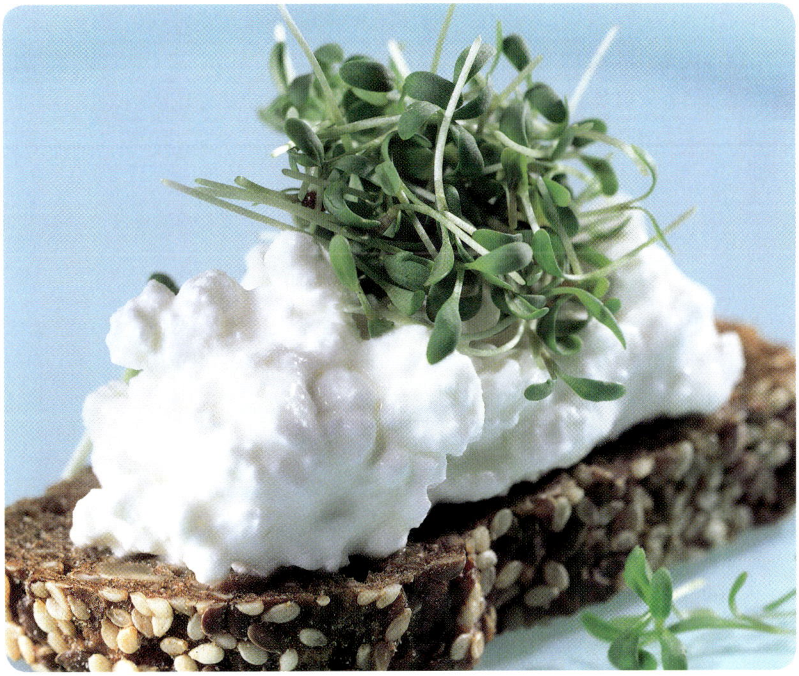

Magnesium und Kalzium aus der täglichen Nahrung: Vollkornbrot mit Frischkäse.

Magnesium gegen Frauenleiden

Jede dritte Frau leidet in der Woche vor der Menstruation an Kopfschmerzen, Wasseransammlungen, Schmerzen in den Brüsten und häufigen Stimmungsschwankungen. Das sind die typischen Beschwerden des Prämenstruellen Syndroms, kurz PMS genannt. Ursachen dafür sind hormonelle Umstellungen und Störungen im Haushalt des Glückbotenstoffes Serotonin.

Bei vielen Frauen mit PMS fehlen Magnesium und Vitamin B_6. Wird regelmäßig die Pille eingenommen, erhöht sich zusätzlich der Magnesium- und Vitamin-B_6-Bedarf. Beschwerden wie emotionale Labilität, migräneartige Kopfschmerzen, Muskelkrämpfe und unbestimmte Angstgefühle konnten in Studien an Frauen mit PMS durch Magnesium und Vitamin B_6 deutlich gelindert werden. Magnesium hat sich auch für die Schmerzlinderung bei Menstruationsbeschwerden bewährt.

Bei Schmerzen vor den monatlichen Tagen sollten Frauen B-Vitamine und den Mineralstoff Magnesium tanken: aus Bananen, Papayas, Mangos oder aus entsprechenden Vitalstoffpräparaten.

Auch schwangere Frauen haben oft einen Magnesiummangel, da der Mehrbedarf in der Schwangerschaft über die Nahrung nur ungenügend gedeckt werden kann. Bei verschiedenen Komplikationen, die während einer Schwangerschaft auftreten können, ist ebenfalls Magnesium hilfreich, denn Magnesium wirkt vorbeugend gegen Frühgeburten, verringert signifikant das Risiko eines Bluthochdrucks und hilft bei Übelkeit und Erbrechen.

Magnesium und Hormone

Bei Einnahme der Antibabypille oder während einer Hormonbehandlung in den Wechseljahren kann ebenfalls Magnesium fehlen, da Hormone zwar einerseits die Einlagerung von Magnesium in die Knochen fördern, andererseits aber die verstärkte Ausscheidung über den Harn bewirken. Wird darüber hinaus zu wenig Magnesium über die Nahrung aufgenommen, kann der Magnesiumspiegel schnell absinken.

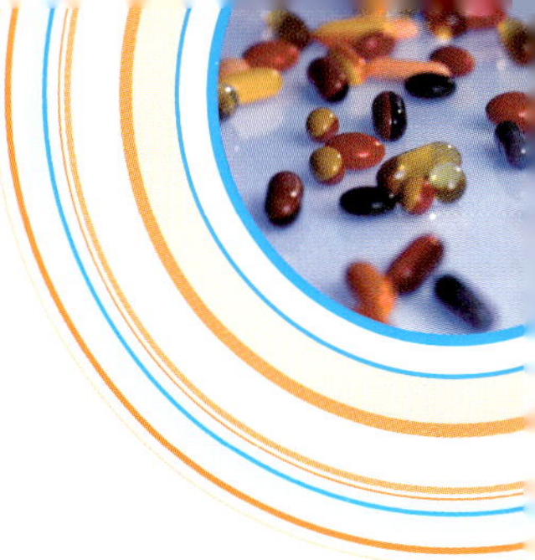

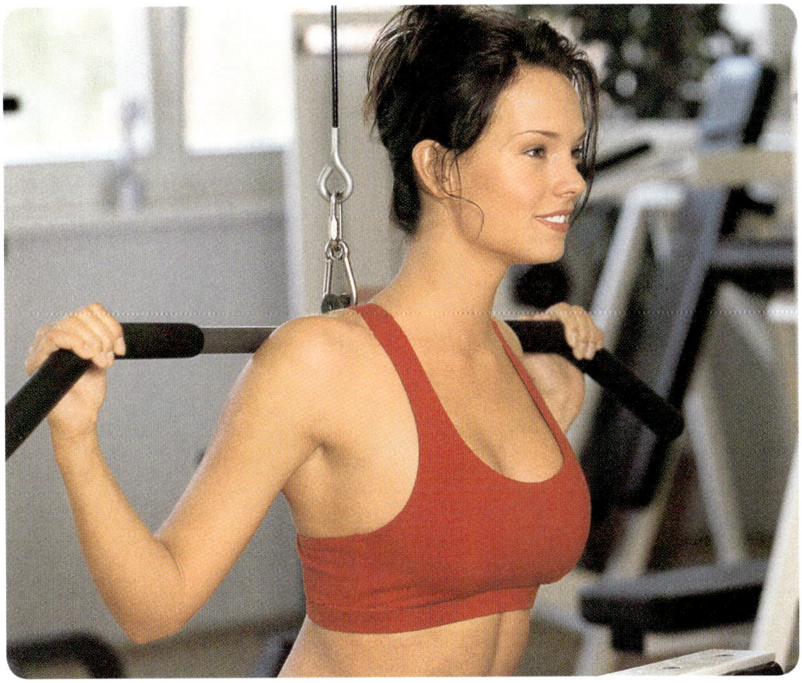

Mit einer Extraportion Magnesium machen Sie auch im Fitnessstudio nicht zu schnell schlapp und haben allgemein eine bessere Ausdauer im Sport.

Ein weiterer Magnesiumräuber ist Stress, dem vor allem Frauen mit Mehrfachbelastungen oft ausgesetzt sind. Bei körperlichem und psychischem Stress wird nämlich die Produktion von Stresshormonen angekurbelt. Und dieser Stress raubt dem Körper nicht nur Vitamin C, sondern auch Magnesium. Das senkt wiederum die Stressresistenz und kann zu Leistungseinbußen führen. Bei Stress empfiehlt sich daher eine Kombination von Magnesium mit Vitamin C und einem Vitamin-B-Komplex.

Magnesium aus natürlichen Nahrungsmitteln: Eine gesunde Ernährung mit vielen Vollkornprodukten, Milch- und Milchprodukten, Leber, Geflügel, Kartoffeln sowie magnesiumreichem Mineralwasser deckt den Normalbedarf an Magnesium. Achten Sie bei Mineralwasser darauf, dass es über 100 Milligramm Magnesium pro Liter enthält.

Wer wie beschrieben ein Plus an Magnesium braucht, kann dies in Form von Kapseln, Tabletten oder Brausetabletten zu sich nehmen.

Eisen – der Sauerstofftransporter

Fühlen Sie sich häufig müde und schlapp, sind wenig belastbar und können sich nur schwer konzentrieren? Das könnte an einer schlechten Eisenversorgung liegen. Wer an Eisenmangel leidet, ist zudem anfällig für Infekte, denn wichtige Organe wie Gehirn und Herz werden nicht mehr optimal mit Sauerstoff versorgt. Eisenmangel beeinträchtigt außerdem die Energieproduktion in den Zellen und verstärkt die Leistungsschwäche.

Kaffee, schwarzer Tee und Milch beeinträchtigen die Eisenresorption. Vitamin C hingegen – etwa aus roten Fruchtsäften – fördert die Eisenaufnahme und verbessert die Eisenverwertung.

Endstation eines Eisenmangels ist Blutarmut, denn jede unserer Körperzellen, und so auch jede Blutzelle, braucht Eisen. Als elementarer Baustein des roten Blutfarbstoffs Hämoglobin ist das Spurenelement für den Sauerstofftransport im Blut und die Sauerstoffübertragung im Energiestoffwechsel unerlässlich. Eine gute Eisenversorgung ist deshalb die Voraussetzung für unsere Vitalität sowie für die optimale Funktion des Gehirns und Immunsystems.

Eisen aus Lebensmitteln: Aus Nahrungsmitteln tierischer Herkunft kann der Körper das Eisen zu etwa 20 bis 30 % verwerten. In pflanzlicher Kost enthaltenes Eisen wird lediglich zu etwa 5 % verwertet, da die natürlicherweise darin enthaltenen Phosphate, Phytate und Oxalsäuren mit Eisen schwerlösliche Komplexe bilden. Wer aus den genannten Gründen einen höheren Bedarf an Eisen hat oder sich vorwiegend vegetarisch ernährt, sollte seinen Eisenspiegel von Zeit zu Zeit kontrollieren lassen.

Eisen in der Schwangerschaft

»Essen für zwei« heißt es, wenn Sie schwanger sind. Das trifft vor allem auf das Spurenelement Eisen zu, denn nun brauchen Sie doppelt so viel wie sonst davon. Lassen Sie deshalb Ihren Eisenspiegel beim Arzt checken, und nehmen Sie, falls nötig, zusätzliche Eisenpräparate. Am besten verträglich sind diese, wenn sie während der Mahlzeiten eingenommen werden. Auch die gleichzeitige Einnahme von Vitamin C verbessert die Resorption und Verträglichkeit.

Eisen, der Blutmineralstoff

Eisenmangel tritt vor allem bei jungen Mädchen, bei Schwangeren, Stillenden und bei Frauen mit starker Monatsblutung auf. Oft reicht das Eisen aus der Nahrung in diesen Lebensphasen nicht aus, und eine Ergänzung ist dringend zu empfehlen.

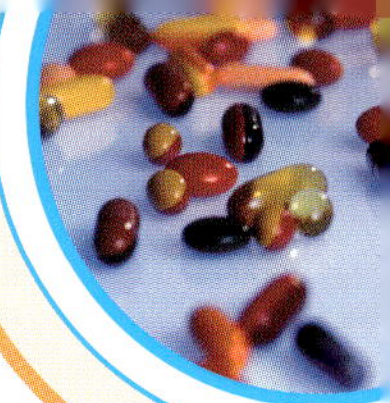

Jod – der Treibstoff der Schilddrüse

Das Spurenelement Jod wirkt im Körper auch auf den Energiestoffwechsel und steuert außerdem die Funktion der Schilddrüse. Jodmangel kann – genauso wie Eisenmangel – ein Grund für Müdigkeit, Antriebsschwäche und fehlende Abwehrkräfte sein. Das Spurenelement Jod hält nämlich als essenzieller Baustein der Schilddrüsenhormone den ganzen Stoffwechsel in Schwung. So hilft Jod der Schilddrüse, die wichtigen Hormone zu bilden. Diese wiederum steuern die Teilung und das Wachstum aller Zellen, den Kohlenhydrat-, Eiweiß- und Fettstoffwechsel, die Regulation der Körpertemperatur und den Grundverbrauch des Körpers an Energie.

Jod in der Schwangerschaft

Vor allem in der Schwangerschaft ist Jod sehr wichtig. Ein Jodmangel kann für die Mutter und das ungeborene Kind schlimme Folgen bezüglich der körperlichen und geistigen Entwicklung haben. Um einen Jodmangel zu vermeiden, sollten Schwangere nach Rücksprache mit ihrem Frauenarzt täglich eine Jodtablette mit 200 Mikrogramm

30 bis 50 % der Deutschen haben als Folge von Jodmangel eine vergrößerte Schilddrüse oder sogar einen Kropf. Die mangelhafte Jodversorgung schlägt sich in über 100.000 Schilddrüsenoperationen pro Jahr nieder. Vor allem Raucherinnen sind durch kropffördernde Giftstoffe im Tabakrauch gefährdet.

Jodmangel: Kropf und heiße Knoten

Bei unzureichender Jodversorgung fällt zunächst die Konzentration der Schilddrüsenhormone im Blut ab. Die Schilddrüse reagiert darauf mit vermehrtem Wachstum und vergrößert sich. Sie versucht, durch eine höhere Produktion den Mangel an Schilddrüsenhormonen auszugleichen. Sichtbares Zeichen ist der Kropf. Das kontinuierliche Wachstum der Schilddrüse kann langfristig die Luft- und Speiseröhre einengen, sodass operativ eingegriffen werden muss. Ein größeres Risiko ist die Bildung von Knoten, die sich von der Kontrolle der Schilddrüse abgekoppelt haben und nun durch unkontrollierte Abgabe von Hormonen den ganzen Stoffwechsel anheizen (so genannte heiße Knoten). Grundsätzlich stören Fehlfunktionen der Schilddrüse die gesamte körperliche und geistige Entwicklung.

Jod einnehmen. Der Jodbedarf lässt sich keinesfalls durch die Verwendung von Jodsalz abdecken, da Schwangere ohnehin auf die Salzzufuhr wegen der Neigung zu Ödemen achten müssen.

Jod aus natürlichen Lebensmitteln: Die Versorgung an Jod über die Nahrungsmittel ist in Deutschland mangelhaft: Trinkwasser und Boden sind jodarm, entsprechend wenig steckt im Essen und Trinken. Jod wurde genauso wie Selen in der Eiszeit aus den oberen Bodenschichten ausgewaschen, sodass es in vielen Teilen der Erde nicht mehr ausreichend vorkommt. Unsere Böden und alles, was darauf wächst, sind deshalb jodarm. Das Gleiche gilt für die Tiere, die auf diesen Böden weiden. Auch unser Trinkwasser ist jodarm. Nur durch regelmäßigen Verzehr von Seefisch können Sie daher zu Ihrer Jod- und Selenversorgung beitragen. Verwenden Sie darüber hinaus grundsätzlich in der Küche jodiertes Speisesalz, und bevorzugen Sie Lebensmittel wie z. B. Brot, die mit Jodsalz hergestellt wurden – ersichtlich auf der Zutatenliste.

Bei einem Urlaub am Meer nimmt man wertvolle Jodmoleküle auf, die durch den Seewind herangetragen und über die Atemwege aufgenommen werden.

Zink – der Universalschutz unseres Immunsystems

Ohne Zink kommt der Körper nicht aus, und dennoch ist etwa die Hälfte aller Deutschen damit unterversorgt. Als Bestandteil und Aktivator von zahlreichen Enzymen ist das Spurenelement an nahezu allen Stoffwechselprozessen beteiligt. Zink stärkt unser Immunsystem und macht es schlagkräftig gegen Erkältungen und Infektionskrankheiten.

Zink ist mitverantwortlich für die Entwicklung der Geschlechtsorgane, der Spermien und der befruchtungsfähigen Eier der Frau.

Ein Mangel an Zink äußert sich vor allem in erhöhter Infektanfälligkeit, Haarausfall oder dünnem Haar, in schlecht heilenden Wunden sowie durch Schleimhautentzündungen, es kommt zu Fruchtbarkeitsstörungen und Störungen des Geruchs- und Geschmackssinns. Vegetarische Ernährung, häufige Schlankheitskuren sowie eine un-

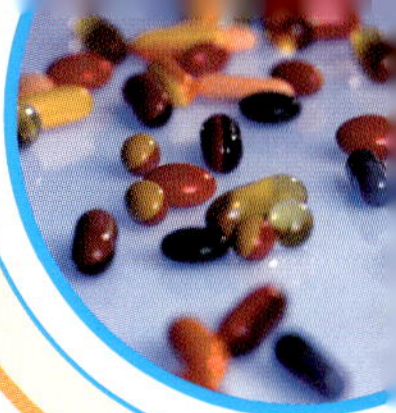

gesunde Fastfood-Ernährung können zu einem Zinkmangel führen oder beitragen. Phosphathaltige Softdrinks wie Colagetränke und viele alkoholische Getränke verursachen Zinkmangel.

Zink – wichtig für die Fruchtbarkeit

Zinkmangel kann Ursache unzureichender Eireifung (beim Mann für Potenzstörungen) sein. Eine schlechte Versorgung mit Zink begünstigt außerdem Entzündungen der Eierstöcke und Pilzinfektionen der äußeren weiblichen Geschlechtsorgane.
Auch für den Eiweißaufbau und die Zellerneuerung ist das Spurenelement von überragender Bedeutung, denn Zink steuert die Übertragung von Erbinformationen bei der Zellteilung. Deshalb ist es für das normale Wachstum, die Fortpflanzung, die Entwicklung der Organe, des Gehirns und für die Wundheilung unerlässlich. Schöne Haut, Haare und Fingernägel sind ebenfalls von einer guten Zinkversorgung abhängig.
Da Zink auch gegen Infektanfälligkeit wirkt, hilft es zudem Mehrfachbelastungen, etwa in Haushalt, Familie und Beruf, zu puffern.
Zink in Lebensmitteln: Besonders zinkreich sind tierische Nahrungsmittel wie Fleisch, Innereien und Fisch. Austern sind mit bis zu 160 Milligramm Zink pro 100 Gramm echte »Zinkbomben«. Auch Vollkorngetreide und Hülsenfrüchte sind gute Zinklieferanten. Allerdings kann der Körper Zink aus tierischen Nahrungsmitteln besser verwerten als aus pflanzlicher Kost.

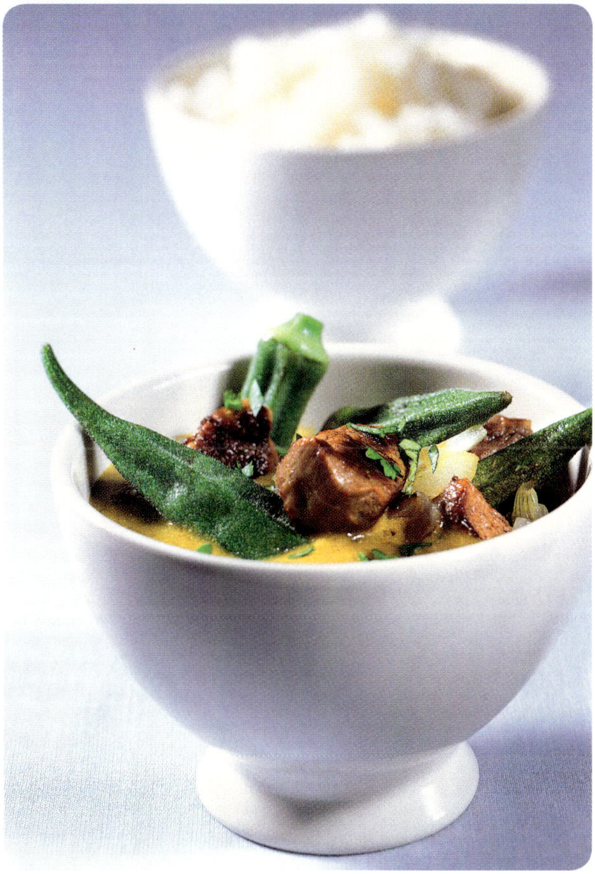

Die Aufnahme von Zink wird durch Eiweiß erhöht – beides ist u. a. reichlich in magerem Fleisch enthalten.

Antiaging mit Vitalstoffen

Die mittlere Lebenserwartung der Europäer hat sich in den letzten 100 Jahren dank der medizinischen Forschung und Verbesserung der Lebensbedingungen nahezu verdoppelt. Schätzungen zufolge sind im Jahre 2010 mehr als 20 % der europäischen Bevölkerung älter als 70 Jahre. Mit zunehmendem Alter steigt jedoch die Gefahr körperlicher Beeinträchtigungen und die Anfälligkeit für Krankheiten.

Umweltgifte und Schadstoffmoleküle wie etwa die freien Radikale machen uns alt und krank. Sie müssen daher im Rahmen einer Antiaging-Therapie ausgeschaltet und bekämpft werden.

Symptome des Alterns sind:

- Konzentrations- und Gedächtnisstörungen
- graue Haare und Haarausfall
- faltige Haut
- Nachlassen der körperlichen Leistungsfähigkeit, Herzschwäche, Muskelschwund
- Nachlassen der Belastbarkeit und Beweglichkeit der Gelenke
- brüchige Knochen und Wirbelkörper
- erhöhte Infektanfälligkeit
- Anfälligkeit für Alterskrankheiten wie Alzheimer, Krebs, Altersdiabetes, Herz- und Gefäßkrankheiten, Osteoporose, Rheuma

Die medizinische Disziplin Antiaging strebt nicht nur nach einer simplen Verlängerung des menschlichen Lebens, sondern vielmehr nach dem Erhalt der Gesundheit, der Lebensfreude und der Vitalität im – möglichst hohen – Alter. Anstelle des Begriffs »Antiaging« sind deshalb die Bezeichnungen »Well-Aging« oder »Successfull-Aging« zutreffender. Darunter werden alle Maßnahmen verstanden, mit denen Alterungsprozesse verzögert oder aufgehalten werden – Maßnahmen, die die Lebensqualität im Alter entscheidend verbessern können. Mit dazu gehört u. a. die optimale Versorgung mit lebensnotwendigen Vitalstoffen.

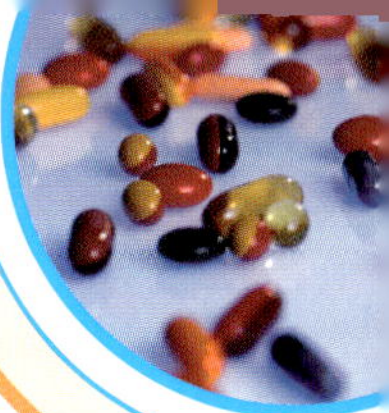

Mineralstoffmangel im Alter

Es gibt vielfältige Ursachen, warum ältere Menschen eine schlechte Versorgung mit Mineralstoffen aufweisen:

- schlechte Ernährung, viel Fett, Zucker, Alkohol und Salz, zu wenig Ballast- und Vitalstoffe, unregelmäßige Nahrungsaufnahme (betrifft alle Vitalstoffe)
- Abnahme der täglichen Vitalstoffzufuhr über die Nahrung aufgrund eines geringeren Kalorienbedarfs (betrifft alle Vitalstoffe)
- Einschränkungen der Nährstoffverwertung (betrifft Vitamin B_{12}, Folsäure, Vitamin C, Zink, Eisen).
- mangelhafte Nährstoffversorgung von Senioren in Alters- und Pflegeheimen (betrifft alle Vitalstoffe)
- Appetitlosigkeit, auch medikamentös bedingte, sowie ein veränderter Geruchs- und Geschmackssinn (betrifft alle Vitalstoffe)
- Immobilität, körperliche Behinderungen; dadurch zu wenig Sonnenlicht, woraus ein Vitamin-D-Mangel entsteht
- Zahnprobleme (Gebiss), Kauschwierigkeiten, Schluckbeschwerden (betrifft alle Vitalstoffe)
- Einschränkung der Nierenfunktion (betrifft v. a. die magnesiumabhängige Vitamin-D-Aktivierung in den Nieren)
- hormonelle Veränderungen (betrifft den Haushalt von Kalzium, Magnesium, Vitamin D)
- Rauchen und Alkoholkonsum (betrifft B-Vitamine, Magnesium, Vitamin C, Selen)
- Störungen der Magensäurebildung und häufige Erkrankungen des Magen-Darm-Traktes wie Magengeschwür oder chronische Gastritis (betrifft Vitamin B_{12}, Kalzium, Zink)

Mittelbare Ursachen für eine schlechte Ernährung älterer Menschen können u. a. auch Demenz, Depressionen, soziale Isolation und Armut sein.

Rauchen und Alkohol – eine äußerst gefährliche Kombination: Wer lange leben möchte, sollte sich das Rauchen definitiv abgewöhnen. Vor allem in Kombination mit Alkohol haben Zigaretten eine verheerende Wirkung.

Zigaretten rauben dem Körper wichtige Vitalstoffe. Nicht zuletzt deshalb ist das Risiko, an Herz-Kreislauf-Krankheiten oder Krebs zu erkranken, bei Rauchern sehr hoch. In Bezug auf die Entwicklung von Krebs ist Tabakrauch das gefährlichste Umweltgift überhaupt. Tabakrauch ist der Hauptverursacher von Lungenkrebs, Blasenkrebs, Nierenkrebs und Pankreaskrebs. Über 40 Substanzen des Tabakrauchs wirken Krebs erregend. In Kombination mit Alkohol verursacht Tabakrauch zudem die meisten Fälle von Mund- und Rachenkrebs, Speiseröhren- und Kehlkopfkrebs.

Arzneimittel als Vitalstoffräuber

Abführmittel, Cholesterinsenker, Kortisonpräparate und Antidepressiva können massiv die Aufnahme von lebenswichtigen Vitalstoffen stören.

- Kortisonpräparate vermindern die Kalziumresorption im Darm, steigern die Kalziumausscheidung über die Nieren und machen das für die Knochenfestigkeit so wichtige Vitamin D, das das Kalzium in die Knochen bringt, wirkungslos. Die Folge: Knochenentkalkung durch Kortison. Man spricht daher auch von einer Kortikoid-Osteoporose. Unter Kortisontherapie ist außerdem der Vitamin-C-Bedarf deutlich erhöht.
- Antidepressiva und opioidhaltige Schmerzmittel vermindern den Appetit und beeinträchtigen die normale Magen-Darm-Funktion (betrifft alle Vitalstoffe).

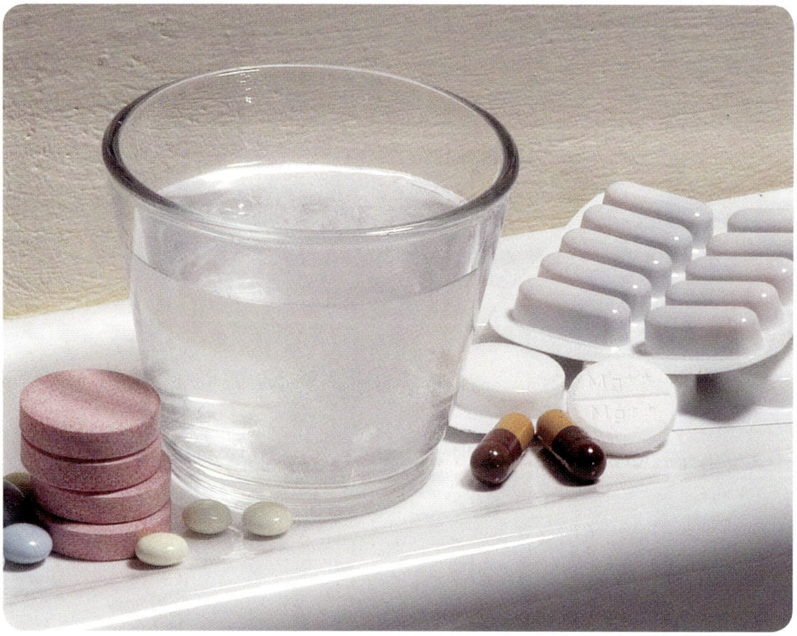

Wer Medikamente einnimmt, behindert oft die Aufnahme von wertvollen Vitalstoffen.

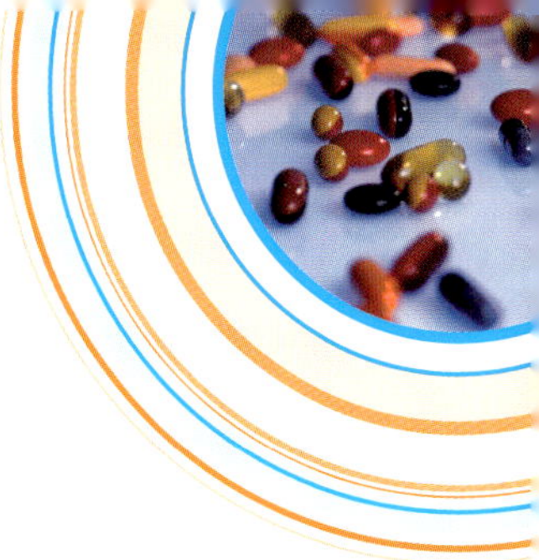

- Resorptionsstörungen für verschiedenste Vitalstoffe werden durch Abführmittel oder Blutfettsenker (Colestyramin) verursacht. Cholestyramin beispielsweise bindet Gallensäuren und vermindert dadurch die Aufnahme der fettlöslichen Vitamine E, D, K, A und der Karotinoide.
- CSE-Hemmer (Statine) hemmen nicht nur die Cholesterinsynthese, sondern auch die des fettlöslichen Antioxidans Coenzym Q_{10}.
- Schmerzmittel (Indometacin, Diclofenac) können durch Schäden an der Darmschleimhaut Verdauungs- und Resorptionsstörungen verursachen (betrifft alle Vitalstoffe).
- Breitbandantibiotika (Sulfonamide, Tetrazykline) können die Darmflora zerstören und zu Durchfall führen (betrifft alle Vitamine, außerdem Beeinträchtigung der Vitamin-K-Synthese im Darm).
- Tetrazykline (Antibiotika) hemmen die Rückresorption und erhöhen die Ausscheidung von Vitamin C über die Nieren.
- Säureblocker (Antazida) verursachen durch die pH-Wert-Verschiebung oder durch Komplexbildung Resorptionsstörungen von Vitamin B_{12}, Folsäure, Zink und Eisen.
- Diuretika (harntreibende Mittel) führen zu Vitalstoffverlusten, insbesondere von Zink, Magnesium und B-Vitaminen.
- Krebsmittel steigern die oxidativen Belastungen des gesamten Organismus und damit den Bedarf an Antioxidantien (betrifft Vitamin C, E, Coenzym Q_{10}, Selen).
- Das zur Gichttherapie eingesetzte Colchizin verursacht Schäden an der Darmschleimhaut und führt zu einer deutlichen Reduktion der Vitamin-B_{12}-Resorption.
- Das bei Rheuma und Morbus Crohn eingesetzte Sulfasalazin stört die Folsäureresorption.
- Antiepileptika stören den Vitamin-D-Stoffwechsel und erhöhen das Osteoporoserisiko.

Mangel an Folsäure, Vitamin B_6 und B_{12} führen im Alter häufig zu Depressionen und Störungen des Kurzzeitgedächtnisses. Studien belegen, dass die geistige Leistungsfähigkeit durch diese B-Vitamine sowie Vitamin C und E verbessert werden kann.

Generell haben ältere Menschen besonders häufig einen Mangel an Magnesium, Kalzium, Zink, Selen, Folsäure, Vitamin B_1, B_6, B_{12}, C, D und E. Dies macht sich durch eine Vielzahl physischer und psychischer Symptome bemerkbar, z. B. durch verringerte Leistungsfähigkeit und schlechtes Gedächtnis, erhöhte Infektanfälligkeit, Appetitlosigkeit,

Gewichtsverlust, Müdigkeit, Antriebslosigkeit und Abgeschlagenheit, erhöhte emotionale Labilität und Reizbarkeit, depressive Verstimmungen, Osteoporose, Altersflecken.

Älter werden, ohne alt auszusehen

Altern ist ein voranschreitender biologischer und zeitabhängiger Prozess, der im Spannungsfeld unserer Erbanlagen, der Umwelteinflüsse und unserem Lebensstil stattfindet. Nach der modernen Altersforschung kann der Mensch gegenwärtig ein maximales Alter von etwa 115 Jahren erreichen. Unser Ziel sollte es aber nicht nur sein, möglichst lange, sondern möglichst lange und möglichst gut zu leben. Hohe Lebensqualität gepaart mit Vitalität machen das Alter zu einer guten Lebensphase.

Wir haben unser Schicksal selbst in der Hand, denn wir können viele Faktoren, die den Alterungsprozess beschleunigen, bestimmen. Über ein Drittel aller Alterskrankheiten könnten durch einen gesunden Lebensstil wie eine ausgewogene Ernährung mit Reduktion von kalorien- und fettreicher Kost, mehr Bewegung, Verzicht auf Nikotin, Stressvermeidung und ausreichend Schlaf vermieden werden.

Gesundes Altwerden ist eine lebenslange Aufgabe. Zur Erhaltung guter Gesundheit und Vitalität gehört eine schon in jungen Jahren gesunde Lebensführung. Rauchen Sie nicht, trinken Sie nicht zu viel Alkohol, ernähren Sie sich vitalstoffreich, und bewegen Sie sich.

Altern und Ernährung: Über 60 % der mit dem Alter immer häufiger auftretenden Erkrankungen sind ernährungsabhängig. Eine kalori-

Dinner cancelling

Verzichten Sie öfter einmal auf Mahlzeiten nach 17 Uhr. Dadurch wird der Stoffwechsel herabgesetzt und hat einfach nachts nicht mehr so viel zu tun. Die Folge ist, Sie schlafen besser und können dabei sogar abnehmen. Eine Maßnahme, die unter Umständen lebensverlängernd wirkt. In Tierversuchen fand man nämlich heraus, dass eine kalorienreduzierte Kost (ca. 70 % des Normalverbrauchs) zu einer Verlängerung der Lebenserwartung von ca. 30 bis 50 % führen kann. Dies wird auf eine geringere oxidative Belastung mit freien Radikalen durch das Herabsetzen des Stoffwechsels zurückgeführt.

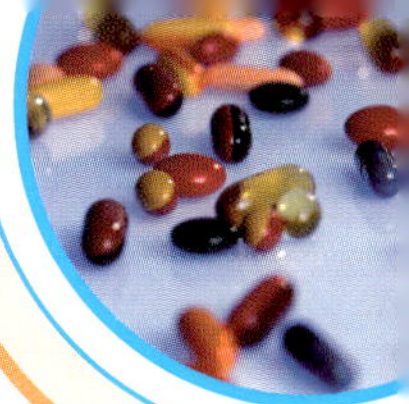

enangepasste und vollwertige Ernährung mit Vollkornprodukten, frischem Obst und Gemüse stärkt das Immunsystem, hemmt Entzündungen und wirkt lebensverlängernd, da sie hilft, Alterskrankheiten vorzubeugen.

Bewegung hält beweglich: Gesundes Altwerden setzt grundsätzlich ein gesundes Körpergewicht voraus. Wer übergewichtig ist, hat eine niedrigere Lebenserwartung. Ein normales gesundes Gewicht erreichen Sie aber nicht nur durch vernünftige Ernährung, sondern vor allem auch durch mehr Bewegung. Regelmäßige körperliche Aktivität an der frischen Luft ist einer der wichtigsten lebensverlängernden Faktoren. Wer regelmäßig schwimmt, mit dem Fahrrad fährt oder läuft, trainiert seine Muskeln, hält sein Herz-Kreislauf-System in Schwung und beugt Osteoporose vor.

Mit zunehmendem Alter kann der Organismus aus der Nahrung nicht mehr alle wertvollen Vitalstoffe in vollem Umfang aufnehmen. Daher gewinnt die ergänzende Zufuhr ab 50 mehr und mehr an Bedeutung.

Die wichtigsten Antiaging-Vitalstoffe

Eine gute Ernährung, viel Bewegung, eine gesunde Lebensführung überhaupt können das Altern verzögern. In Verbindung mit einer optimalen Zufuhr an Vitaminen und anderen Vitalstoffen kann außerdem eine größtmögliche Vitalität im Alter erhalten werden.
Menschen im fortgeschrittenen Alter haben relativ häufig einen schlechten Nährstoffstatus. Außerdem nehmen ältere Menschen unter Umständen Medikamente ein, die eine erhöhte Vitalstoffzufuhr nötig machen.
Aus diesen Gründen verdient die Versorgung mit Vitalstoffen in der Vorbeugung von Alterskrankheiten besondere Aufmerksamkeit.

Antioxidantien – Rostschutz für die Zellen

Freie Radikale spielen beim Alterungsprozess und der Entwicklung von Alterskrankheiten eine zentrale Rolle. Die aggressiven Verbindungen entstehen permanent in den Zellen bei der Energiegewinnung mit Hilfe eingeatmeten Sauerstoffs. Unser Körper wird normalerweise vor ihrem unkontrollierten Angriff durch ein ganzes so genanntes antioxidatives Schutzschild geschützt. Dazu gehören neben Enzymen auch die Vitamine C, E sowie Provitamin A (Beta-Karotin), die Vitaminoide Coenzym Q_{10} und Alpha-Liponsäure sowie die Spurenelemente Selen und Zink.

Nach der »Freie-Radikale-Theorie des Alterns« (Free Radical Theory of Aging) kommt es im Laufe unseres Lebens zu einer Erschöpfung dieser antioxidativen Schutzreserven und dadurch zu einer Anhäufung von oxidativen Zell- und Organschäden. Diese beeinträchtigen die Funktionen unseres Körpers so schwer, dass die Energiegewinnung in einzelnen Organen wie in Herz, Gehirn, Nieren mit der Zeit nachlässt und schließlich vollständig ausfällt. Deshalb ist es ganz wichtig, dem Körper bereits frühzeitig und stetig genügend Antioxidantien zuzuführen.

Wer gut mit Vitamin E versorgt ist, hat beispielsweise ein deutlich geringeres Risiko, im Alter an den gefürchteten Alterskrankheiten Alzheimer oder Parkinson zu erkranken. Denn unsere Nerven- und Gehirnzellen werden durch Vitamin E vor dem Angriff freier Radikale geschützt. Vitamin-E-Mangel lässt daher u.a. das Gehirn schneller alt werden. Als Radikalfänger und Aktivator des Immunsystems ist eine gute Vitamin-E-Versorgung ein wichtiger Faktor zum Erhalt der Vitalität und Leistungsfähigkeit. Denn bei Vitamin-E-Mangel leidet auch unser Immunsystem.

Vitalstoff-Tipp

Beugen Sie der Entwicklung von typischen Alterskrankheiten durch eine tägliche Extraportion an Vitamin C vor. Und keine Sorge wegen einer möglichen Überdosierung: Sie können nie zu viel an Vitamin C zu sich nehmen, da der Körper ausscheidet, was er nicht benötigt.

Folsäure, Vitamin B_6 und B_{12} gegen den Gefäßkiller Homocystein

Homocystein schädigt unsere Blutgefäße und Nervenzellen. Mit zunehmendem Alter steigt der Homocysteinspiegel im Blut an und damit das Risiko, an Alzheimer, Herzinfarkt oder Schlaganfall zu erkranken. Achten Sie daher auf Ihren Folsäurespiegel, und nehmen Sie genügend Vitamin B_{12} und B_6 zu sich, denn diese Vitalstoffe machen den Gefäß- und Nervenkiller Homocystein unschädlich. Unter den drei Vitaminen treten am häufigsten bei der Folsäure Versorgungsengpässe auf.

Zink für Immunsystem und Muskelmasse

Auch ein Mangel an Zink ist bei älteren Menschen weit verbreitet. Durch zu wenig Zink erhöht sich die Infektanfälligkeit, die Heilung von Wunden dauert länger, wodurch Hautkrankheiten entstehen können.

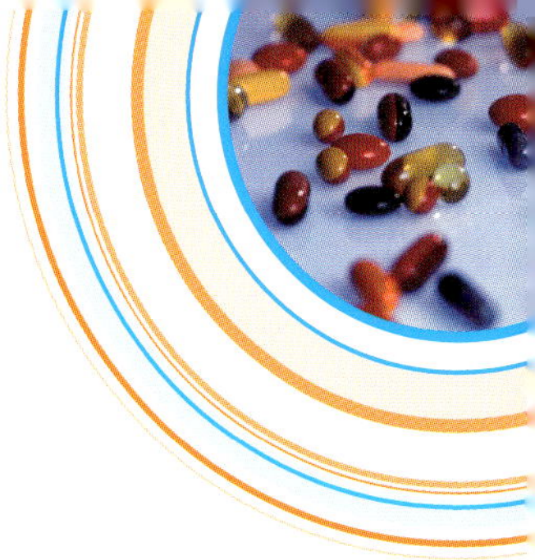

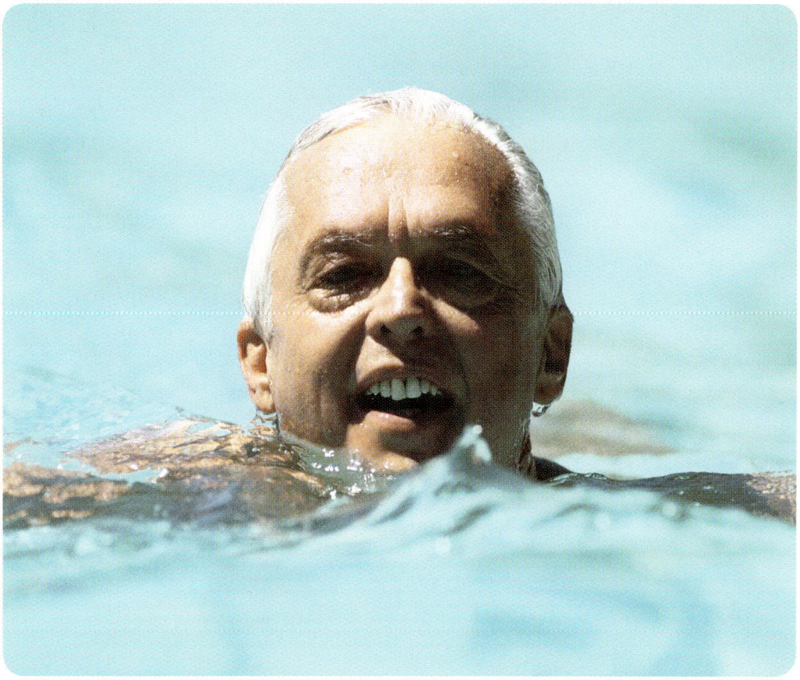

Schwimmen stärkt nicht nur Muskeln und das Herz-Kreislauf-System. Auch die Knochen profitieren von der Bewegung.

Die Gründe für Zinkmangel im Alter sind vor allem eine fleischarme Ernährung oder Erkrankungen wie Altersdiabetes, Magengeschwüre und Lebererkrankungen. Eine Nahrungsergänzung mit Zink stärkt das Immunsystem und unterstützt die stoffwechselaktive Muskelmasse. Auch die geistige Fitness wird durch Zink gestärkt.

Kalzium und Vitamin D für gesunde Knochen

Im Alter führen funktionelle Einschränkungen der Nieren zu erhöhten Kalziumverlusten. Hinzu kommt, dass ältere Menschen sich manchmal zu wenig an der frischen Luft und in der Sonne aufhalten. Vitamin-D-Mangel ist deshalb einer der häufigsten Vitalstoffmängel im Alter. Vitamin D wird allerdings für die Kalziumabsorption und den Einbau von Kalzium in den Knochen benötigt. Mit zunehmendem Alter sinkt darüber hinaus die Fähigkeit der Haut, Vitamin D zu bilden. Zum Schutz vor Osteoporose wird im Alter eine gute Versorgung mit Vitamin D, Kalzium und anderen knochenwirksamen Vitalstoffen wie Kupfer und Fluor empfohlen.

Auch wer sich im Alter immer noch regelmäßig bewegt, z. B. Ausdauersport betreibt, kann etwas für seine Knochen tun: Bewegungsreize verhindern Knochenabbau.

Antiaging mit Vitalstoffen – Dosierungsempfehlung

Als Grundlage der Nahrungsergänzung empfiehlt sich eine ausgewogene Vitamin-Mineralstoff-Kombination und die zusätzliche Ergänzung von Antioxidantien.

Vitalstoff	Tageszufuhr	
Vitamin-B-Komplex für Nerven und Energiestoffwechsel		
Vitamin $B_1/B_2/B_5/B_6$	5 – 50	mg
Niacinamid	20 – 200	mg
Vitamin B_{12}	5 – 50	µg
Folsäure	0,4 – 1	mg
Biotin	0,1 – 0,3	mg
Cholin	10 – 100	mg
Inositol	10 – 100	mg
Antioxidantien		
Vitamin C	200 – 500	mg
Vitamin E	200 – 500	IE
Beta-Karotin/Karotinoide	5 – 20	mg
Coenzym Q_{10}	15 – 60	mg
Selen	70 – 100	µg
Mangan	2 – 10	mg
Kupfer	1 – 3	mg
Alpha-Liponsäure	60 – 200	mg
zur Unterstützung des Immunsystems		
Vitamin A	2000 – 5000	I.E.
Zink	10 – 15	mg
Vitamin C, B_6, Selen (siehe oben)	(bereits abgedeckt)	
knochenwirksame Vitalstoffe		
Kalzium	500 – 1500	mg
Vitamin D	500 – 2000	I.E.
Magnesium	250 – 500	mg
Vitamin K	30 – 150	µg
Kupfer, Mangan, Zink (siehe oben)	(bereits abgedeckt)	
herzwirksame Vitalstoffe		
Omega-3-Fettsäuren	1 – 1,5	g
Magnesium, Coenzym Q_{10}	(bereits abgedeckt)	
Vitamin E, C (siehe oben)	(bereits abgedeckt)	

Die kombinierte Aufnahme von Antioxidantien – bestimmten Vitaminen, Mineralstoffen, Spurenelementen und Bioaktivstoffen – ist eine wichtige Schutzmaßnahme gegen frühzeitiges Altern.

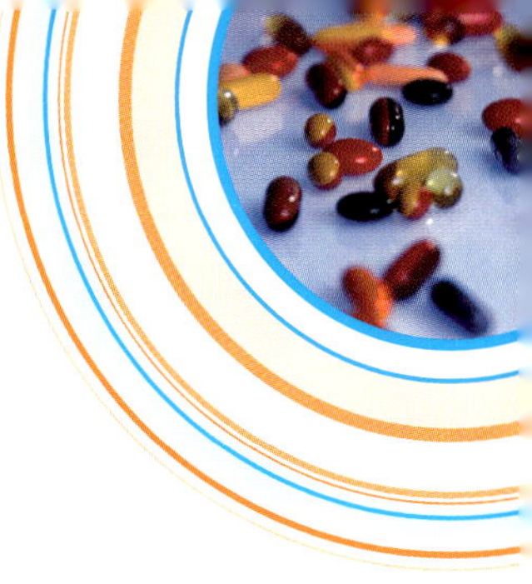

Für Nerven und Gehirn: Carnitin, Alpha-Liponsäure und Coenzym Q_{10}

Wir altern und degenerieren zuerst in denjenigen Strukturen unserer Zellen, die ständig Energie produzieren, in den Zellkraftwerken, den so genannten Mitochondrien. L-Carnitin und Alpha-Liponsäure sind aber wichtige Hochleistungsstoffe, die den antioxidativen Zellschutz und den Energiestoffwechsel der Nervenzellen verbessern.
Bereits ab dem 30. Lebensjahr nimmt die Produktion von Coenzym Q_{10} in der Körperzelle stetig ab, spätestens ab dem 40. Lebensjahr sollten Sie täglich Coenzym Q_{10} ergänzen. Denn wenn das Gehirn nicht mehr ausreichend mit Coenzym Q_{10} versorgt wird, können frühzeitig nachlassende Gedächtnisleistungen, Konzentrations- und Orientierungsstörungen auftreten.

Die Produktion des körpereigenen Coenzyms Q_{10} in den Zellen nimmt bereits ab dem 30. Lebensjahr stetig ab. Bekommt das Gehirn zu wenig davon, bedeutet das frühzeitiges geistiges Altern.

Das Gedächtnis stärken mit Deanol

Gedächtnisstörungen und Konzentrationsprobleme nehmen in Deutschland zu. Wesentliche Voraussetzung, dass in unserem Gehirn alles reibungslos funktioniert, sind Neurotransmitter. Im Alter nimmt die Produktion dieser auch als Nervenboten bezeichneten Stoffe ab. Erste Anzeichen sind beispielsweise Wortfindungsstörungen. Der körpereigene Stoff Deanol, von Fachleuten auch als Dimethylaminoethanol (DMAE) bezeichnet, ist ähnlich wie Cholin ein natürlicher Baustein, aus dem sich der Körper bei Bedarf den fehlenden Nervenbotenstoff Acetylcholin bilden kann. Die stark leistungsfördernde Wirkung von Deanol ist allerdings nicht nur auf das Gehirn beschränkt. Auch die körperliche Leistungsfähigkeit und die Widerstandsfähigkeit menschlicher Zellen wird erheblich verbessert und unterstützt.

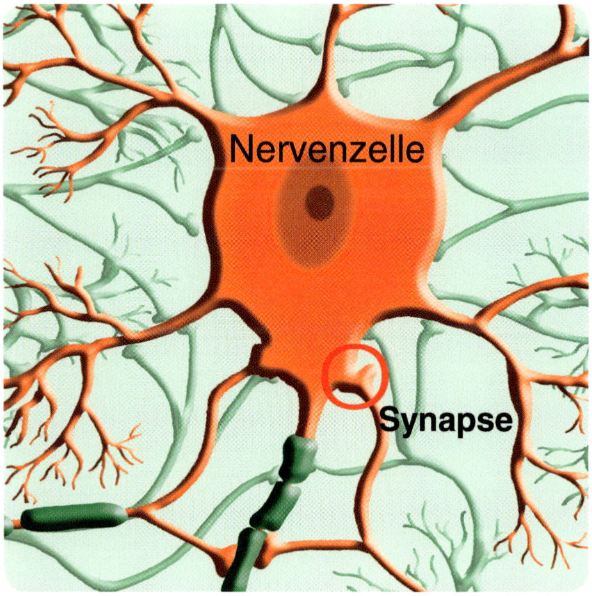

Nervenbotenstoffe wie Deanol werden für die Reizweiterleitung an den Verbindungsstellen (Synapsen) von Nervenzellen benötigt.

Antiaging – Vitalstoffe haben vielfältigen Nutzen Interview mit Professor Dr. med. Johannes C. Huber

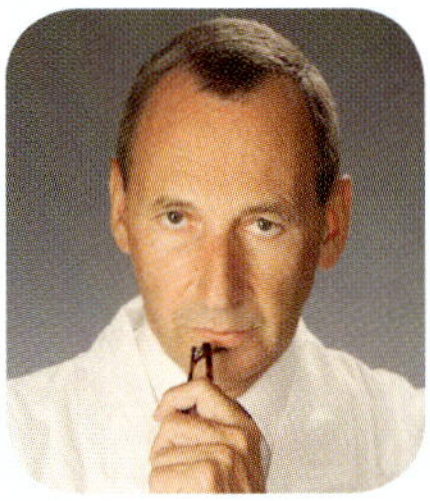

Prof. Dr. med. Johannes C. Huber ist Leiter der klinischen Abteilung für gynäkologische Endokrinologie an der Universitätsklinik für Frauenheilkunde, AKH Wien. Er gilt als »Hormonpapst« und hat bereits mehrere erfolgreiche Ratgeber veröffentlicht.

Die Antiaging-Medizin wird häufig nur als Lifestyle-Medizin angesehen, die als Wunderwaffe gegen Falten eingesetzt wird und durch Hormoncocktails für ewige Jugend und sexuelle Potenz sorgen soll. Was kann die Antiaging-Medizin leisten, welche Ziele und therapeutischen Grenzen hat sie?

Prof. Huber Die Antiaging-Medizin hat nicht nur kosmetische Ziele und möchte auch nicht mit Gewalt das Leben verlängern, sondern ihre Intention ist es, die Lebensqualität in der zweiten Lebenshälfte gut zu erhalten, ohne Bypass-Operation, ohne Osteoporose und auch mit der Möglichkeit, Kreuzworträtsel noch mit 80 Jahren lösen zu können. Die Antiaging-Medizin ist eigentlich eine Präventivmedizin – eine präventive Krebsmedizin, eine präventive Urologie und eine präventive Neurologie. Vor allem das Vorbeugen gegenüber neuro-degenerativen Erkrankungen, z. B. Alzheimer und Parkinson, wird eine große Herausforderung für die nächsten Jahre werden.

Das chronologische und das biologische Alter können um mehr als 20 Jahre voneinander abweichen. Welchen Stellenwert nimmt ein gesunder Lebensstil, z. B. regelmäßige körperliche Aktivität, Nichtrauchen und eine optimale Versorgung mit Vitalstoffen, im Rahmen moderner Antiaging-Strategien ein?

Prof. Huber Der gesunde Lebensstil ist für den Alterungsprozess von größter Bedeutung und wurde von zahlreichen Autoren mit der Wichtigkeit der so genannten »3 L« beschrieben, die für Lernen, Laufen und Lieben stehen. Einfache Maßnahmen, die nichts kosten und die erwiesenermaßen der Gesundheit gut tun.

Ein weiterer wichtiger Antiaging-Faktor ist die Ernährung: Zahlreiche Enzyme unseres Körpers verlangen Spurenelemente oder andere Moleküle, die man als Vitalstoffe bezeichnen kann. Auf diese muss man mit fortschreitendem Alter allein deshalb schon besonders achten, weil die Resorptionsrate aus der Nahrung für viele Vitalstoffe abnimmt und eine Supplementierung deswegen sinnvoll erscheint.

Aminosäuren bilden die kleinsten Bausteine der Eiweiße und haben einen großen Einfluss auf unseren Hormonhaushalt. Beispielsweise stört ein Mangel an L-Tryptophan die körpereigene Produktion des Hormons Serotonin, das die Stimmungslage und Schlafqualität regelt. Bei welchen Beschwerden und Krankheiten ist die Gabe von L-Tryptophan sinnvoll?

Prof. Huber Das L-Tryptophan wird bereits medikamentös angewendet – ein Zeichen, wie wichtig diese Aminosäure für die Psyche tatsächlich ist. Depressive Verstimmung und Schlaflosigkeit können durch einen Mangel an L-Tryptophan hervorgerufen werden, aber auch das Aussprossen von Neuronen, also die Bildung neuer Nervenstränge, scheint tryptophanabhängig zu sein. Für das Gehirn ist diese Aminosäure damit ein ganz wichtiger Stoff.

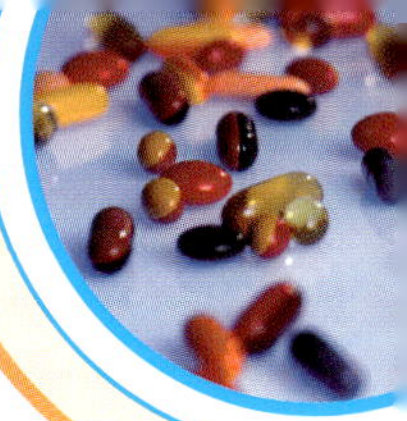

Eine wichtige Aminosäure in der Antiaging-Medizin ist das L-Glutathion. Warum ist diese Aminosäure für die Vitalität unserer Körperzellen und unseres Immunsystems so wichtig?

Prof. Huber Den »Fangmechanismen für freie Radikale« kommt in unserem Körper besondere Bedeutung zu. Die Aminosäure Glutathion ist ein zentraler Bestandteil dieser antioxidativen Neutralisierungsmechanismen, ein wichtiger Schutzschild unseres Körpers. Es schützt die Körperzellen und unser Genmaterial vor dem zerstörerischen Angriff der aggressiven Radikale. Glutathion findet man daher in jeder Körperzelle! Glutathion recycelt darüber hinaus oxidativ verbrauchtes Vitamin C und E!

Die mit zunehmendem Alter immer häufiger auftretenden Zivilisationskrankheiten wie z. B. Herz-Kreislauf- und Krebserkrankungen sind zu 50 bis 70% ernährungsbedingt. Welche Rolle spielen in diesem Zusammenhang Verzuckerungsprodukte, so genannte AGEs?

Prof. Huber Verzuckerungsprodukte, durch erhöhten Zucker im Blut veränderte Eiweiße, kurz AGEs genannt, spielen beispielsweise eine Schlüsselrolle bei der Entstehung diabetischer Folgeerkrankungen. Diese schädlichen Stoffwechselschlacken fallen aber auch vermehrt im höheren Alter und bei Zigarettenrauchern an. Beim Garen stark gebräunter Nahrungsmittel (z. B. Fleisch) entstehen vermehrt AGEs, und auch Colagetränke und Bier sind reich an AGEs! Bei Diabetikern kann mit AGEs belastete Nahrung die Durchblutung nach einer Mahlzeit über Stunden beeinträchtigen und kleinste, für die Organversorgung wichtige Blutgefäße enger stellen. Je kürzer und schonender Lebensmittel zubereitet werden, desto weniger AGEs und umso mehr Vitalstoffe enthalten sie.

Haben antioxidative Vitalstoffe wie Coenzym Q_{10} einen positiven Einfluss auf Alterungsprozesse?

Prof. Huber Die Bedeutung der Mitochondrien im Alterungsprozess ist in der letzten Zeit intensiv beforscht und gut dokumentiert worden: Mit zunehmendem Alter sinken die Coenzym-Q_{10}-Spiegel im Körper! Jede unserer Zellen aber braucht dieses fettlösliche Antioxidans. Coenzym Q_{10} schützt die Zellen, unterstützt die körperliche Fitness und Herzfunktion, es ist hilfreich bei Stress und hoher Belastung. Nur wenn ausreichend Coenzym Q_{10} im Körper vorhanden ist, sind die Zellen in der Lage, die für alle Stoffwechselprozesse nötige Energie zu produzieren.

Was macht eigentlich die Bedeutung der so häufig als Antiaging-Mittel gepriesenen pflanzenbetonten Ernährung aus?

Prof. Huber Den in den Pflanzen vorkommenden Stoffen kommt auch für die menschliche Gesundheit ein besonderer Stellenwert zu. Pflanzen können vor dem Sonnenlicht und vor anderen Stressfaktoren nicht fliehen, deswegen haben sie besondere Strategien entwickelt, um sich gegen freie Radikale in ihrem Inneren, aber auch gegen Fraßfeinde zu schützen. Weitere spezielle Stoffe in Pflanzen steuern die Vermehrung oder das Wachstum. Die Vitamine sind ein Teil dieser pflanzlichen Strategien, sekundäre Pflanzenstoffe ein anderer bedeutender. Diese Inhaltsstoffe machen pflanzliche Nahrung auch für den Menschen so wertvoll.

Zum Schluss noch eine persönliche Frage: Nehmen Sie selbst täglich Vitalstoffe ein? Auf welche achten Sie besonders?

Prof. Huber Ich trinke so oft ich kann Tomatensaft, Rote-Rüben-Saft und Karottensaft, esse gerne Knoblauch und bevorzuge grünen Tee. Wenn ich diese Lebensmittel nicht mit der Nahrung aufnehmen kann, dann greife ich auch gerne auf Tabletten oder Pillen zurück, die die darin vorkommenden Vitalstoffe enthalten.

Kinder benötigen viele Vitalstoffe

»Keine Kekse mehr fürs Krümelmonster«, so lautet der Titel eines Beitrages in der Ärztezeitung über die Ernährungsgewohnheiten US-amerikanischer Kinder vom 12. April 2006. Das blaufellige Stofftier aus der beliebten TV-Serie »Sesamstraße« darf nun im US-Fernsehen aufgrund seiner Vorbildfunktion nicht mehr so viele Kekse essen wie bisher. Denn zu viele Kinder in den USA sind zu dick. Aber nicht nur dort: Auch in Deutschland leiden immer mehr Kinder und Jugendliche an Übergewicht.

Amerikanische Studien belegen: Eine unausgewogene, vitalstoffarme Ernährung mit hohem Fett- und Zuckeranteil geht mit einer verringerten intellektuellen Entwicklung, Lernstörungen und verstärktem asozialen Verhalten, d.h. erhöhter Aggressivität und Gewalttätigkeit, einher.

Nach aktuellen Schätzungen sind hierzulande bis zu 20 % aller Kinder und Jugendlichen übergewichtig. Das sind doppelt so viele wie noch Mitte der 80er Jahre. 8 % dieser Übergewichtigen gelten sogar als fettleibig. Parallel zu dieser Entwicklung nehmen auch die mit Übergewicht in ursächlichem Zusammenhang stehenden Erkrankungen im Kindesalter in erschreckendem Ausmaß zu. So weisen bereits 3 % der Kinder und Jugendlichen in Deutschland einen arteriellen Bluthochdruck auf, und etwa 5000 Kinder in Deutschland leiden unter Diabetes mellitus Typ 2 (Altersdiabetes!). Wie kommt es zu diesen erschreckenden Zahlen?

Die durchschnittliche tägliche Bewegung der Kinder hat sich in den zurückliegenden zwei Jahrzehnten dramatisch verringert. Die Kinder verbringen ihre Freizeit immer seltener auf dem Fußball- bzw. Spielplatz oder in der freien Natur, stattdessen zu einem immer höheren Anteil vor dem Fernseher oder Computer. 20 % der Schulkinder sitzen heute täglich mehr als vier Stunden vor dem Fernseher oder Computer. Zu diesem ausgeprägten Bewegungsmangel kommt bei vielen Kindern auch noch eine schlechte Ernährung – mit zu vielen gesättigten Fetten, zu viel Zucker und Weißmehl, mit zu wenig wichtigen Vitalstoffen.

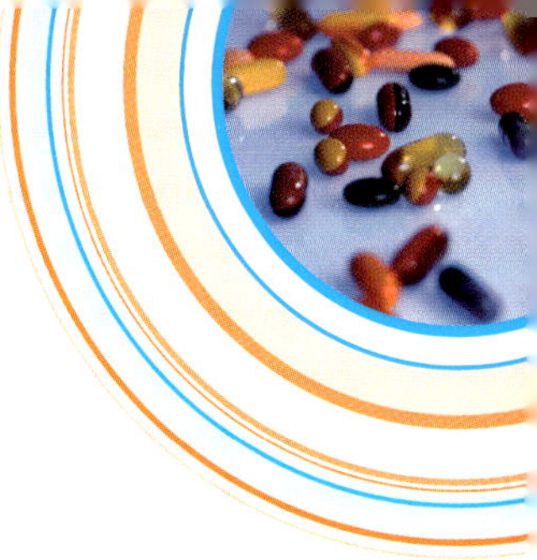

Vitalstoffmangel ist weit verbreitet

Gerade in der kindlichen Reifungs- und Entwicklungsphase ist die ausreichende Versorgung mit Vitalstoffen von besonderer Bedeutung. Dies betrifft sowohl die körperliche Entwicklung als auch die intellektuellen und sozialen Reifungsprozesse.
Vitalstoffe sind unabdingbare Substrate und Cofaktoren für die Entwicklung und Reifung des zentralen Nervensystems, des Immunsystems und des Hormonsystems.
Allerdings ist die Vitalstoffaufnahme von Kindern und Jugendlichen laut Institut für Ernährungswissenschaften in Wien nicht ausreichend. Eine Untersuchung an österreichischen Schulkindern zeigt vor allem eine schlechte Versorgung mit Eisen, Vitamin B_1, B_6, B_{12}, Vitamin D, Folsäure und Omega 3-Fettsäuren.

Kinder und Jugendliche verfügen in vielen Fällen nicht ausreichend über all die Vitalstoffe, die sie für ihre körperliche und geistige Entwicklung, zum Aufbau des Immunsystems und zur Produktion von Hormonen benötigen.

Eine Sache der Erziehung: Insbesondere in den ersten Jahren der Kindheit sind, was gesundes Essen anbelangt, die Eltern gefordert: Denn Kinder übernehmen die Ernährungsgewohnheiten der Eltern.

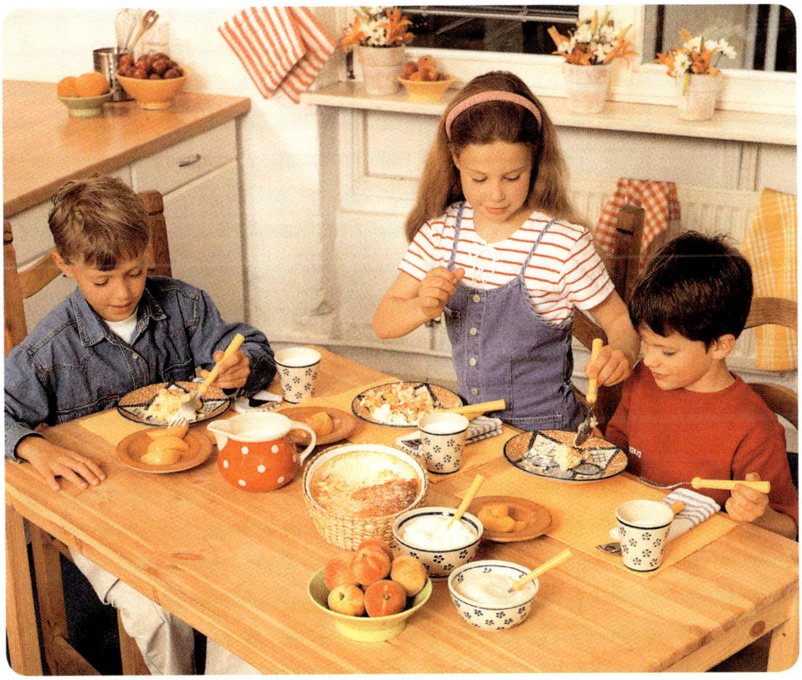

Eine optimale, vitalstoffreiche Ernährung ist Voraussetzung für die gesunde körperliche, intellektuelle und soziale Entwicklung in der Kindheit und in den Jugendjahren.

Die Knochenerkrankung Osteoporose kann man als eine Kinderkrankheit bezeichnen, die erst im Alter ausbricht. Da die Hauptmasse des Knochens bis zum 20. Lebensjahr gebildet wird, ist der Aufbau eines möglichst hohen Kalziumdepots in der Kindheit und Jugend die beste Garantie für starke Knochen bis ins Alter.

Festgestellt wird ein Eisenmangel durch den Arzt. Von einer Eisensubstitution ohne ärztliche Anleitung wird abgeraten. Denn zu viel Eisen steigert die Belastung mit freien Radikalen und ist deshalb kein Fall für die unkontrollierte Selbstmedikation. Der Mediziner aber kann aus dem Blutbild anhand erniedrigter Ferritinspiegel den Mangel an dem Spurenelement, anhand erniedrigter Hämoglobinwerte eine durch Eisenmangel bedingte Blutarmut (Eisenmangelanämie) nachweisen. Abhängig vom Alter gibt es bei Kindern und Jugendlichen unterschiedliche Grenzwerte, ab wann ein Eisenmangel bzw. eine Eisenmangelanämie vorliegt.

Kalzium – für Knochen, Nerven, Muskeln

Kalzium ist für die Lebensfähigkeit jeder unserer Körperzellen unerlässlich. Das Mineral spielt eine wichtige Rolle bei der Stabilisierung der Zellmembranen, aber auch bei der Reizübertragung im Nervensystem und der Muskelkontraktion. Von besonderer Bedeutung für Heranwachsende ist aber natürlich die Funktion von Kalzium als Knochenbaustoff.

Denn eine gute Kalziumzufuhr in Kindheit und Jugend stellt die beste Osteoporoseprophylaxe für spätere Jahre dar: Je größer die bis zum 35. Lebensjahr aufgebaute Knochenmasse, umso geringer ist im Alter das Risiko für Wirbel- und Oberschenkelhalsbrüche. Für Kinder und Jugendliche ist deshalb eine kalziumreiche Ernährung besonders wichtig.

Natürliche Kalziumlieferanten

Nahrungsmittel	Kalziumgehalt (mg/100 g)
Parmesan	1180
Emmentaler	1020
Grünkohl	230
Joghurt	145
Vollmilch	120
Spinat	126
Brokkoli	113
Fenchel	110
Buttermilch	109

Die wichtigsten kalziumreichen Nahrungsmittel sind hierzulande Milch und Milchprodukte, darunter die meisten Käsesorten. Viel Kalzium enthalten auch verschiedene Gemüsesorten (siehe auch die Tabelle), nennenswerte Mengen sind in Getreide, Nüssen und Sojabohnen. Damit möglichst viel Kalzium im Knochen eingebaut wird, ist für Kinder aber nicht nur eine gesunde Ernährung, sondern auch regelmäßige körperliche

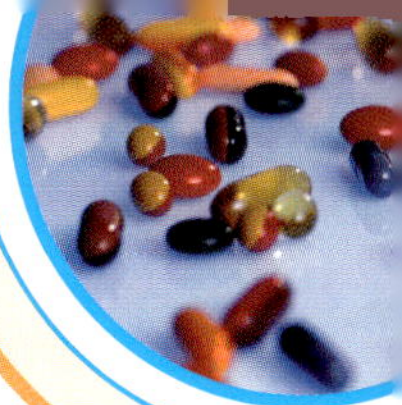

Aktivität an der frischen Luft wichtig: Tageslicht fördert die Bildung von Vitamin D, Helfer bei der Kalziumaufnahme in den Körper. Und: Ein Knochenaufbau findet nur statt, wenn wir uns bewegen und unseren Bewegungsapparat benutzen.

Viel zu wenig Kalzium nimmt ein Großteil der Bevölkerung in Deutschland auf, darunter vor allem Kinder. Jedes dritte Kind und jeder vierte Jugendliche ist laut Ernährungsbericht mit dem Mineral unterversorgt. Die wichtigsten Faktoren für eine schlechte Kalziumversorgung bei Kindern sind:

- ein zu geringer Verzehr von Milch und Milchprodukten
- der häufige Konsum von allgemein vitalstoffarmem Fastfood und phosphathaltigen Softdrinks, z. B. Colagetränke, Limonaden (Phosphat bindet im Blut Kalzium, sodass es dem Körper nicht mehr für seine eigentlichen Funktionen zur Verfügung steht)
- Vitamin-D-Mangel (das Vitamin verbessert die Aufnahme von Kalzium in den Körper)

Wenn der Körper in sonnenarmer Zeit selbst zu wenig Vitamin D produziert und über die Ernährung nicht genügend zugeführt bekommt, dann können die Knochen nicht genügend Kalzium aufnehmen.

B-Vitamine – nicht nur für die Nerven

Die Aufgabenfülle der acht lebenswichtigen B-Vitamine in unserem Körper ist ungeheuer groß:

- B-Vitamine sind u. a. für Nerven, Herz, Blut, für das Immunsystem und für eine gesunde Haut von Bedeutung.
- Sie sind außerdem unverzichtbare Coenzyme im Stoffwechsel der Kohlenhydrate, Fette und Eiweiße und daher in Entwicklungs- und Wachstumsphasen besonders wichtig.
- Vitamin B_1 ist das wichtigste Nervenvitamin. Es steigert die Gedächtnisleistung – fehlt es, versiegt der Energienachschub für die Nervenzellen. Das Vitamin ist außerdem an der Bildung des Glücks- und schlafregulierenden Hormons Serotonin beteiligt.

Für Denken, Lernen, Schlafen, die gute Bewältigung von Stress sowie für die emotionale Ausgeglichenheit ist eine gute Versorgung mit B-Vitaminen besonders wichtig. Abgeschlagenheit, geistige Trägheit, Müdigkeit oder Reizbarkeit, all das können die ersten Anzeichen einer schlechten Versorgung mit B-Vitaminen sein.

Magnesium und Omega-3-Fettsäuren – können dem »Zappelphilipp« fehlen

Hyperaktiv oder hypermotorisch – diese Bezeichnungen treffen auf Kinder zu, deren Verhalten durch drei Merkmale gekennzeichnet ist:

- Aufmerksamkeitsstörungen
- Impulsivität
- motorische Unruhe

Fachsprachlich wird diese Kombination von Symptomen als Aufmerksamkeits-Defizit-Hyperaktivitäts-Syndrom (ADHS) bezeichnet.

Einen viel versprechenden Therapieansatz bildet bei hyperaktiven Kindern die zusätzliche Versorgung mit Magnesium, Omega-3-Fettsäuren und Eisen.

Wissenschaftlichen Studien zufolge sind die durchschnittlichen Konzentrationen an Magnesium, Zink, Omega-3-Fettsäuren, Eisen und Kalzium bei hyperaktiven Kindern niedriger als bei gesunden. Daher sollte bei von ADHS betroffenen Kindern, bevor man eine Therapie mit Psychostimulanzien (z. B. Ritalin) erwägt, zunächst an den Vitalstoffhaushalt und die Ernährungsgewohnheiten gedacht und entsprechende Untersuchungen durchgeführt werden.

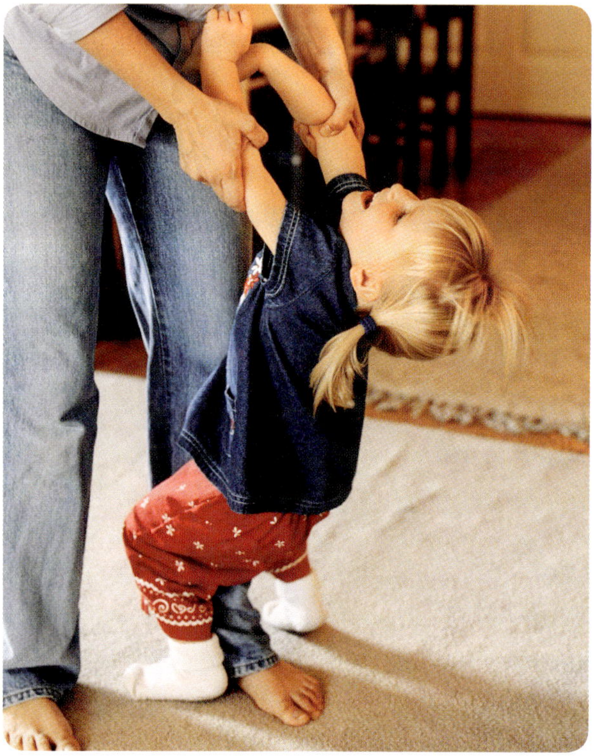

Am häufigsten wird ein Magnesiummangel beobachtet. Dies verursacht ein weites Spektrum an neurologischen und psychiatrischen Störungen und ist in den meisten Fällen bei Kindern mit Hyperaktivität verbunden. Die regelmäßige Einnahme von Magnesium (Dosierung bei Kindern: 4 bis 6 Milligramm Magnesium pro Kilogramm Körpergewicht) kann die Symptomatik deutlich bessern und auch die Standardtherapie der Hyperaktivität wesentlich effizienter machen.

Auch B-Vitamine und essenzielle Fettsäuren können fehlen. Denn diese Vitalstoffe werden für die Bildung von Neurotransmittern im Gehirn – beispielsweise Dopamin oder Serotonin – benötigt. Das sind Botenstoffe

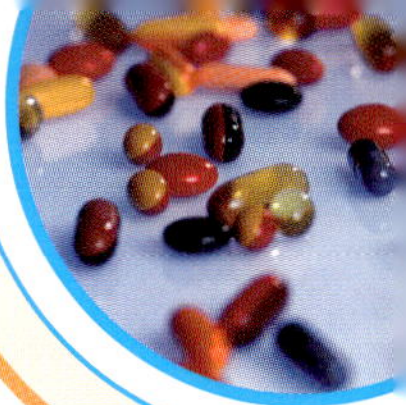

ADHS und Säure-Basen-Gleichgewicht

Viele Süßigkeiten, Softdrinks (Colagetränke, Fruchtsäfte) und Lebensmittel tierischer Herkunft in der Ernährung können das Säure-Basen-Gleichgewicht verschieben und die Übererregbarkeit des Nervensystems steigern. Auf dem Speiseplan der von ADHS betroffenen Kinder sollten deshalb viel Gemüse und Vollkornprodukte sowie möglichst wenig Zucker, Weißmehl und Süßigkeiten stehen!

der Nerven, die eine wichtige Voraussetzung für ein gutes Lernen und eine gesunde Psyche bilden. Ein Mangel an Neurotransmittern führt zu Nervosität, Gedächtnisstörungen und motorischer Unruhe, den bekannten Symptomen des ADHS.

Vor jeglicher Therapie sollte der Vitalstoffstatus bei hyperaktiven Kindern labordiagnostisch erfasst werden, insbesondere der Magnesiumgehalt der roten Blutkörperchen. Auch die Versorgung mit essenziellen Fettsäuren, Zink und Eisen sollte bei schlechtem Status durch Vitalstoffpräparate ergänzt werden.

Jod – wichtig für die optimale Entwicklung

Das Spurenelement Jod hält als essenzieller Baustein der Schilddrüsenhormone den ganzen Stoffwechsel in Schwung. Fehlfunktionen der schmetterlingsförmigen, am unteren Hals sitzenden Schilddrüse stören die gesamte körperliche und geistige Entwicklung. Deshalb muss gerade in den Wachstumsphasen die Jodversorgung gesichert sein.

Jodmangel führt bei Säuglingen und Kleinkindern zu schweren Störungen der geistigen Entwicklung. Bei Schulkindern äußert sich Jodmangel in Lern- und Konzentrationsstörungen. Unter einem Mangel an Schilddrüsenhormonen können sich Wachstumsverzögerungen, Intelligenzdefekte, eine verzögerte Sexualentwicklung und Fruchtbarkeitsstörungen einstellen.

Deutschland ist Jodmangel- und Jodprophylaxe-Gebiet. Aufgrund der Jodgehalte in unseren Böden wird Deutschland als ein leichtes bis mittleres Jodmangelgebiet eingestuft. Dadurch sind in der Regel alle Altersgruppen durch einen Jodmangel gefährdet – eine Ernährung mit ausschließlich einheimischen Grundnahrungsmitteln sowie mit

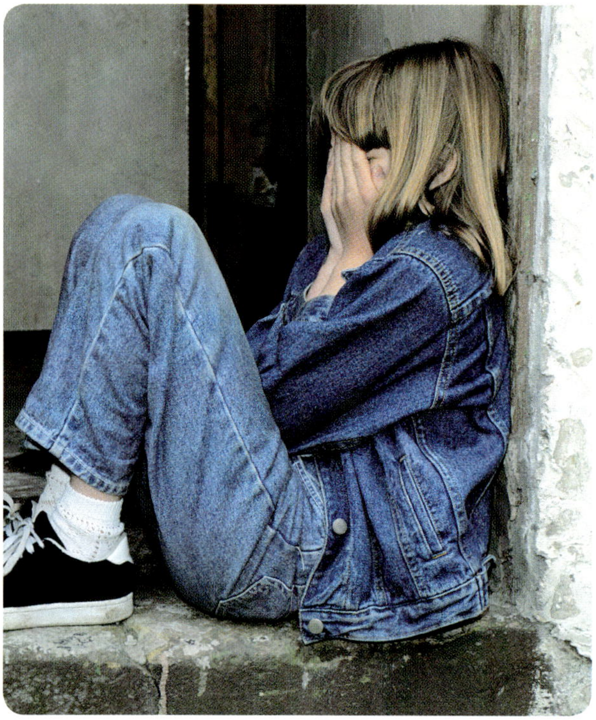

Kinder sind oft sehr infektanfällig, weil sie an einem Zinkmangel leiden.

Lebensmitteln, die ohne Jodsalz hergestellt wurden, vorausgesetzt. Man kann allerdings heute davon ausgehen, dass viele Menschen sich mit Lebensmitteln aus verschiedensten Ursprungsländern ernähren – nicht nur über Grundnahrungsmittel, sondern auch durch das Essen außer Haus. Darüber hinaus werden inzwischen viele Produkte aus Ernährungshandwerk und Ernährungsindustrie mit Jodsalz hergestellt, z. B. Brot, Fleischwaren, Fertiggerichte. Und nicht zuletzt salzt man auch in den meisten Haushalten längst mit jodiertem Salz.

Dennoch: Wer ständig müde, antriebsschwach und kälteempfindlich ist und nur geringe Abwehrkräfte hat, sollte neben dem Eisenstatus auch seine Jodversorgung überprüfen lassen. Diese Symptome können auch auf einen Mangel an Jod hindeuten.

Zink – zum Schutz vor Infektionen

Die Nationale Verzehrsstudie in Deutschland mit 23.000 Teilnehmern hat gezeigt, dass kaum ein Bundesbürger ausreichend mit Zink versorgt ist. Neben Älteren haben besonders Kinder und Jugendliche häufig einen Zinkmangel.

Nehmen wir zu wenig Zink auf oder haben wir einen erhöhten Zinkbedarf, so macht sich das schnell bemerkbar, denn Zink greift an vielen Stellen ins Stoffwechselgeschehen ein. Es ist an der Wirkung von Eiweißen beteiligt, die z. B. zur Verwertung von Zucker notwendig sind. Auch unsere Abwehrkräfte werden durch Zink gestärkt.

Ein gut funktionierendes Immunsystem ist die Voraussetzung für Gesundheit und Vitalität – es bekämpft Bakterien, Viren und Umweltschadstoffe, mit denen Kinder tagtäglich konfrontiert werden. Eine optimale Versorgung mit für das Immunsystem notwendigen Vitalstoffen wie Zink und Vitamin C stärkt den Körper gegen Infektionskrankheiten und schädliche Umwelteinflüsse.

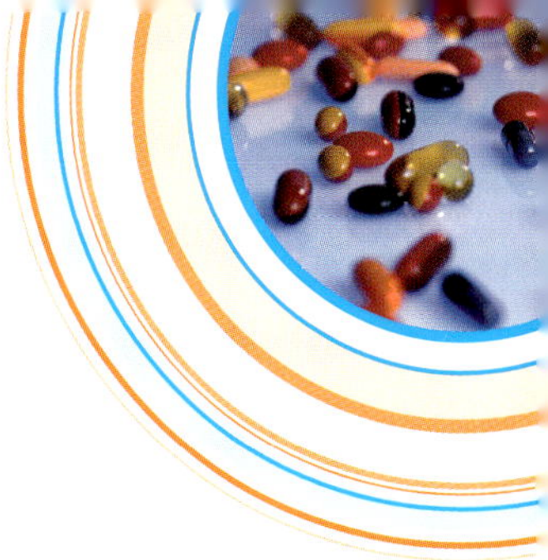

Zink verringert Atemwegsinfektionen: In einer klinischen Studie wurde der Einfluss einer Zinkgabe auf das Auftreten von akuten Atemwegsinfektionen untersucht. 609 Kinder im Alter von 6 bis 35 Monaten wurden über einen Zeitraum von sechs Monaten beobachtet. Durch regelmäßige Einnahme eines Zinkpräparates konnte die Häufigkeit akuter Atemwegsinfektionen um 45 % reduziert werden.

Selen – hilft bei Neurodermitis

Neurodermitis (auch atopisches Ekzem genannt) ist eine chronisch-entzündliche Hauterkrankung, deren Ursachen bis heute nicht eindeutig geklärt sind. Man geht in Fachkreisen davon aus, dass ein Zusammenwirken von genetischen Faktoren und äußeren Faktoren zugrunde liegt.

Da Selen verändernd auf das Immunsystem wirkt, sollte es bei Kindern nur nach labordiagnostischer Kontrolle eingesetzt werden. Eine Kontrolle des Fettsäurestatus, Vitamin D und Zink ist zusätzlich sinnvoll.

Kinder mit Neurodermitis weisen häufig deutlich niedrigere Blutspiegel an Selen auf als gesunde Kinder. Selenmangel ist damit einer von zahlreichen Faktoren für die Ausbildung von Neurodermitis: Denn mit dem Selenmangel gehen Störungen der Abwehrzellen einher (Störungen der T-Helferzellen, einer Unterart der weißen Blutkörperchen). Diese Veränderungen des Immunsystems spielen bei der Entwicklung einer Neurodermitis u. a. eine wichtige Rolle, denn sie können dazu führen, dass vermehrt entzündliche Botenstoffe produziert werden.

In Studien an Kindern mit Neurodermitis konnte durch die Gabe von Selen der Selenmangel ausgeglichen, die Störung der Abwehrzellen verringert sowie das Hautbild bei den betroffenen Kindern deutlich verbessert werden. Durch die Ergänzung von Selen wurde zusätzlich auch das Risiko eines »Etagenwechsels« der Krankheit, d. h. die Entwicklung eines Bronchialasthmas deutlich verringert. Ohne diese Therapie entwickeln bis zu 60 % der Kinder mit Neurodermitis im Laufe der Zeit Bronchialasthma.

Mehr über das Spurenelement Selen, insbesondere über weitere wichtige Aufgaben und Funktionen, siehe Seite 53ff.

In vielen Untersuchungen hat sich auch gezeigt, dass Kinder mit Neurodermitis einen deutlichen Mangel am Spurenelement Zink aufweisen, das für eine gesunde Haut mitverantwortlich ist.

Vitalstoffcheck für Kinder

Ist Ihr Kind ausreichend mit Vitaminen und anderen Vitalstoffen versorgt?

Checken Sie die persönlichen Risikofaktoren Ihres Kindes (Zutreffendes bitte ankreuzen).

Ernährung und Lebensstil (z. B. Frischkost, Belastungen, Sport)	je 5 Punkte
– Ihr Kind isst weniger als zwei Portionen frisches Obst am Tag (1 Portion = 1 Hand voll, 1 Glas, 1 Stück)?	☐
– Ihr Kind isst weniger als zwei Portionen frisches Gemüse/Salate (1 Portion = 1 Hand voll, 1 Glas, 1 Stück)?	☐
– Ihr Kind nimmt kein Multivitamin-/Mineralstoffpräparat ein?	☐
	je 3 Punkte
– Ihr Kind leidet unter Schlafstörungen oder Schlafmangel?	☐
– Ihr Kind steht häufig unter Schulstress, ist starken Belastungen ausgesetzt?	☐
	je 2 Punkte
– Ihr Kind trinkt Fertigsäfte aus dem Supermarkt?	☐
– Ihr Kind treibt regelmäßig (2 bis 3-mal pro Woche) Sport?	☐
Allgemeine Befindlichkeit	**je 3 Punkte**
– Ihr Kind fühlt sich häufig müde, kraftlos und abgespannt?	☐
– Ihr Kind hat oft Konzentrationsstörungen?	☐
– Ihr Kind ist leicht anfällig für Erkältungen (ist mehr als 3-mal pro Jahr erkältet)?	☐
Ihr Kind gehört zu einer der folgenden Risikogruppen	**je 5 Punkte**
– Kleinkinder und Jugendliche in der Wachstumsphase	☐
– Stressgeplagte	☐
Ist Ihr Kind von einer der folgenden Erkrankungen mit erhöhtem Bedarf an Antioxidantien betroffen?	**je 5 Punkte**
– Allergien (z. B. Heuschnupfen)	☐
– Atemwegserkrankungen (z. B. Asthma)	☐
– Diabetes mellitus	☐
– Chronische Darmerkrankungen (z. B. Zöliakie)	☐
– ADHS (Aufmerksamkeits-Defizit-Hyperaktivitäts-Störung)	
Nimmt Ihr Kind regelmäßig eines der folgenden Medikamente, die den Vitalstoffbedarf erhöhen können?	**je 5 Punkte**
– Kortisonpräparate	☐
– Ritalin	☐

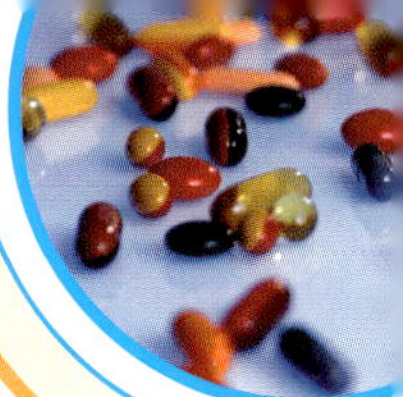

Auswertung des Vitalstoffchecks Ihres Kindes nach Punkteanzahl

A: Weniger als 20 Punkte?

Ihr Kind dürfte ausreichend mit Vitalstoffen versorgt sein. Es liegen nahezu keine Anzeichen vor, die auf eine unzureichende Versorgung mit Vitalstoffen hinweisen oder einen erhöhten Bedarf durch Erkrankungen anzeigen.

B: 20 bis 25 Punkte?

Bei Ihrem Kind kann man nicht unbedingt davon ausgehen, dass es ausreichend mit lebenswichtigen Vitalstoffen versorgt ist. Möglicherweise gehört Ihr Kind zu einer Risikogruppe oder hat einen erhöhten Vitalstoffbedarf durch seine Ernährungsgewohnheiten.

Sehr oft sind bei Kindern schlechte Ernährungsgewohnheiten schuld daran, dass es zu einer mangelhaften Versorgung mit lebenswichtigen Vitalstoffen kommt.

C: Mehr als 25 Punkte?

Bei Ihrem Kind ist ein erhöhter Vitalstoffbedarf zu vermuten. Sie sollten sich die Mühe machen, die Ernährungsgewohnheiten Ihres Kindes in der Familie, Schule etc. zu überdenken und ein Gespräch mit einem Kinderarzt oder einem geschulten Ernährungsberater über die Ernährungsprobleme zu führen. Bei Kindern mit Neurodermitis oder Hyperaktivität empfiehlt sich auch die labordiagnostische Untersuchung des Vitalstoffstatus (z. B. Magnesium in den roten Blutkörperchen, Selen im Vollblut, Eisen und Ferritin).

Stress – welche Vitalstoffe helfen

Die Vitalstoffmedizin hat es sich zur Aufgabe gesetzt, Gesundheit solange wie möglich zu erhalten und einen wesentlichen Beitrag zur Krankheitsprävention und zur Erhöhung der Lebensqualität des Individuums zu leisten. Die erfolgreiche Bewältigung von Stress spielt in diesem Zusammenhang eine große Rolle.

Das Thema Stress betrifft junge und alte Menschen gleichermaßen. Unterschiede finden sich allerdings in den Inhalten, bedingt durch die jeweilige Lebenssituation, die Lebensziele und Wertorientierungen, aber auch durch unterschiedliche Ressourcen (z.B. Vitalstoffstatus) des Einzelnen.

Stress ist nicht gleich Stress!

Der Begriff »Stress« kommt ursprünglich aus der Materialforschung und bedeutet lediglich Belastung. Damit Belastung zu dem wird, was wir unter Stress verstehen, spielen individuelle Bewertungsprozesse eine entscheidende Rolle. Ein gesunder anregender Stress, auch als Eustress bezeichnet, ist für die Leistungsfähigkeit, das Immunsystem und die Vitalität essenziell.

Permanente Überflutung mit negativen Stressreizen (z.B. Lärm, andauernde körperliche Überanstrengung, permanente Konflikte, Zeit- und Leistungsdruck) ohne entsprechende Erholungsphasen führt zu negativem Stress, so genanntem Disstress. Dieser kann zu Verstimmung und Reizbarkeit, Unruhe und Schlaflosigkeit, anhaltender Angst, Wut, Unzulänglichkeits- und Schuldgefühlen führen und schließlich funktionelle Störungen oder Syndrome hervorrufen.

Körperliche und geistige Auswirkungen von Disstress: Blutdruckanstieg, Infektanfälligkeit, starkes Schwitzen, Herzrhythmusstörungen, Abnahme der körperlichen und geistigen Leistungsfähigkeit. Damit ist negativer Stress von zentraler Bedeutung bei der Entwicklung zahlreicher Erkrankungen wie z.B. Allergien, Depressionen, Bluthochdruck, koronare Herzkrankheit, Migräne, Muskelschmerzen, Störungen des Magen-Darm-Trakts.

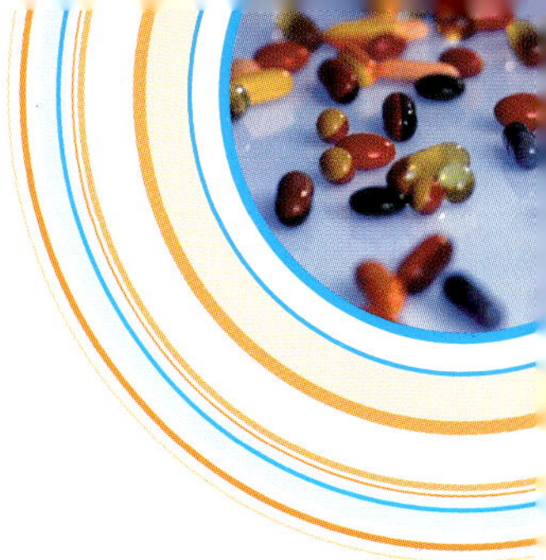

Stress bewirkt darüber hinaus Veränderungen im Hormonhaushalt und im Stoffwechsel:

- Es werden vermehrt die Stresshormone Kortisol und Katecholamine gebildet.
- Es kommt zu einer Natrium- und Wasserrückresorption
- Durch die Mobilisierung körpereigener Energie- und Eiweißreserven kann es zum Abbau von Muskelmasse kommen.

Dem Stress entgegenwirken

Regelmäßige körperliche Aktivität an der frischen Luft – etwa dreimal pro Woche – in Form von moderatem Ausdauersport und ausreichend Schlaf gehören zu den zentralen Säulen der Stressbewältigungsstrategie. Empfehlenswerte Sportarten sind z. B. Inlineskating, Walking oder Schwimmen.

Außerdem sollte auf eine vollwertige Kost, reich an frischem Obst und Gemüse sowie mit einer hohen Zufuhr an komplexen Kohlenhydraten, geachtet werden. Über den Tag sollten vier bis fünf kleine

Auch die Entstehung eines Altersdiabetes wird durch Stress begünstigt. Bei bereits an Altersdiabetes Erkrankten können Stressmanagementprogramme zu einer besseren Blutzuckerkontrolle und in der Folge zu einem geringeren Arzneimittelbedarf führen.

Stressbewältigungsstrategien

- Entspannung (z. B. autogenes Training, Atemübungen)
- Abreaktion durch körperliche Aktivität (z. B. moderater Ausdauersport)
- Wahrnehmungslenkung (z. B. durch gezielte Aktivitäten, angenehme Erinnerungen)
- Abbau von Angstzuständen, Stärkung des mentalen Gesundheitszustandes
- Aufbau sozialer Kompetenzen
- Modifizierung chronischer Belastungssituationen
- gesunde Lebensführung: vollwertige Ernährung, regelmäßige körperliche Aktivität
- nicht rauchen, wenig Alkohol- und Kaffeekonsum
- individuell angepasste Vitalstoffsupplementierung

Zwischen Vitamin-C- und Histamin-Blutspiegel besteht eine wechselseitige Abhängigkeit (inverse Korrelation). Daher werden unter Stress auch häufig erhöhte Histamin-Blutspiegel beobachtet, die durch Vitamin C gesenkt werden können.

Mahlzeiten verteilt und eine übermäßige Kalorienaufnahme am Abend vermieden werden. Der Konsum von Zucker (Süßigkeiten), Alkohol, Kaffee und Zigaretten sollte stark reduziert werden.

Wichtige Vitalstoffe bei Stress

Neben regelmäßiger körperlicher Aktivität, ausreichend Schlaf und Entspannung sowie einer vollwertigen Ernährung kann auch die individuell angepasste Ergänzung von Vitalstoffen die Stressresistenz deutlich verbessern.

Vitamin C lässt Stress besser aushalten

Vitamin C spielt eine zentrale Rolle bei der Biosynthese des Stresshormons Kortisol. Daher sind Stresssituationen mit einem deutlich erhöhten Vitamin-C-Bedarf verbunden.

Die Nebennieren eines gesunden Erwachsenen bilden unter normalen Umständen täglich 15 bis 60 Milligramm Kortisol. Stresssituationen können einen starken Anstieg auf über 240 Milligramm pro Tag auslösen. Denn Kortisol ist für die Bewältigung schwerer Stresssituationen überlebenswichtig: Insbesondere verstärkt es die Wirkung der anderen Stresshormone, der Katecholamine.

Stress lässt sich mit Entspannungsübungen, aber auch mit Vitamin C besser meistern.

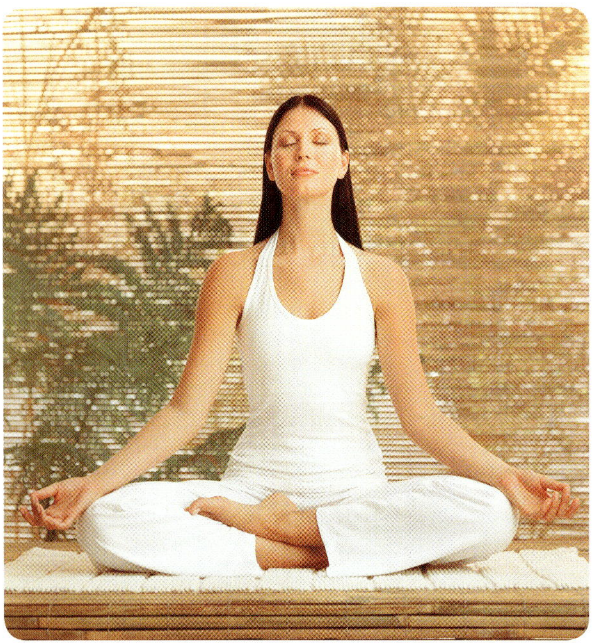

In Studien war die Reaktion auf eine akute psychische Belastung und Stress bei vorheriger regelmäßiger hoch dosierter Einnahme von Vitamin C deutlich geringer als ohne Vitamin-C-Ergänzung. Auch der Blutdruck stieg weniger stark an und normalisierte sich schneller.

Magnesium zur Stressabschirmung

Die bei körperlichem und psychischem Stress vermehrt freigesetzten Katecholamine (z. B. Noradrenalin) reduzieren die Magnesiumkonzentration in den Zellen und fördern die Magnesiumausscheidung. Dieser Mangel

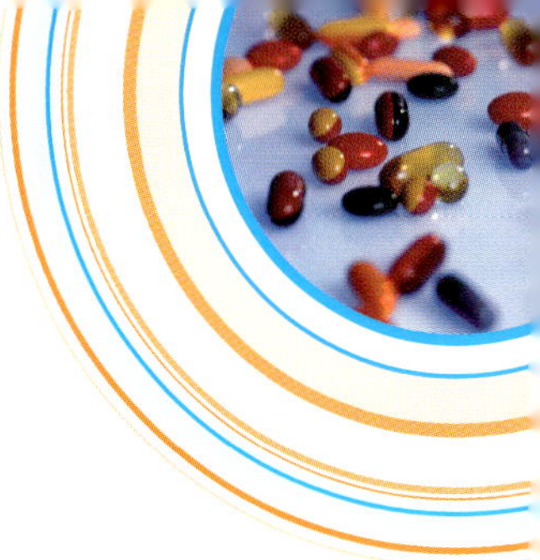

kann – wenn er nicht von außen ausgeglichen wird – die individuelle Stressbewältigung deutlich verschlechtern und zu Leistungseinbußen führen. Denn Magnesium stabilisiert beispielsweise die Nerven- und Muskelreizbarkeit, es wirkt beruhigend und regulierend auf das Herz-Kreislauf-System. Die physische und psychische Leistungsfähigkeit wird durch Magnesium deutlich gesteigert.
Die überragende Bedeutung des Minerals liegt aber darin, dass es vom Stresshormon Kortisol ausgelöste überschießende Stressreaktionen reduziert bzw. verhindert. Daher ist Magnesium ein hervorragendes Hilfsmittel bei Stress sowie allgemein hoher psychischer und körperlicher Belastung.

Kalium hält beweglich

Bei starker Anstrengung oder Belastung werden durch das reichlich vorhandene Stresshormon Kortisol u. a. aus den Zellen große Mengen an Kalium herausgelöst. Das kann zu Krämpfen und Erschöpfungszuständen führen, da Kalium für die Steuerung der Muskeltätigkeit mitverantwortlich ist.

B-Vitamine – Anti-Stress-Vitamine

B-Vitamine haben nicht nur im Energie- und Kohlenhydratstoffwechsel, sondern auch bei der Synthese des Glückshormons Serotonin oder des Hormons Melatonin eine zentrale Stellung im Stoffwechsel. Gelassenheit und innere Ruhe sind deshalb uu. a. auch Sache der B-Vitamine. Die Gruppe der B-Vitamine, vor allem Vitamin B_1, B_3 und B_6, wird daher als Anti-Stress-Vitamine bezeichnet.

Antioxidantien gegen oxidativen Stress

Die grundlegenden Prozesse der Nervenfunktion, nämlich Synthese, Freisetzung und Abbau von Nervenbotenstoffen, sind mit der Bildung von freien Sauerstoffradikalen verbunden. Insbesondere bei hoher psychischer und physischer Belastung ist auch unser Nervensystem hochaktiv, entsprechend groß ist die Menge der entstehenden aggressiven oxidierenden Radikale. Daher sollte bei Stress auch immer an eine Ergänzung von Antioxidantien wie Vitamin C, E, Selen und Zink gedacht werden.

Eine ideale Nährstoffkombination für starke Nerven ist z. B. die Ergänzung von täglich 450 Milligramm Magnesium, 2,1 Milligramm Vitamin B_1, 3 Milligramm Vitamin B_6, 1,5 Mikrogramm Vitamin B_{12} sowie von zusätzlich 300 Mikrogramm Folsäure zur Gesunderhaltung von Herz und Kreislauf.

Die richtigen Vitalstoffe bei Krankheiten

Die moderne Vitalstoffwissenschaft hat die Erfahrung gemacht: Wenn man bei bestimmten Krankheiten und Beschwerden einen Mangel an speziellen Vitalstoffen feststellt und den Patienten mit diesen Stoffen versorgt, kann man in vielen Fällen Medikamente mit unerwünschten Nebenwirkungen einsparen.

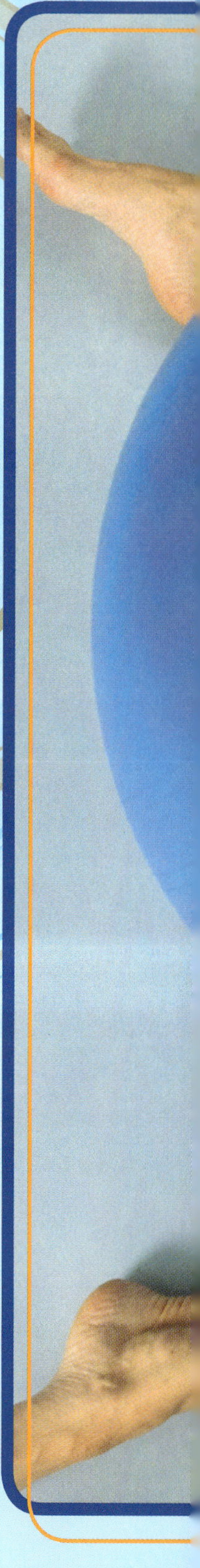

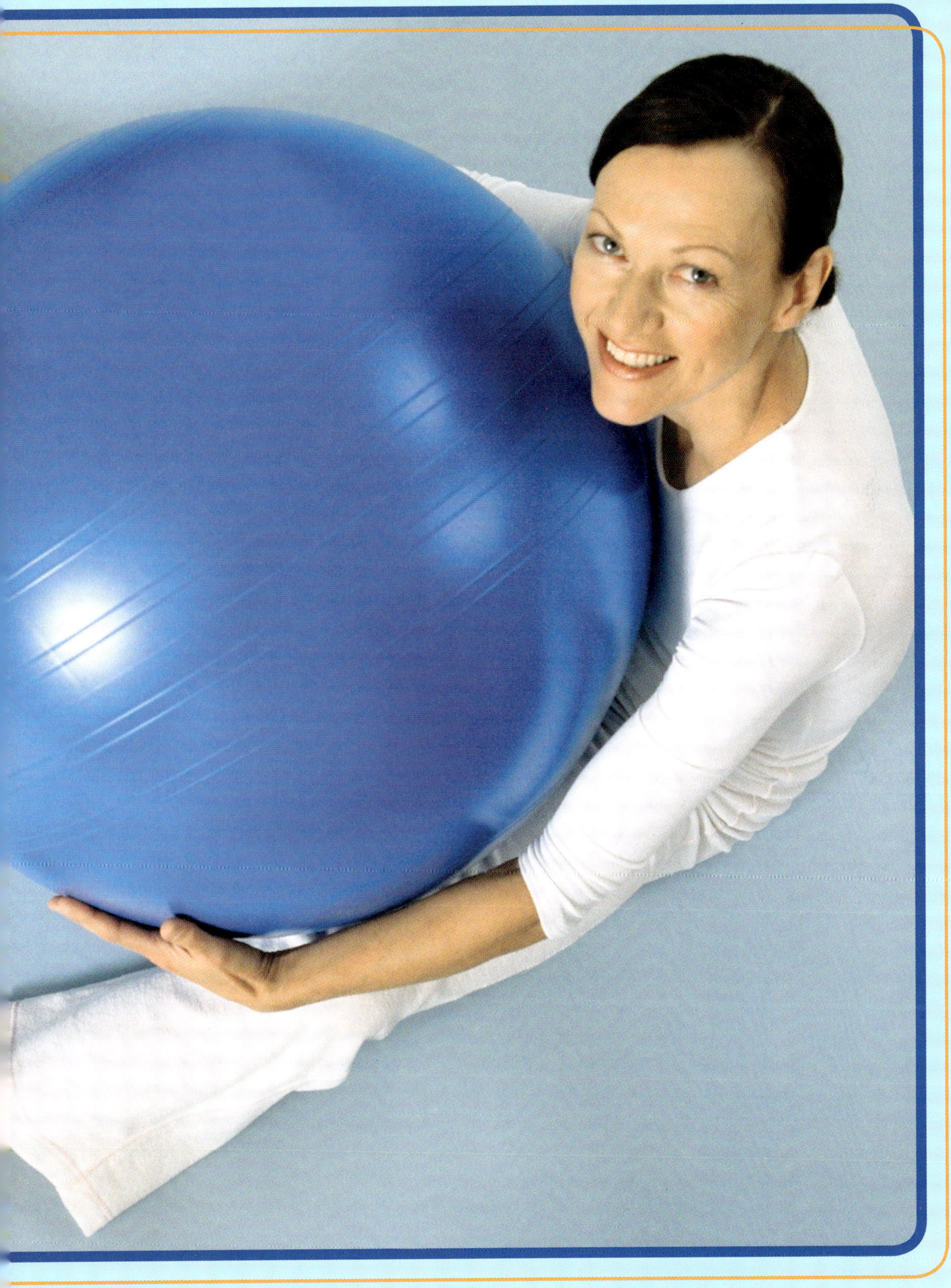

Arthrose – ein Fall für Gelenkvitalstoffe!

Die Volkskrankheit Arthrose ist eine fortschreitende degenerative Gelenkerkrankung, bei der der Knorpelüberzug der Knochen in den Gelenken langsam zerstört wird. Sie ist die häufigste chronische Krankheit des älteren Menschen. Nahezu 90 % der über 65-Jährigen leiden an einer Arthrose. Meist sind die Finger-, Hüft- und Kniegelenke betroffen.

Arthrosis deformans oder Osteoarthrose sind die medizinischen Fachausdrücke für die Erkrankung, die umgangssprachlich als Arthrose, Gelenkverschleiß oder Gelenkabnutzung bezeichnet wird.

Gelenke sind die beweglichen Verbindungsstellen der Knochen und ein wahres Wunderwerk der Natur. Ihr raffinierter Aufbau macht aus Gelenken gleichzeitig Stoßdämpfer, die große Belastungen der Knochen abfedern. Die Gelenke halten dabei viel aus: Ein Kniegelenk beispielsweise kann bis zu 500 Kilogramm verkraften, das Hüftgelenk fast das Doppelte. Arthrosen sind das Ergebnis einer Vielzahl knorpelstressender Einflüsse.

Zu den die Entstehung einer Arthrose stark begünstigenden Faktoren zählen:

- fortgeschrittenes Alter
- weibliches Geschlecht
- bestimmte Gelenkveränderungen (z. B. Meniskusverlust, Knorpeldefekt nach Infektarthritis)
- Übergewicht
- starke körperliche Belastung
- gelenkbelastende Sportarten (z. B. Fußball)
- genetische und hormonelle Faktoren

Jede Bewegung verbraucht Bausteine der Gelenkknorpel, die wieder nachgebildet werden müssen. Bei starker Belastung und damit starker Abnutzung des Knorpels kann der Körper jedoch nicht mehr ausreichend Knorpelsubstanz produzieren, da ihm die notwen-

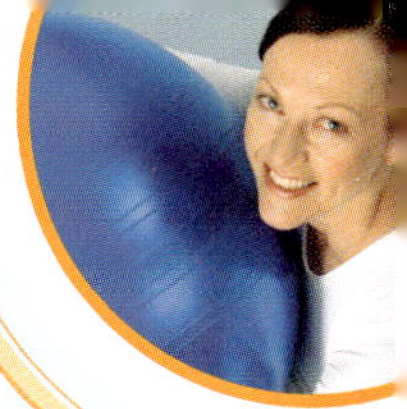

digen Bau- und Nährstoffe fehlen. Die Krankheit beginnt also mit dem – nicht mehr rückgängig zu machenden – Abbau der Knorpelgrundsubstanz. Frühe Symptome der Arthrose sind ein ungewohntes Steifigkeits- und Ermüdungsgefühl, besonders morgens bzw. zu Beginn der Bewegung, Schmerzen beim Aufwärmen oder Einlaufen vor sportlichen Aktivitäten sowie Schmerzen unter körperlicher Belastung allgemein.

Nach und nach bildet sich im weiteren Verlauf der Krankheit der knorpelnahe Knochen um, und die langsame und fortschreitende Zerstörung der Gelenkfläche beginnt. Es kommt zu zunehmender Verformung der Gelenke und einer Entzündung der Innenhaut der Gelenkkapsel. Dauerschmerzen und eine eingeschränkte Beweglichkeit sind Zeichen der fortgeschrittenen Erkrankung.

Insbesondere Ältere, Übergewichtige und alle, die im Sport oder durch körperliche Arbeit die Gelenke stark beanspruchen, können einen erhöhten Bedarf an Gelenkvitalstoffen haben. Aber auch wer sich einseitig ernährt bzw. eine Diät macht, kann unterversorgt sein.

Lebensstil – worauf kommt es an?

Vorbeugend vor Arthrose wirken regelmäßige körperliche Aktivität, Halten des Normalgewichts sowie eine vollwertige Ernährung. Nahrungsmittelallergene sollten gemieden und der Verzehr von Lebensmitteln, die reich an Arachidonsäure sind (z. B. Fleisch, Leber), sollte eingeschränkt werden (siehe dazu auch die Informationen im Kapitel »Rheuma«, Seite 192ff.).

Übergewicht sollte in jedem Fall vermieden werden. Studien zeigten, dass Frauen mit Übergewicht viermal so häufig an Arthrose der Kniegelenke leiden wie Normalgewichtige und dass eine Gewichtsreduktion um fünf Kilogramm das Risiko der Arthroseentstehung in den folgenden zehn Jahren um 50 % verringert. Bewegung und Gymnastik sind in der Therapie von hohem Stellenwert, da sie bei richtiger Anwendung und Dosierung nicht nur schmerzlindernd wirken, sondern auch die Beweglichkeit der betroffenen Gelenke verbessern.

Gelenkschützende Vitalstoffe

Die Therapie der Arthrose erfolgt meist nur symptomatisch mit nebenwirkungsreichen Arzneimitteln wie Kortison und anderen entzündungshemmenden Arzneimitteln (z. B. Diclofenac). Diese Medikamente beeinflussen zwar die Entzündung günstig, wirken jedoch gleichzeitig hemmend auf den Knorpelaufbau. Der gezielte Einsatz von direkt der Zerstörung der Knorpel entgegenwirkenden Vitalstoffen kann einen wichtigen Beitrag zur Arthrosetherapie leisten und den Bedarf an arthrosespezifischen Arzneimitteln verringern.

Glucosamin und Chondroitin sind zwei wichtige Baustoffe unserer Gelenke: Sie sorgen dafür, dass wieder Knorpelsubstanz und Gelenkflüssigkeit gebildet werden. Sie optimieren den Wasserhaushalt, die Beweglichkeit sowie die Nährstoffversorgung des Knorpels.

Zu diesen Vitalstoffen gehören Glucosamin und Chondroitin. Glucosamin ist ein Baustein derjenigen Knorpelstrukturen, die durch Wasseraufnahme quellen. Diese Strukturen machen nicht nur die dämpfende Wirkung des Knorpels aus, sie nähren ihn auch. Zusammen mit Chondroitin regt Glucosamin die Bildung von neuem Knorpelgewebe an, stärkt die Kollagenfasern und hält außerdem knorpelzerstörende Enzyme unter Kontrolle. Die beiden Vitalstoffe arbeiten eng zusammen, um unsere Knorpel gesund und leistungsfähig zu erhalten.
In einer Studie konnte bei über 200 Patienten mit Kniegelenkarthrose durch die tägliche Behandlung mit 1500 Milligramm Glucosaminsulfat über drei Jahre das Fortschreiten der Erkrankung um 70 % verringert werden. Auch die Schmerzen und körperlichen Funktionen wurden deutlich gebessert.

Weitere gelenkschützende Vitalstoffe sind Vitamin C, Vitamin E und Selen. Diese Antioxidantien werden benötigt, da freie Radikale sind auch beim Abbau des Knorpels im Spiel sind. Vitamin E kann bei Arthrose zudem helfen, Rheuma-Arzneimittel einzusparen.

Omega-3-Fettsäuren: Da die knorpelzerstörenden Prozesse häufig mit Entzündungsreaktionen und oxidativem Stress einhergehen, sollte auf eine ausreichende Versorgung mit Omega-3-Fettsäuren geachtet werden.

Vitamin D: Die Häufigkeit der Arthrose scheint in Bevölkerungsgruppen mit schlechter Vitamin-D-Versorgung höher zu sein als in Gruppen mit ausreichender Vitamin-D-Versorgung. Wer von Arthrose betroffen ist, sollte auch auf eine gute Versorgung mit Vitamin D (z. B. 500 bis 1000 IE Vitamin D am Tag) und Kalzium achten. Zum

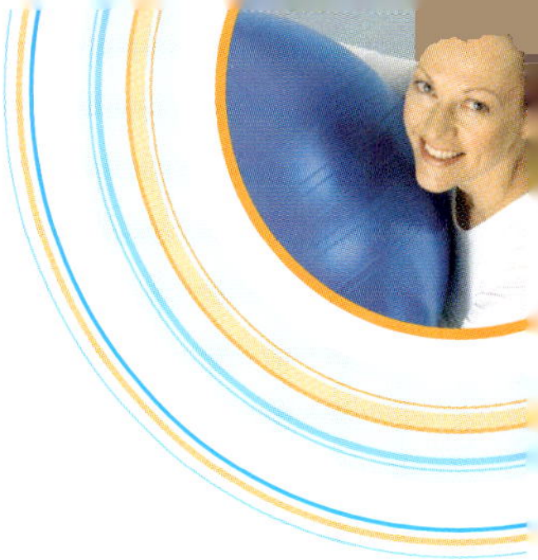

einen ist das Risiko für die Entwicklung einer Osteoporose erhöht, und zum anderen kann durch die notwendige Medikation der Vitamin-D-Haushalt beeinträchtigt werden.

Die Spurenelemente Mangan, Kupfer und Zink: Die Spurenelemente Mangan, Kupfer und Zink sind wichtige Cofaktoren für die Funktion antioxidativ wirksamer Enzyme, wie z. B. der Superoxiddismutase. Antioxidantien können zudem dazu beitragen, Entzündungsprozesse zu verringern.

Beispiel für eine Kombination von Gelenkvitalstoffen (Tagesdosis)

Ideal wäre die Ergänzung von Vitalstoffen in Form eines Zwei-Phasen-Präparats (z. B. als Chrono-Depot-Tablette). In der im Darm sofort freigesetzten Komponente befinden sich beispielsweise 600 bis 1500 Milligramm Glucosaminsulfat, 100 bis 200 Milligramm Chondroitinsulfat, außerdem 750 bis 1500 Mikrogramm Kupfer und 25 bis 50 Mikrogramm Selen.

In der die Wirkstoffe zeitversetzt freisetzenden Phase des Präparats sind z. B. folgende direkt und indirekt gelenkwirksamen Vitalstoffe enthalten: 45 bis 90 Milligramm Vitamin C, 15 bis 30 Milligramm Vitamin E, 3 bis 6 Milligramm Vitamin B_6, 1,5 bis 3 Mikrogramm Vitamin B_{12}, 300 bis 600 Mikrogramm Folsäure, 5 bis 10 Milligramm Zink sowie 2 bis 4 Milligramm Mangan.

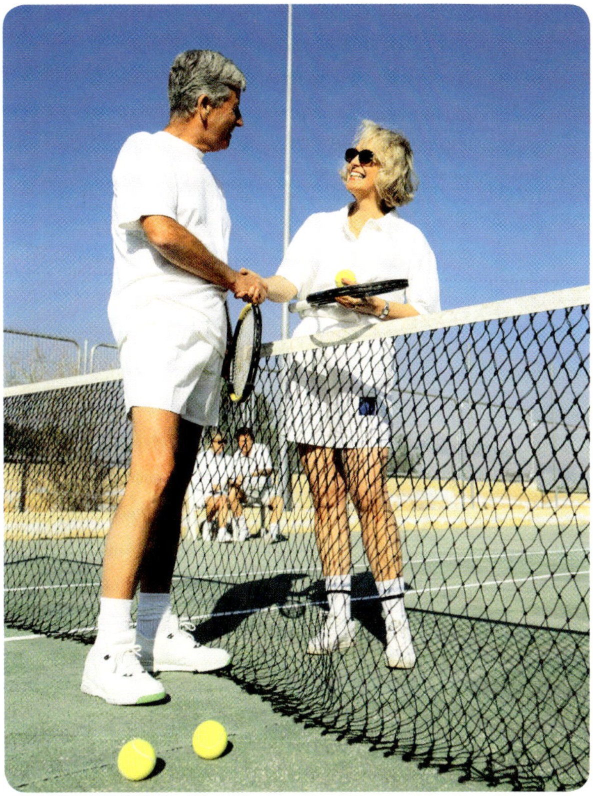

Gelenke müssen mit entsprechenden Vitalstoffen versorgt werden. Sie brauchen aber auch regelmäßige Bewegung.

Diabetes – oft gut in den Griff zu bekommen

Die Volkskrankheit Diabetes mellitus breitet sich wie ein Flächenbrand aus: Jeder Zehnte ist derzeit in Deutschland »zuckerkrank«. Der Diabetes ist die am schnellsten wachsende Stoffwechselkrankheit und verursacht hierzulande jährlich mehr als 16 Milliarden Euro an Kosten.

Während Diabetiker vom Typ 1, einer Autoimmunkrankheit, ihr Leben lang auf Insulin angewiesen sind, reicht für Diabetiker vom Typ 2 oft eine Umstellung auf eine vitalstoffreiche, aber kalorienarme Ernährung mit viel Bewegung.

Typ-1- und Typ-2-Diabetes

Der Diabetes mellitus ist eine Stoffwechselerkrankung, bei der das für den Zuckertransport verantwortliche Hormon Insulin entweder vollständig fehlt oder in seiner Wirkung eingeschränkt ist. Die unmittelbare Folge davon ist ein erhöhter Blutzuckerspiegel.

Fehlt das Hormon Insulin, spricht man von einem Typ-1-Diabetes. Bei den Betroffenen tritt diese Erkrankung bereits in der Jugend durch einen Verlust der Insulin produzierenden Zellen in der Bauchspeicheldrüse auf: Eine Autoimmunkrankheit lässt diese Zellen zugrunde gehen. Typ-1-Diabetiker sind daher ihr Leben lang auf die Zufuhr des Hormons Insulin angewiesen. In Deutschland zählen etwa 300.000 Personen zu den Typ-1-Diabetikern.
Die Mehrzahl der Diabetiker – derzeit etwa acht Millionen in Deutschland – ist jedoch am Typ-2-Diabetes erkrankt. Bei ihnen gibt es zwar Insulin produzierende Zellen in der Bauchspeicheldrüse, aber die Wirkung des Hormons ist gestört.

Beim Typ-2-Diabetiker liegt meist zunächst eine so genannte Insulinresistenz vor. Das bedeutet, die Zellen des Körpers sprechen auf das in der Bauchspeicheldrüse gebildete Insulin immer schlechter an. Es müssen immer größere Mengen dieses Hormons für den Stoffwech-

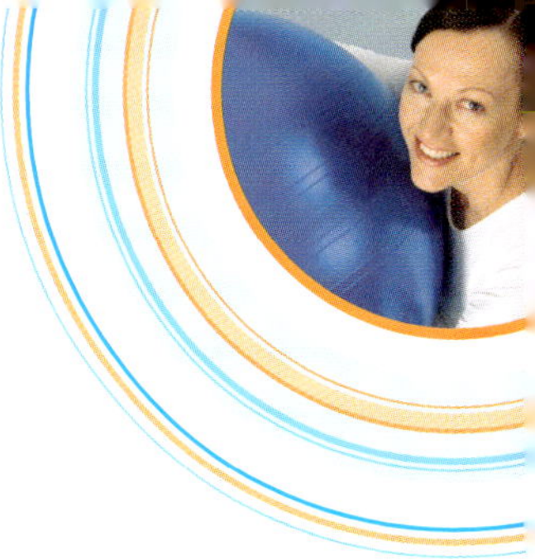

sel bereitgestellt werden, um überhaupt noch den Zucker aus dem Blut in die Zellen zu transportieren. Das belastet die Bauchspeicheldrüse sehr, sie brennt dabei buchstäblich aus: Mehr und mehr Insulin produzierende Zellen gehen zugrunde. Bleibt die Erkrankung unerkannt, entwickelt sich schließlich ein insulinpflichtiger Diabetes, vergleichbar dem Typ-1-Diabetes, der Körper bildet kein Insulin mehr.

Altersdiabetes bzw. Alterszucker ist eine inzwischen veraltete Bezeichnung für den Typ-2-Diabetes, da diese Erkrankung heute mehr und mehr auch jüngere Menschen, sogar Kinder betrifft. Denn Übergewicht ist einer der Risikofaktoren für die Stoffwechselkrankheit und die Hauptursache, warum jedes Jahr die Zahl der Typ-2-Diabetiker wächst. Treffender ist heute daher die Bezeichnung Wohlstandsdiabetes.

Wenn Übergewicht, Bluthochdruck, erhöhte Blutfettwerte und eine gestörte Insulinproduktion zusammentreffen, dann ist das eine gefährliche Voraussetzung für Diabetes Typ 2.

Das metabolische Syndrom – eine fatale Kombination

Vom metabolischen Syndrom spricht der Fachmann, wenn Übergewicht, Bluthochdruck, erhöhte Blutfettwerte und eine gestörte Insulinwirkung gemeinsam auftreten. Diese Kombination ist die Vorstufe

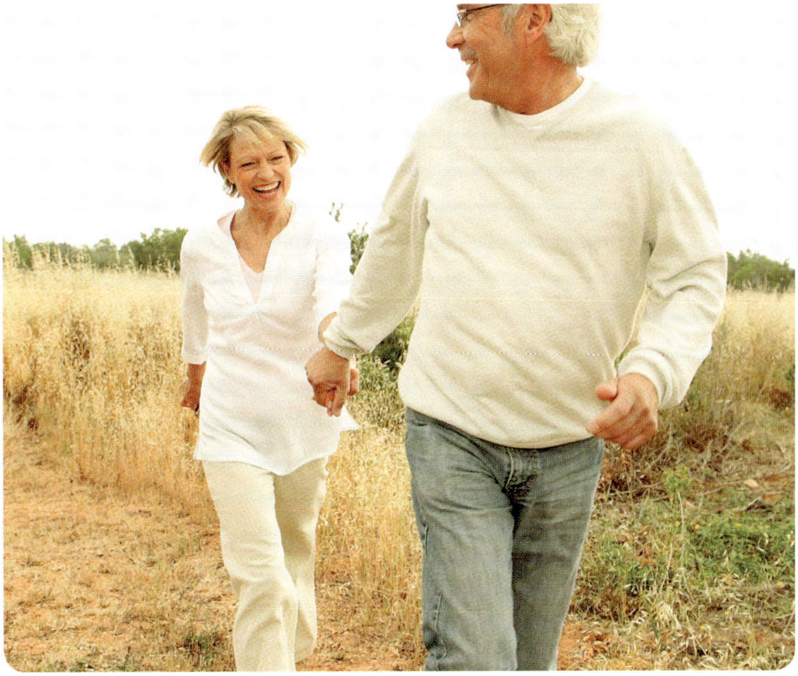

Regelmäßige Bewegung baut bei übergewichtigen Typ-2-Diabetikern Körperfett ab, senkt den Blutdruck und verbessert die Insulinwirkung. Der Blutspiegel des herzschützenden HDL-Cholesterins wird erhöht.

zum Typ-2-Diabetes. Die moderne Medizin zeigt eindrucksvoll, dass zwischen Störungen des Zuckerstoffwechsels, Übergewicht, Bluthochdruck und Fettstoffwechselstörungen gefährliche Beziehungen bestehen, die unsere Lebensqualität verringern und Lebenserwartung verkürzen.

Das metabolische Syndrom mit seinen Risikofaktoren ist in unseren Genen verankert. Doch ob und in welchem Ausmaß diese genetische Anlage beim Einzelnen zum Tragen kommt, sich also ein Typ-2-Diabetes entwickelt, hängt zum großen Teil von unserem Lebensstil ab – vor allem von der körperlichen Aktivität und Ernährung. Bewegungsmangel und kalorienreiche vitalstoffarme Ernährung tragen zum explosionsartigen Zuwachs des Wohlstandsdiabetes wesentlich bei. Über 80 % der Typ-2-Diabetiker sind übergewichtig. Doch bei vielen wird die Erkrankung erst mit dem Auftreten von Folgeschäden wie irreparablen Augenschäden oder nach dem ersten Herzinfarkt festgestellt (siehe unten).

In der Nachkriegszeit mit harter körperlicher Arbeit und schmaler, aber »altmodischer«, wenig industriell verarbeiteter Kost kam Typ-2-Diabetes praktisch nicht vor. Ein deutlicher Hinweis darauf, dass die rasche Ausbreitung der Stoffwechselerkrankung Diabetes durch eine Änderung unseres heutigen Lebensstils, mit mehr Bewegung, Abbau von Übergewicht und einer vitalstoffreichen Ernährung aufzuhalten ist.

Gefährliche Auswirkungen des hohen Blutzuckerspiegels

Hinter dem harmlos klingenden umgangssprachlichen Begriff »Zuckerkrankheit« verbirgt sich eine deutlich lebensverkürzende Stoffwechselerkrankung mit fatalen Folgen.

AGEs und oxidativer Stress

Bei hohen Blutzuckerspiegeln reagiert der Zucker im Blut mit körpereigenen Eiweißen, die dadurch quasi »verkrusten«. Diese Reaktion ist vergleichbar mit den Verkrustungen, die entstehen, wenn Milch am Topfboden anbrennt oder wenn beim Grillen auf dem Grillfleisch eine krossbraune Oberfläche entsteht. Die Reaktionsprodukte im Blut werden AGEs (Advanced Glycation Endproducts) genannt. Die Körpereiweiße sind damit in ihrer Funktion verändert bzw. funktionslos. Sie sind zu Stoffwechselschlacken geworden, die Zell- und Organschäden sowie Alterungsprozesse beschleunigen.

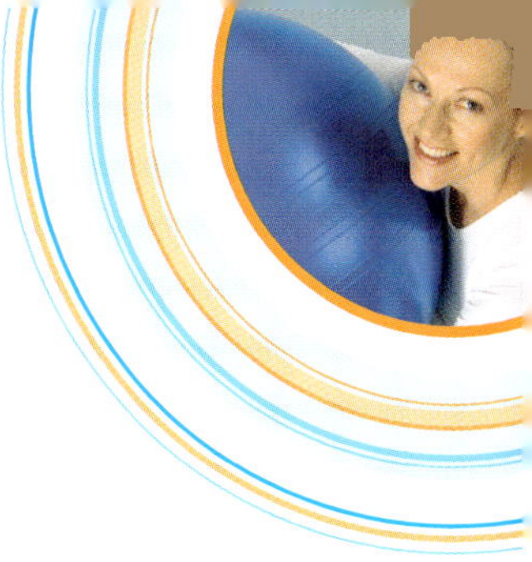

AGEs beeinträchtigen die Durchblutung, insbesondere die der kleinsten, für die Organversorgung wichtigen Blutgefäße. AGEs lösen außerdem Entzündungen an Gefäßen und Nerven aus, da bei der Eiweiß-Zucker-Reaktion vermehrt freie Radikale gebildet werden. Das bedeutet oxidativen Stress, der wiederum an der Entwicklung aller diabetischen Spätschäden entscheidend beteiligt ist. AGEs sind daher der Schlüssel für die diabetischen Begleit- und Folgeerkrankungen wie Nervenschmerzen mit Taubheitsgefühl, Herzinfarkt oder Nierenversagen und lassen den Diabetiker vorzeitig altern.

Das bekannteste AGE ist der verzuckerte rote Blutfarbstoff, das glykierte Hämoglobin (HbA1C), dessen Wert bei Diabetikern ein Maß für die Güte der Blutzuckereinstellung darstellt.

Zucker lässt die Zellen anschwellen!

Durch hohen Blutzucker und schlechte Versorgung mit Vitamin C reichern sich beim Diabetiker die beiden Zuckerabkömmlinge Sorbitol und Fruktose in den Zellen an. Ein hoher Sorbitolgehalt in der Zelle bewirkt, dass kleinere Moleküle wie Antioxidantien und Vitamine aus der Zelle gepumpt werden. Dadurch fällt der Vitalstoff- und Energiegehalt im Zellinneren ab. Der Energiestoffwechsel der Zelle

Diabetische Folgeschäden

Allen hier genannten Spätschäden des Diabetes liegt die zuckerbedingte Schädigung sowohl der kleinen Blutgefäße – u. a. der Augen, Nieren oder Nerven – als auch der großen Blutbahnen zugrunde:

- Augenschäden bis zur Erblindung
- Arteriosklerose
- chronisches Nierenversagen
- Nervenentzündungen
- Fuß- bzw. Beinamputationen (30fach erhöhtes Risiko im Vergleich zum Gesunden)
- Herzinfarkt und Schlaganfall (3- bis 6fach erhöhtes Risiko im Vergleich zum Gesunden)

Die Spätschäden eines entgleisten Zuckerstoffwechsels bedeuten schwer wiegende Beeinträchtigungen der Lebensqualität und sind Ursache der im Mittel um 30 % verringerten Lebenserwartung. Sie sind selbst bei der Gabe von Medikamenten bzw. Insulin ein Risiko.

bricht zusammen. Von dieser Zellschädigung sind vor allem kleine Versorgungsgefäße der Netzhaut und der Nerven betroffen. Nervenschäden und Trübungen der Augenlinse sind die Folge.

Diese Vitalstoffe können Diabetikern helfen

Vitalstoffe spielen in der Vorbeugung und Therapie diabetischer Folgeerkrankungen eine wichtige Rolle. Neben Antioxidantien (z. B. Vitamin C, Vitamin E) sollten Diabetiker vor allem auf eine gute Versorgung mit B-Vitaminen, Magnesium, Zink und Chrom achten, um krankheitsbedingten Mangelzuständen vorzubeugen, den Blutzuckerspiegel zu stabilisieren und diabetische Folgeschäden begleitend zu behandeln.

Um das Körpergewicht zu reduzieren, sollten übergewichtige Typ-2-Diabetiker drei bis vier ballaststoff- und volumenreiche, jedoch kalorienarme Mahlzeiten pro Tag zu sich nehmen. Für einen individuellen Diätplan ist es ratsam, Diätassistenten hinzuzuziehen.

Worauf sollte bei der Ernährung geachtet werden?

Essen Sie kalorienbewusst, aber vitalstoff-, ballaststoff- und eiweißreich – am besten viel frisches Obst und Gemüse, Fisch und Geflügel, fettarme Milchprodukte sowie reichlich Vollkornprodukte.
Frisches Obst und Gemüse liefern wertvolle pflanzliche Antioxidantien, während als Hauptenergiequellen Ballaststoffreiches wie z. B. Vollkornbrot, Vollkornreis, Hülsenfrüchte gewählt werden sollten. Vollkorn und Hülsenfrüchte halten die Insulinausschüttung flach, helfen beim Abnehmen und liefern wertvolle Mineralstoffe (z. B. Magnesium, Zink, Chrom), die das körpereigene Insulin wirkungsvoller machen! Durch die im ganzen Korn enthaltenen Ballaststoffe kommt die Energie aus dem Darm langsamer in die Blutbahn. Dadurch wird weniger Insulin gebraucht und überflüssige Energie nicht in die Fettzellen gestopft.
Essen Sie fettarm, aber keinesfalls fettfrei. Ideale Fette sind solche mit reichlich einfach ungesättigten Fettsäuren. Als Zubereitungsöle empfehlen sich beispielsweise maßvolle Mengen an Raps- oder Olivenöl.

Antioxidantien – Diabetiker brauchen mehr!

Diabetiker haben durch die von oxidativem Stress geprägte Stoffwechsellage einen deutlich erhöhten Bedarf an Antioxidantien, insbesondere an Vitamin C und Vitamin E.

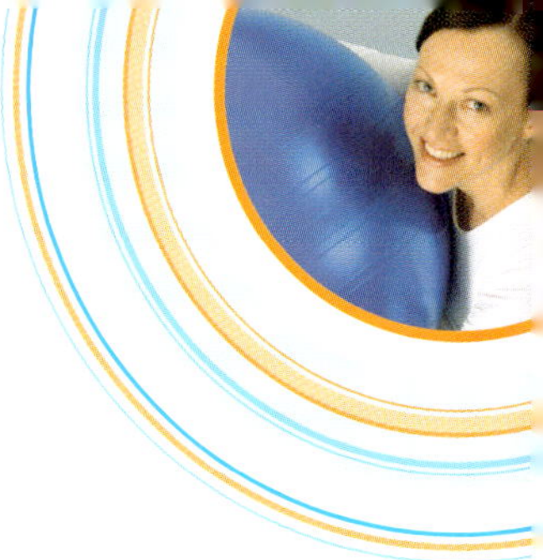

- Im Vergleich zu Nichtdiabetikern weisen Diabetiker bis zu 30 % niedrigere Vitamin-C-Konzentrationen im Blut und in den Zellen auf. Studien haben gezeigt, dass die schädliche Sorbitolproduktion in den Zellen und die Bildung von AGEs (siehe oben) durch Vitamin C verringert werden. Auch der Blutdruck und erhöhte Blutfettwerte, etwa des schlechten LDL-Cholesterins oder der Triglyzeride, werden durch Vitamin C (500 bis 1000 Milligramm pro Tag) moderat gesenkt. Vitamin C macht außerdem oxidativ verbrauchtes Vitamin E wieder fit!
- Eine gute Versorgung mit Vitamin E kann bereits das Risiko, an Diabetes zu erkranken, verringern. Vitamin E senkt das Risiko für Blutgerinnsel und wirkt entzündungshemmend. Zusammen mit Vitamin C und anderen Antioxidantien (z. B. Lycopin, Coenzym Q_{10}) hemmt Vitamin E die Bildung des stark Arteriosklerose fördernden oxidierten LDL-Cholesterins.

Diabetiker können zum Schutz ihrer Gefäße und Nerven mit einer täglichen Vitalstoff-Extraportion in Form von 500 Milligramm Vitamin C und 200 IE Vitamin E beitragen.

B-Vitamine für Nerven und Gefäße

B-Vitamine spielen eine zentrale Rolle im Energie- und Zuckerstoffwechsel. Sie gehen allerdings bei Diabetikern vermehrt über den Urin verloren. Dabei ist aber u. a. eine gute Versorgung mit den Vitaminen B_1, B_6 und B_{12} für Diabetiker wichtig, da diese für die Energieversorgung des Nervensystems verantwortlich sind.

- Auch Folsäure ist von Bedeutung: Ein Folsäuremangel kann bei Diabetikern den Homocysteinspiegel im Blut erhöhen. 30 % aller Diabetiker haben erhöhte Homocysteinspiegel. Homocystein aber wirkt stark gefäßschädigend und steigert dramatisch das Risiko für Herzinfarkt und Schlaganfall. Studien haben gezeigt, dass erhöhte Homocysteinspiegel bei Diabetikern zu einem zweifach höheren Sterblichkeitsrisiko führen als bei Nicht-Diabetikern.
- Vitamin B_1 (als Benfotiamin) und auch Alpha-Liponsäure werden wegen ihrer antientzündlichen und schmerzstillenden

Arzneimittel, die den Bedarf an Vitalstoffen erhöhen

Arzneimittel	Vitalstoffe
blutzuckerstabilisierende Medikamente (z. B. Metformin)	Coenzym Q_{10}, Vitamin B_{12}
Entwässerungsmittel (Diuretika)	Folsäure, Vitamin B_1, Vitamin B_{12}, Magnesium, Kalium, Zink
Blutfettsenker (Statine)	Coenzym Q_{10}

Wirkung in der Behandlung diabetischer Nervenschmerzen, den so genannten Neuropathien (z. B. Ameisenlaufen an den Füßen, Taubheitsgefühl), eingesetzt.

Zink wird besonders gut vom Körper aufgenommen, wenn es an die Aminosäure Histidin gebunden ist. Denn Histidin ist ein Eiweißbaustein, der besonders leicht durch die Darmwand schlüpfen kann!

Zink und Chrom für einen guten Zuckerstoffwechsel!

→ **Das Spurenelement Zink** spielt bei der Speicherung und Verwertung des Zuckertransporthormons Insulin eine zentrale Rolle. Insulin sorgt dafür, dass der im Blut vorhandene Zucker (Glukose) zur Energiegewinnung in die Körperzellen eingeschleust wird. Zink verbessert die Wirkung des Insulins an der Zelle und schützt vor Insulinresistenz. In der Bauchspeicheldrüse wird Insulin in Form eines Zink-Insulin-Komplexes gespeichert. Zinkmangel stört diese Speicherung. Diabetiker scheiden über den Urin zum Teil zwei- bis dreimal so viel Zink aus wie Gesunde. Auch blutdrucksenkende Medikamente wie ACE-Hemmer und Diuretika, die häufig in der Behandlung des Diabetes eingesetzt werden, können den Zinkbedarf erhöhen. Bei hartnäckigen Hautpilzinfektionen, Störungen der Wundheilung (besonders an den Füßen), Infekten und

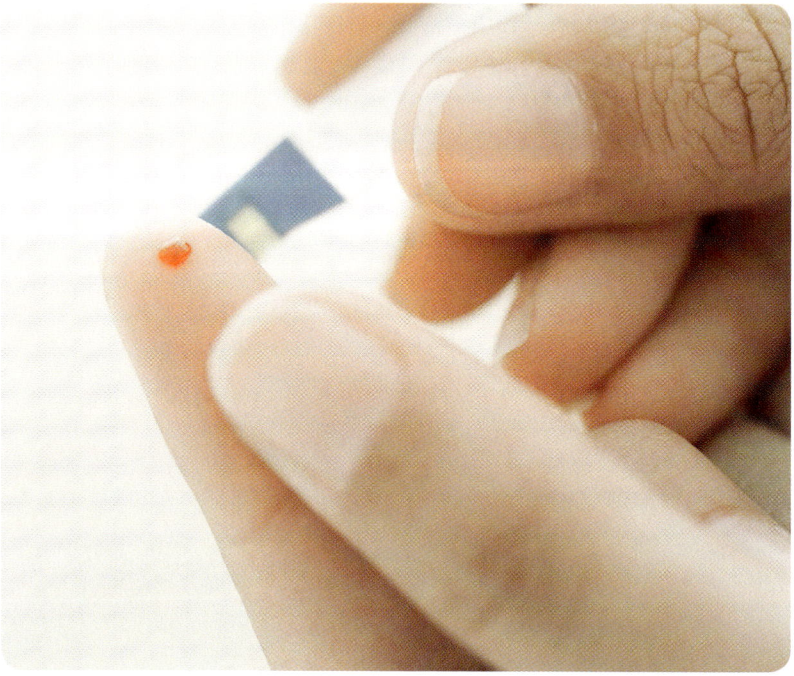

Das Spurenelement Zink spielt für die Lebensqualität des Diabetikers eine wesentliche Rolle.

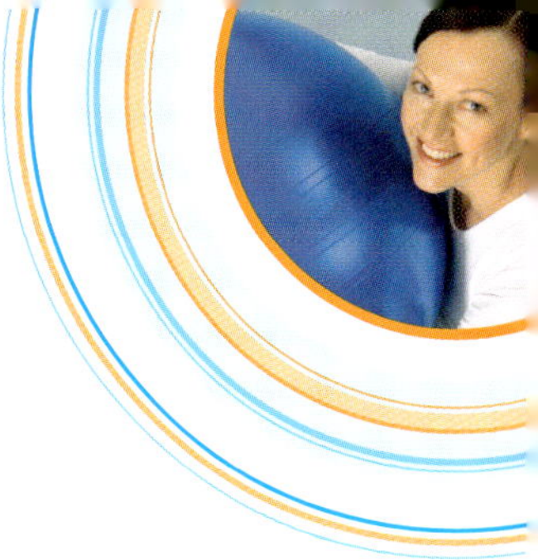

Geschmacksstörungen sollte immer an Zink gedacht werden. Allgemein wird Diabetikern empfohlen, auf eine gute Zinkversorgung zu achten, um ihren gestörten Zuckerstoffwechsel zu unterstützen und den Gefäßschutz zu stärken.

- **Das Spurenelement Chrom** ist aktivierender Bestandteil des so genannten Chromodulins. Dieses verbessert das Ansprechen der Körperzellen auf das Glukose transportierende Hormon Insulin und die Glukoseverwertung in den Zellen, also die Umwandlung von Glukose in Energie. Chrom kann daher bei Diabetikern die Kontrolle des Blutzuckerspiegels erleichtern. Außerdem kann das Gesamtcholesterin gesenkt und gleichzeitig das gute HDL-Cholesterin erhöht werden. Zusammen mit Zink verringert Chrom zusätzlich die Belastung des Diabetikers mit freien Radikalen und damit den oxidativen Stress.

Magnesium – ebenfalls gut für die Zuckerverwertung

Der Glukosetransport in die Zellen wird durch Magnesium unterstützt. Magnesium verbessert außerdem die Zuckerverwertung an vielen Stellen im Stoffwechsel. Bei Menschen mit schlechter Glukosetoleranz findet man fast immer einen Magnesiummangel in den Zellen. Auch über die Hälfte aller Diabetiker haben erniedrigte Magnesiumspiegel im Blut und in den Zellen. Kein Wunder, sie verlieren größere Mengen des Minerals, weil die Zucker- und Wasserausscheidung krankheitsbedingt erhöht ist. Ein Magnesiummangel kann die Blutzuckereinstellung und Insulinwirkung erschweren sowie die Entwicklung von Netzhautschäden (diabetische Retinopathien) fördern. In Studien war das Risiko, an Diabetes mellitus zu erkranken, bei hohen Magnesiumblutspiegeln um 30 bis 70 % verringert! Magnesiummangel ist damit nicht nur ein Risikofaktor für Herzinfarkt und Schlaganfall, sondern auch für Altersdiabetes.

Um die Zelldepots unseres Körpers wieder mit Magnesium aufzufüllen, muss bis zu neun Monate täglich Magnesium ergänzt werden. Erst danach steigt der Magnesiumblutspiegel wieder an. Kurze Magnesiumkuren von nur etwa 30 Tagen sind erfolglos!

Omega-3-Fettsäuren für den Gefäßschutz

Erhöhte Triglyzeridwerte sind ein wichtiger Risikofaktor für Herzinfarkt und Schlaganfall. Vor allem bei Diabetikern tritt diese Fettstoffwechselstörung häufig auf, und 40 % aller Diabetiker sterben an Herz-Kreislauf-Erkrankungen.

Die wichtigsten Vitalstoffe bei Diabetes mellitus im Überblick

Vitalstoff Vitalstoffgruppe	**Wichtige Funktionen Effekte**	**Dosierung pro Tag**	**Tipps/Kommentar**
Antioxidantien **→ Vitamin C** **→ Vitamin E (Tocopherole, Tocotrienole)** **→ Karotinoide (z. B. Beta-Karotin, Lycopin)** **→ Selen**	Reduktion von oxidativem Stress bei diabetischer Stoffwechsellage Schutz der Blutfette (LDL-Cholesterin) vor schädlicher Oxidation Gefäßerweiterung und Blutdrucksenkung Schutz kleiner und großer Blutgefäße Entzündungshemmung	Vitamin C: 500–3000 mg Vitamin E: 200–500 IE Coenzym Q_{10}: 30–200 mg Karotinoide: 2–20 mg Selen: 100–200 µg	Antioxidantien immer als Kombination einnehmen. Vitamin E immer in seiner natürlichen Form und in Kombination mit Vitamin C einnehmen (z. B. 1000 mg Vitamin C und 500 IE Vitamin E).
Magnesium	Beteiligung am Kohlenhydrat- und Fettstoffwechsel Stressabschirmung des Herzmuskels Gefäßerweiterung	300–1000 mg	Wird am besten in Form von Magnesiumcitrat und -aspartat vom Körper aufgenommen und verwertet.
Zink	Insulinspeicherung und Zuckerstoffwechsel Wundheilung Immunsystem antioxidative Schutzfunktion	15–25 mg	Mit dem Urin scheiden Diabetiker vermehrt Zink aus. Zink wird besonders gut in Verbindung mit der Aminosäure Histidin aufgenommen.
Chrom	Aktivator des Chromodulins Insulin- und Zuckerstoffwechsel	200–500 µg	Ergänzt sich in seiner Wirksamkeit mit Zink.
B-Vitamine **→ Folsäure** **→ Vitamin B_6** **→ Vitamin B_{12}** **→ Vitamin B_1**	Regulierung des Zucker- und Nervenstoffwechsels Entgiftung der gefäßtoxischen Aminosäure Homocystein Energiegewinnung des Herzmuskels (v. a. Vitamin B_1)	Folsäure: 0,4–0,8 mg Vitamin B_6: 2–50 mg Vitamin B_{12}: 9–400 µg Vitamin B_1: 5–50 mg Vitamin B_2: 5–50 mg Vitamin B_3: 20–60 mg (als Vitamin-B-Komplex)	Kombination von Folsäure, Vitamin B_6 und Vitamin B_{12} senkt Homocystein am effektivsten.
Omega-3-Fettsäuren	Senkung der Blutfette (v. a. der Triglyzeride) Stabilisierung des Herzrhythmus (antiarrhytmische Wirkung) nierenschützende Wirkung Gefäßerweiterung, Blutdrucksenkung	1000–3000 mg	Zum Schutz vor Zerstörung immer zusammen mit Vitamin E, Vitamin C und anderen Antioxidantien (z. B. Selen, Zink) kombinieren.

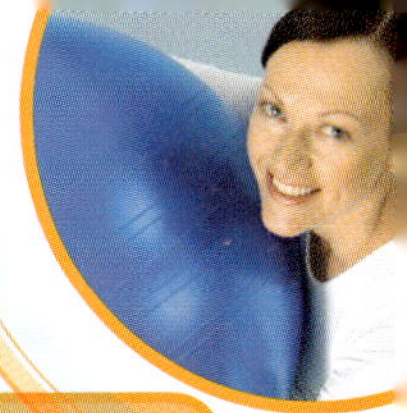

Die wichtigsten Vitalstoffe bei Diabetes mellitus im Überblick (Forts.)

Vitalstoff Vitalstoffgruppe	Wichtige Funktionen Effekte	Dosierung pro Tag	Tipps/Kommentar
Alpha-Liponsäure	Regulierung des Zucker- und Nervenstoffwechsels zelluläre Energiegewinnung starkes Antioxidans hemmt Verzuckerung von Eiweißen	100–600 mg	Einnahme nüchtern, 30 Minuten vor den Mahlzeiten, durch Verbesserung des Zuckerstoffwechsels kann Blutzuckerspiegel abfallen.
Benfotiamin (lipidlösliches Thiamin)	Regulierung des Zucker- und Nervenstoffwechsels zelluläre Energiegewinnung hemmt Verzuckerung von Eiweißen	150–300 mg	Mittel der ersten Wahl bei Nervenschmerzen. Kombination mit Alpha-Liponsäure möglich.

Omega-3-Fettsäuren besitzen eine ausgeprägte senkende Wirkung auf die Triglyzeride. Darüber hinaus wirken diese Fettsäuren entzündungshemmend und verbessern die Fließeigenschaften des Blutes. Insbesondere die Durchblutung und Sauerstoffversorgung der kleinen Gefäße (z. B. in den Nieren, in der Netzhaut) wird verbessert.
Zum Schutz der Gefäße trägt des Weiteren Nicotinsäure (Niacin) bei: Sie senkt in Dosierungen von ein bis drei Gramm pro Tag das stark gefäßverändernde Lipoprotein (a), das Gesamt- und LDL-Cholesterin, die Triglyzeride und erhöht erheblich das gute, herzschützende HDL-Cholesterin.

Omega-3-Fettsäuren sind für den Diabetiker deshalb so wichtig, weil sie einen Schutz vor Herz-Kreislauf-Erkrankungen darstellen, indem sie zu hohe Triglyzeridwerte senken.

Vitalstoffkombination bei Diabetes mellitus: Es wird eine ausgewogene Zusammenstellung empfohlen, z. B. täglich 1000 Milligramm Vitamin C, 500 IE Vitamin E, 2 Milligramm Lycopin, 0,8 Milligramm Folsäure, 300 Milligramm Magnesium, 15 Milligramm Zink sowie 200 Mikrogramm Chrom. Darüber hinaus sollten regelmäßig 1 bis 3 Gramm Omega-3-Fettsäuren, beispielsweise in Form von Lachsölkapseln, ergänzt werden.

Hashimoto-Thyreoiditis

Bei dieser Erkrankung handelt es sich um eine über Jahre verlaufende schmerzlose Entzündung der Schilddrüse mit teilweiser oder vollständiger Zerstörung des Schilddrüsengewebes, die auf einer Autoimmunerkrankung basiert. Sie wird daher auch Autoimmunthyreoiditis genannt. Sie tritt bevorzugt zwischen dem 30. und 50. Lebensjahr auf. Frauen sind etwa achtmal häufiger betroffen als Männer!

Für Frauen zwischen 30 und 50 besteht eine besonders große Gefahr, dass der Körper selbst Schilddrüsengewebe zerstört und eine Schilddrüsenunterfunktion einleitet.

Die Hashimoto-Thyreoiditis ist die häufigste Ursache einer primären Schilddrüsenunterfunktion, d.h. einer Schilddrüsenunterfunktion, die nicht als Folge anderer Erkrankungen entsteht. Auslöser ist, dass der Körper Antikörper gegen schilddrüsenspezifische Stoffe bildet. In der Folge kommt es zur Zerstörung von Schilddrüsengewebe und daraufhin zu einer Schilddrüsenunterfunktion (Hypothyreose). Das Schilddrüsengewebe kann nicht mehr bzw. nicht mehr ausreichend Schilddrüsenhormone bilden.

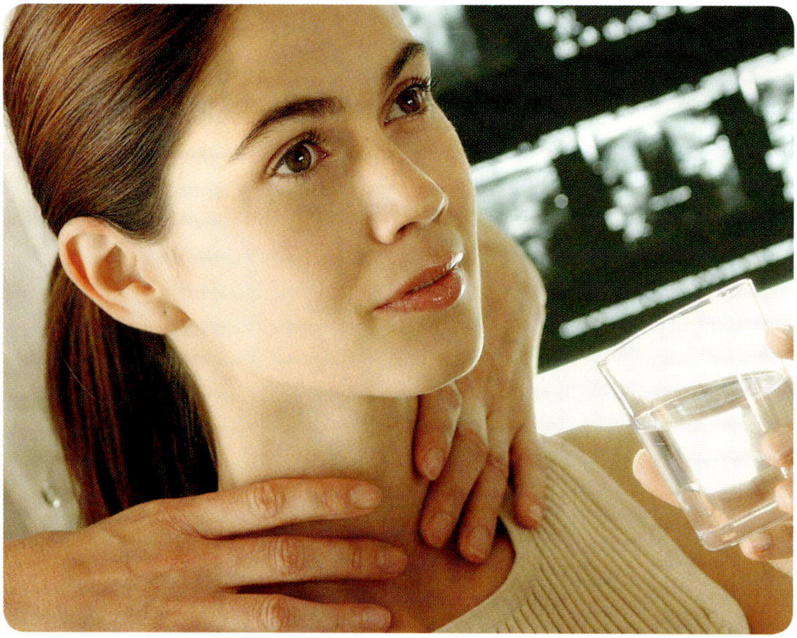

Bei einer Schilddrüsenentzündung spielt neben Hormongaben das Spurenelement Selen eine wichtige Rolle.

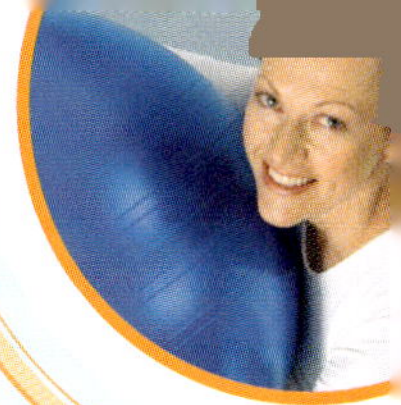

Dosierungsempfehlungen für Vitalstoffe bei Hashimoto-Thyreoiditis

Vitalstoff	Empfohlene Tagesdosis
Selen	200–300 µg als Natriumselenit (Zielwert der Selen-Plasmaspiegel: 100–140 µg/l)
Vitamin B_{12}	100–500 µg (bei perniziöser Anämie; Kontrolle des Vitamin-B_{12}-Status!)
Antioxidantien-Kombination mit	
→ Vitamin C	200–1000 mg
→ Vitamin E	100–500 IE
→ Karotinoiden	5–15 mg
→ Niacinamid	20–100 mg
→ Coenzym Q_{10}	30–90 mg
→ Zink	5–10 mg

Mit der Zufuhr von Selen und Schilddrüsenhormonen können die entzündlichen Prozesse bei der Hashimoto-Thyreoidits sogar gestoppt werden!

Die Hashimoto-Thyreoiditis ist mit entzündlichen Prozessen verbunden, die in der frühen Phase symptomlos verlaufen und daher häufig nicht erkannt werden. Im weiteren Verlauf kommt es zu einem großen Einstrom von Lymphozyten in die Schilddrüse. Diese richten sich gegen das funktionelle Schilddrüsengewebe, die Zellen werden zerstört und das Gewebe verhärtet. Bei der klinischen Untersuchung findet man einen nicht schmerzhaften Kropf. Das klinische Bild wird im fortgeschrittenen Stadium durch die Symptome der Schilddrüsenunterfunktion, z. B. Müdigkeit, Leistungs- und Muskelschwäche, Kälteempfindlichkeit, Kribbeln an Händen und Füßen, geprägt.

Vitalstoffe mit Bedeutung für die Therapie

Neben der Ergänzung von Schilddrüsenhormonen (z. B. 50 bis 100 Mikrogramm L-Thyroxin pro Tag) konnte in klinischen Studien durch die Gabe des immunmodulierend und antioxidativ wirkenden Selens der Grad der Entzündung der Schilddrüse signifikant reduziert und zum Teil sogar die Entzündung geheilt werden. Als Basis der Therapie wird eine breit gefächerte Mikronährstoffkombination mit antioxidativem Akzent empfohlen.

Herz-Kreislauf-Erkrankungen vorbeugen

Gefäßerkrankungen und ihre Folgen sind hierzulande seit langem Todesursache Nummer eins. In Deutschland stirbt fast jeder Zweite an den Folgen von Herzinfarkt oder Schlaganfall. Die häufigste Herzkrankheit ist die Arteriosklerose, im Volksmund Arterienverkalkung genannt.

Nach Angaben der Weltgesundheitsorganisation (WHO) gilt ein Wert von unter 140 mm Hg systolisch (Herzkammer) und unter 90 mm Hg diastolisch (Blutgefäße) als normal. Optimale Blutdruckwerte liegen bei unter 120 systolisch und unter 80 mm Hg diastolisch!

Bei der Arteriosklerose handelt es sich medizinisch gesehen um eine chronisch entzündliche Erkrankung der Arterien. Kennzeichen der Arteriosklerose sind Ablagerungen von Stoffwechselprodukten (z. B. Fett, Cholesterin) an den Innenwänden der Arterien sowie darauf folgende Entzündungen und Zellwucherungen. Diese gehen mit einer Verdickung und Verhärtung (fachsprachlich Sklerose) der gesamten Gefäßwand einher.
Je härter und unelastischer die Gefäße sind, desto schlechter fließt das Blut und umso höher ist der Druck in den Gefäßen. Der hohe Blutdruck wiederum lässt Arterien leckschlagen und fördert damit seinerseits erheblich die Arteriosklerose.
Im schlimmsten Fall kommt es zum totalen Verschluss einer bereits verengten Arterie (Embolie), meist durch Blutgerinnsel (Thrombosen). Das hat die Unterbrechung der Blut- und damit der lebenswichtigen Sauerstoffversorgung in dem von der Arterie versorgten Gewebe zur Folge. Besonders folgenschwer wirken sich der Verschluss eines Herzgefäßes (Herzinfarkt), einer Arterie im Gehirn (Schlaganfall) oder Verschlüsse der Becken- und Beinarterien aus.

Die entzündlichen Gefäßveränderungen, die dem Herzinfarkt vorangehen, verlaufen über Jahre und Jahrzehnte schleichend. Nicht selten entwickeln sie sich schon in der Kindheit, denn fast alle Menschen unseres Kulturkreises weisen bereits in jungen Jahren Gefäßveränderungen auf.

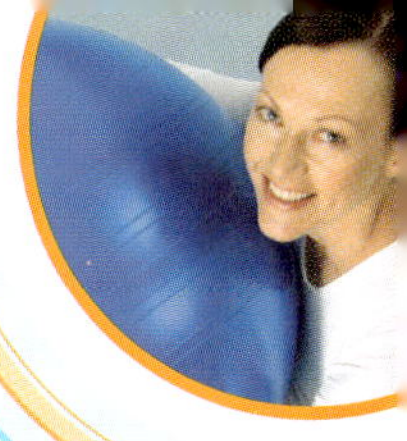

Besonders gefährlich ist die Arterioskleros …

- der Gehirnarterien – die Folge kann ein Schlaganfall sein
- der Gliedmaßen – die Folge können Durchblutungsstörungen der Beine sein (so genannte Schaufensterkrankheit)
- der Herzkranzgefäße – die Folge können Herzinfarkt und Angina pectoris sein.

Sind die Herzkranzgefäße (Koronargefäße) von arteriosklerotischen Veränderungen betroffen, spricht man von einer Koronarsklerose. Sie ist die Hauptursache für die koronare Herzkrankheit (KHK), bei der der Herzmuskel nicht mehr ausreichend über die Blutgefäße mit Sauerstoff versorgt wird.

Unterschiede bei Mann und Frau: Frauen erkranken im Durchschnitt 10 bis 15 Jahre später als Männer an arteriosklerotischen Gefäßerkrankungen, weil sie bis zu den Wechseljahren vor schädlichen Gefäßveränderungen durch weibliche Hormone geschützt sind. Erst danach steigt das Herz-Kreislauf-Risiko bei Frauen steil an: In Deutschland stirbt jede zweite Frau an Herz-Kreislauf-Erkrankungen, aber nur jede zwölfte an Brustkrebs.
Doch nicht nur der Zeitpunkt, sondern auch die Symptome beim Herzinfarkt sind bei Frauen anders als bei Männern. Anstelle der klassischen Symptome wie Brustschmerz mit Ausstrahlung in den linken Arm überwiegen bei der Frau Übelkeit, Erbrechen und unerklärliche Müdigkeit oder Nackenschmerzen.

Eine in ihrer Summe höchst gefährliche Gruppe von Risikofaktoren für Arteriosklerose kann man unter der Bezeichnung Wohlstandssyndrom zusammenfassen; es ist die Kombination aus Übergewicht, Insulinresistenz, Bluthochdruck und Fettstoffwechselstörungen.

Risikofaktoren für Arteriosklerose

Die Arteriosklerose wird durch eine Vielzahl von Risikofaktoren beeinflusst. Zu den wichtigsten zählen das Rauchen, ungesunde Ernährung, erhöhte Blutfettwerte und Bluthochdruck. Weitere Risikofaktoren sind Übergewicht, Diabetes mellitus, Bewegungsmangel, chronischer Stress und die Einnahme der Antibabypille. In den letzten Jahren ist mit der giftigen Aminosäure Homocystein – ein Stoffwechselprodukt des Eiweißstoffwechsels – ein weiterer, sehr gefährlicher Risikofaktor identifiziert worden.

Rauchen

Jede fünfte arteriosklerotische Gefäßerkrankung ist nach US-amerikanischen Schätzungen auf das Rauchen zurückzuführen. Die Kombination von Rauchen, erhöhten Blutfetten und Bluthochdruck steigert das Risiko für einen Herzinfarkt um das 11fache! Besonders gefährdet sind Frauen.

Zigaretten sind mit tödlicher Sicherheit das stärkste Mittel, den Körper mit freien Radikalen zu torpedieren. Eine einzige Zigarette enthält über 1.000.000.000.000.000 (1 Billiarde) freie Radikale. Diese freien Radikale steigern die schädliche Oxidation des LDL-Cholesterins (siehe oben), schädigen die Innenauskleidung der Arterien und erhöhen den Blutdruck. Das Blut wird dickflüssiger, und die Neigung zur Bildung von Blutgerinnseln und Gefäßablagerungen steigt.

Schützen Sie Ihre Gefäße und Nervenzellen mit einer täglichen Extraportion an den Anti-Homocystein-Vitaminen Folsäure, Vitamin B_6 und B_{12}! Damit tun Sie auch Ihrem Gehirn Gutes, denn das Zellgift Homocystein erhöht auch erheblich das Risiko für Alzheimer und Parkinson.

Nichtrauchen hat rasch positive Auswirkungen. Rauchabstinenz bewirkt bereits nach ein bis fünf Jahren eine Senkung des Risikos für Herzkrankheiten um 50 bis 70 %!

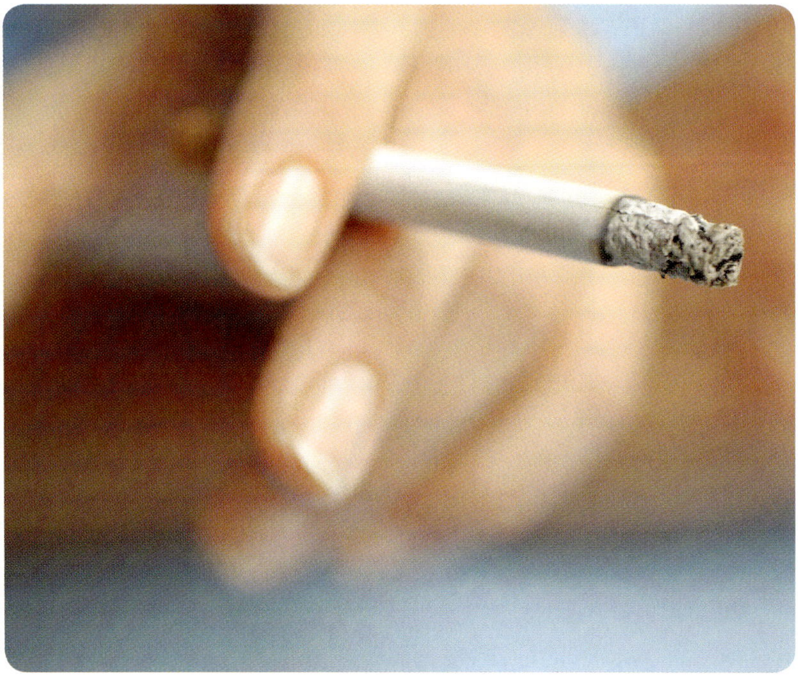

Rauchen ist eine Giftattacke für den gesamten Organismus.

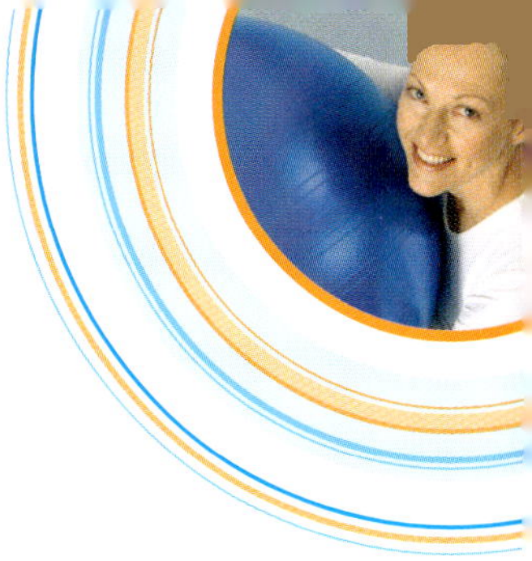

Fehl- und Überernährung

Die Veränderungen der Gefäßwände durch Fett- und Kalkeinlagerungen sind besonders heimtückisch, da sie über viele Jahre unbemerkt bleiben. Eine Hauptursache für die Entstehung der Arteriosklerose sind falsche Ernährungsgewohnheiten. Eine vitalstoffarme und fettreiche Ernährung trägt entschieden zur Entwicklung von Übergewicht und Fettstoffwechselstörungen, von Bluthochdruck, Diabetes und damit Arteriosklerose bei. Kommen weitere Risikofaktoren wie z.B. Nikotinkonsum, zu wenig Bewegung und permanenter Stress hinzu, potenziert sich das individuelle Herzinfarktrisiko.

Das gute HDL-Cholesterin ist deshalb so wichtig, weil es Cholesterin aus der Blutbahn zur Leber zurücktransportiert und damit einer Ablagerung in den Gefäßen entgegenwirkt.

Erhöhte Blutfette

Cholesterin ist zwar ein unentbehrlicher Bestandteil unserer Zellen. Ein hoher Blutcholesterinspiegel, vor allem des schlechten LDL-Cholesterins, ist jedoch einer der wichtigsten Risikofaktoren für Herz-Kreislauf-Erkrankungen. Besonders problematisch sind hohe LDL-Werte (über160 Milligramm pro Deziliter) gepaart mit niedrigen HDL-Werten (kleiner 45 Milligramm pro Deziliter). Denn: Ist die Menge an LDL-Cholesterin im Blut erhöht, wird es vermehrt in der Gefäßwand abgelagert – und dort dann durch freie Radikale oxidiert. In seiner oxidierten, also beschädigten Form ist LDL-Cholesterin allerdings die treibende Kraft der Arteriosklerose.

HDL-Partikel wirken der schädlichen Oxidation von LDL-Cholesterin entgegen. Das »gute« HDL-Cholesterin transportiert Cholesterin aus der Blutbahn zurück in die Leber, wirkt also der LDL-Ablagerung in den Gefäßwänden entgegen. Das kann es aber nur, wenn es auch in ausreichend hohen Mengen im Blut vorhanden ist. Eine Erhöhung des HDL-Cholesterins ist daher eine sehr effektive Maßnahme zur Vorbeugung von Herz-Kreislauf-Erkrankungen! In Studien hat sich auch Nicotinsäure zur Verbesserung des HDL-Cholesterins bewährt.

Auch hohe Triglyzeridwerte sind ungünstig. Die Daten einer aktuellen Langzeitstudie (Cardiovascular Munster Study) belegen, dass auch erhöhte Triglyzeridwerte durch Fettablagerungen in der Gefäßwand die Arterienverkalkung beschleunigen.

Homocystein und ADMA

Ein erhöhter Blutspiegel an Homocystein ist ein bisher weitgehend unterschätzter Risikofaktor für Herz-Kreislauf-Erkrankungen. Diese Substanz schädigt die Innenauskleidung der Blutgefäße, fördert die Bildung freier Radikale und steigert die schädliche Oxidation des LDL-Cholesterins. Die Neigung zur Bildung von Blutgerinnseln und Thrombosen wird durch Homocystein erheblich gesteigert. Bereits mäßig erhöhte Homocysteinwerte im Blut verdoppeln völlig unabhängig von anderen Faktoren das Risiko für einen Herzinfarkt oder Schlaganfall!

Aktuell werden erhöhte Homocysteinwerte in der Bevölkerung für etwa 10 % des Gesamtrisikos der Herz-Kreislauf-Erkrankungen verantwortlich gemacht.

Anders als das ebenfalls als Risikofaktor für Herz-Kreislauf-Erkrankungen wirkende Cholesterin kommt die gefäßtoxische Substanz nicht in unserer Nahrung vor, sondern wird ausschließlich vom Körper selbst gebildet. Homocystein entsteht als Zwischenprodukt im Eiweißstoffwechsel. Aufgrund der stark zellschädigenden Wirkung muss es im Körper schnell wieder abgebaut, d. h. entgiftet werden. An der Entgiftung sind Folsäure, Vitamin B_2, B_6 und B_{12} beteiligt. Eine unzureichende Versorgung mit diesen Vitaminen, insbesondere mit Folsäure, ist die häufigste Ursache für erhöhte Homocysteinspiegel.

Risikofaktoren für Herz- und Gefäßerkrankungen

- Rauchen, Bewegungsmangel, Übergewicht, ungesunde Ernährung
- Fettstoffwechselstörungen (z. B. erhöhtes LDL-Cholesterin, erhöhte Triglyzeridspiegel, niedriges HDL-Cholesterin, erhöhte Spiegel an oxidiertem LDL-Cholesterin)
- Bluthochdruck
- Diabetes mellitus
- Entzündungsprozesse
- erhöhte Homocysteinspiegel, erhöhte Blutspiegel an asymmetrischem Dimethylarginin (ADMA) und Mangel an L-Arginin
- negativer Stress, zwischenmenschliche Belastungen
- Mangel an Magnesium und Antioxidantien

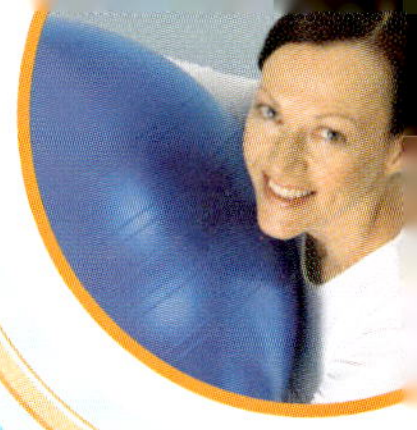

Das Stoffwechselprodukt ADMA (Asymmetrisches Dimethyhlarginin) hemmt die Bildung von Stickstoffmonoxid (NO), das gefäßerweiternd wirkt, und fördert dadurch arteriosklerotische Prozesse. Erhöhte ADMA-Spiegel finden sich bei Patienten mit Bluthochdruck, Fettstoffwechselstörungen, koronarer Herzkrankheit, Diabetes mellitus und bei Rauchern. Ein Mangel an biologisch verfügbarem Stickstoffmonoxid kann durch die Aminosäure L-Arginin ausgeglichen werden (mehr zu Stickstoffmonoxid und L-Arginin siehe Seite 161).

Vitalstoffe für Herz und Gefäße

Die richtige Ernährung zusammen mit einem normalen Körpergewicht tragen entscheidend dazu bei, Ihre Gefäße möglichst lange gesund zu erhalten.

Gegen Herz-Kreislauf-Erkrankungen kann man etwas tun: Ein vernünftiger Lebensstil, eine gesunde Ernährung mit viel Obst und Gemüse und ausreichend Bewegung von Kindheit an können Ihr Herz und Ihre Gefäße bis ins hohe Alter fit halten!

- »Herzfreundlich« ist eine Ernährung, die reich an frischem Obst und Gemüse, Hülsenfrüchten, Nüssen und ballaststoffreichen Vollkornprodukten ist. Frisches grünes Gemüse ist eine gute Quelle für Folsäure und Kalium. Kalium steuert zusammen mit Magnesium die Herzmuskelfunktion und senkt den Blutdruck.
- Große Mengen an gesättigten Fetten, wie sie vor allem in tierischen Lebensmitteln enthalten sind, und cholesterinreiche Lebensmittel sollten Sie meiden, sie erhöhen das schlechte LDL-Cholesterin. Bevorzugen Sie dafür pflanzliche Öle mit einem hohen Anteil an ungesättigten Fetten, z. B. Olivenöl oder Rapsöl.
- Zwei bis drei Mahlzeiten pro Woche mit fettreichem Kaltwasser-Meeresfisch (z. B. Makrele, Wildlachs) – idealerweise unpaniert – ist besonders herzschützend. Die im Fett dieser Fische enthaltenen Omega-3-Fettsäuren können Ihr Risiko für Schlaganfall und Herzinfarkt um bis zu 50 % senken!
- Der Konsum von Alkohol sollte auf maximal ein Getränk pro Tag (z. B. ein Glas Rotwein) beschränkt werden.
- Patienten mit erhöhten Triglyzeridspiegeln sollten den Verzehr zuckerreicher Lebensmittel sowie von Süßem mit Zuckeraustauschstoffen (z. B. Fruktose, Sorbit, Xylit) einschränken.
- Bauen Sie überschüssige Pfunde durch regelmäßige körperliche Aktivität ab; das geht am besten mit Ausdauersport wie Laufen,

Herzwirksame Medikamente, die den Vitalstoffbedarf steigern können

Arzneimittel	Mechanismus	Vitalstoff	Folgen
Diuretika	erhöhte Ausscheidung mit dem Urin	Folsäure, Vitamin B_6, Vitamin B_{12}	Erhöhung der Homocysteinspiegel
		Magnesium, Kalium	Elektrolytstörungen
		Vitamin B_1	Beeinträchtigung der Herzleistung
Cholesterinsynthese-Hemmer	Hemmung der körpereigenen Coenzym-Q_{10}-Synthese	Coenzym Q_{10}	Beeinträchtigung der Leistungsfähigkeit, Muskelbeschwerden
Blutfettsenker wie Colestyramin, Fenofibrat	Störung der Vitaminresorption	Folsäure, Vitamin B_{12}	Erhöhung der Homocysteinspiegel
Nicotinsäure	Störung des Vitamin-B_6-Stoffwechsels	Vitamin B_6	Erhöhung der Homocysteinspiegel

Schwimmen, Radfahren, Nordic Walking. Übergewicht erhöht den Blutdruck und steigert die Konzentration von LDL-Cholesterin, freien Fettsäuren (Triglyzeriden) und Harnsäure im Blut und erhöht das Risiko, an Diabetes zu erkranken. Eine Verringerung des Körpergewichtes um zehn Kilogramm kann den Blutdruck um bis zu 15 mm Hg diastolisch und 10 mm Hg systolisch senken.

Bei komplexen Fettstoffwechselstörungen hat sich vor allem Nicotinsäure (Niacin) bewährt (vgl. auch S. 149) – sie sollte jedoch nur unter ärztlicher Kontrolle eingenommen werden.

Die gezielte Gabe von herzwirksamen Vitalstoffen kann ergänzend zur schulmedizinischen Therapie dazu beitragen, krankheitsfördernde Faktoren zu verringern, zum Teil auszuschalten, den Krankheitsprozess insgesamt günstig zu beeinflussen und die Lebensqualität deutlich zu verbessern.

Antioxidantien gegen LDL-Oxidation

Die Oxidation des LDL-Cholesterins gilt als eine Hauptursache für die Arteriosklerose. Da LDL-Cholesterin reich an ungesättigten Fettsäuren ist, ist es besonders anfällig für die Oxidation durch freie Radikale. Fettlösliche Antioxidantien wie Vitamin E, Lycopin und Coenzym Q_{10} reichern sich bevorzugt in LDL-Partikeln an und steigern die Widerstandsfähigkeit gegen Oxidation.

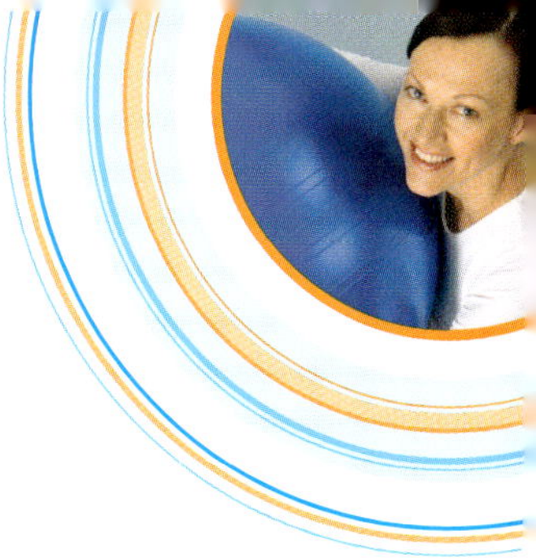

Darüber hinaus verringert Vitamin E die Gefahr, dass sich Blutgerinnsel bilden und Entzündungen entstehen. Vitamin C und Coenzym Q_{10} regenerieren oxidativ verbrauchtes Vitamin E und verbessern die Bioverfügbarkeit von gefäßweitendem Stickstoffmonoxid. Erhöhte Blutdruckwerte werden durch das Vitamin C gesenkt: In Studien an Patienten mit Bluthochdruck konnte durch die tägliche Einnahme von 500 Milligramm Vitamin C der Blutdruck um etwa 10 % gesenkt werden.

Die hoch dosierte Einnahme eines einzelnen Antioxidans (z. B. von Vitamin E) ist allerdings wenig sinnvoll. Denn Antioxidantien ergänzen sich in ihrer Schutzfunktion. Sie spielen im Stoffwechsel zusammen wie eine Fußballmannschaft. Zur Vorbeugung und begleitenden Therapie sollte daher immer ein breites Spektrum verschiedener Antioxidantien ergänzt werden!

Omega-3-Fettsäuren schützen Herz und Gefäße

In der Vorbeugung und Therapie von Herz-Kreislauf-Erkrankungen nehmen Omega-3-Fettsäuren unter allen Vitalstoffen eine absolute Ausnahmestellung ein: Omega-3-Fettsäuren (1,5 bis 3 Gramm pro Tag) senken erhöhte Blutfette und wirken blutdrucksenkend (siehe auch der Kasten auf Seite 72). Beachtlich ist insbesondere die rasche und effektive Senkung der Triglyzeride (Neutralfette) und der VLDL-Werte durch die Einnahme von Omega-3-Fettsäuren. Das gute, gefäßschützende HDL-Cholesterin wird durch Omega-3-Fettsäuren leicht erhöht und das Verhältnis von LDL zu HDL-Cholesterin verbessert. Eine Reduktion des Gesamtcholesterins und LDL-Cholesterins wird vor allem in Verbindung mit einer Diät beobachtet, die arm an gesättigten Fettsäuren ist.

Zeigt ein Cholesterintest hohe Werte, können Omega-3-Fettsäuren helfen.

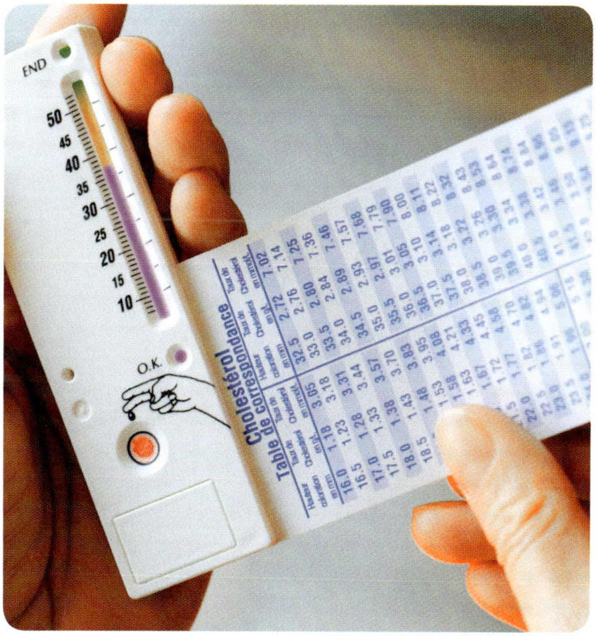

Omega-3-Fettsäuren haben noch weitere positive Wirkungen: Sie stabilisieren den Herzrhythmus, wirken entzündungshemmend

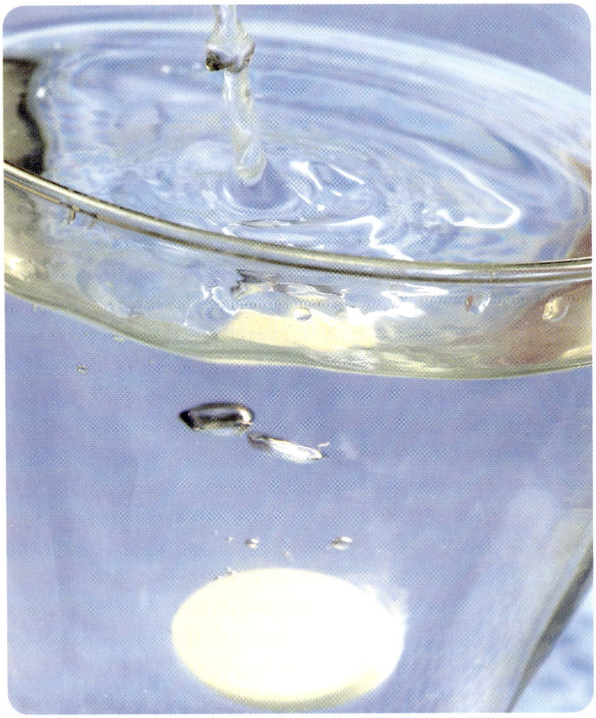

Hoher Blutdruck kann durch Vitamin C gesenkt werden.

und verbessern die Fließeigenschaften des Blutes – insbesondere die Durchblutung der kleinen Blutgefäße wird verbessert.

Folsäure, Vitamin B_6 und Vitamin B_{12}

Homocystein fördert die Blutgerinnung, begünstigt oxidativen Stress und beeinträchtigt außerdem die Verfügbarkeit des gefäßerweiternden Stickstoffmonoxids (siehe oben). Ein erhöhter Homocysteinspiegel beruht in drei Viertel der Fälle auf einem Mangel an Folsäure, Vitamin B_6 und B_{12}. Geeignete Präparate, um den Homocysteinspiegel zu senken und damit das Risiko für Herzerkrankungen, Schlaganfälle und Thrombosen, sind beispielsweise Vitamin-B-Kombinationen mit Folsäure (0,4 bis 1 Milligramm pro Tag), Vitamin B_6 (5 bis 10 Milligramm pro Tag) und Vitamin B_{12} (10 bis 400 Mikrogramm pro Tag).

Magnesium

Magnesium ist der »Herzschrittmacher« unter den Vitalstoffen, es gibt unserem Herzen Kraft und Rhythmus. Denn die Energieproduktion in unseren Zellen läuft erst durch Magnesium auf Hochtouren. Der Mineralstoff wirkt darüber hinaus einem übermäßigen Energieverbrauch des Herzmuskels und der Gefahr von Herzrhythmusstörungen entgegen.

Magnesium-Blutwerte sollten zwischen 0,8 und 1,1 mmol/l (optimal: ≥ 0,9 mmol/l) liegen. Werte unter 0,8 mmol/l zeigen bereits eine unzureichende Magnesiumversorgung an.

Magnesium erweitert außerdem die Blutgefäße und wirkt damit blutdrucksenkend. Die Fließeigenschaften des Blutes sowie die Sauerstoffversorgung des Herzens werden durch Magnesium verbessert. Zusätzlich wirkt es positiv auf den Cholesterinspiegel.

Mit einem guten Magnesium-Blutspiegel (siehe Randspalte) senken Sie nach aktuellen Studien das Risiko, einen Infarkt zu erleiden, um durchschnittlich 30%!

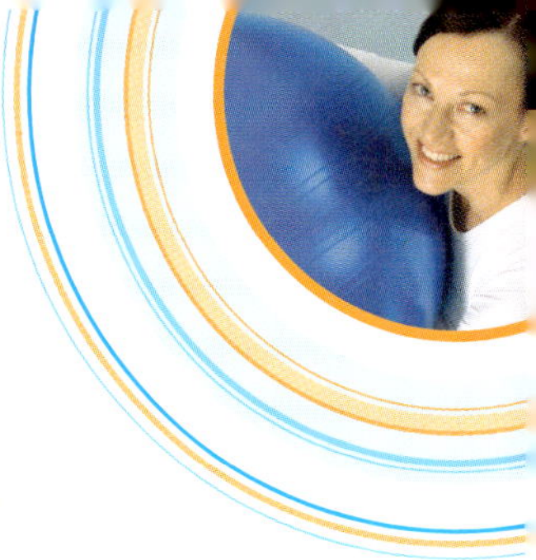

L-Arginin

In den Gefäßwandzellen wird L-Arginin in den gasförmigen Nervenbotenstoff Stickstoffmonoxid (NO) umgewandelt. Das erweitert die Arterien, wirkt schützend auf die Gefäßinnenwände und verringert die Neigung des Blutes zu verklumpen.

Bei Patienten mit Arteriosklerose ist eine ausreichende Verfügbarkeit von Stickstoffmonoxid in der Gefäßwand nicht mehr gewährleistet. Dafür ist neben erhöhten Homocysteinwerten und oxidativem Stress auch das Stoffwechselprodukt ADMA (siehe oben) verantwortlich. Gaben von L-Arginin erhöhen die Bildung von Stickstoffmonoxid. Das verbessert die Durchblutung und Sauerstoffversorgung der Gefäße, senkt den Blutdruck und die Verklumpungsneigung.

Magnesium, Coenzym Q_{10} und L-Carnitin verbessern den Energiestoffwechsel des Herzmuskels, beugen Herzrhythmusstörungen vor und beeinflussen erhöhte Blutdruck- und Blutfettwerte günstig.

Coenzym Q_{10}

Für den Energiestoffwechsel des Hochleistungsorgans Herzmuskel ist Coenzym Q_{10} lebenswichtig. Bei Erkrankungen wie Herzschwäche und Herzrhythmusstörungen sind die Coenzym-Q_{10}-Werte im Herzmuskel häufig erniedrigt. In Japan, wo zahlreiche Studien zur klinischen Wirksamkeit von Coenzym Q_{10} durchgeführt wurden, zählt es in der Therapie von Herzerkrankungen zum klinischen Standard.

L-Carnitin

L-Carnitin besitzt eine Schlüsselrolle beim Transport von Fettsäuren und deren Umwandlung in Energie. Das geschieht in den »Zellkraftwerken», den Mitochondrien, im Inneren der Zellen. Damit das Fett aber dort hineingelangen kann, braucht der Körper L-Carnitin.

Viel L-Carnitin benötigen alle Gewebe, die ihren Energiebedarf zu einem Großteil aus Fetten decken, etwa Muskeln, Leber und Nieren und das Herz. Damit ist eine normale Herzfunktion auf eine ausreichende Versorgung mit L-Carnitin angewiesen. Die L-Carnitin-Spiegel sind bei Herzerkrankungen wie koronarer Herzkrankheit und Herzinsuffizienz im Herzmuskel deutlich verringert.

Bei Verkalkungen der Herzkranzgefäße und bei unzureichender Herzleistung verbessert L-Carnitin die Leistungsfähigkeit des Herzmuskels. Zusätzlich schützt L-Carnitin den Herzmuskel vor der Schädigung durch freie Sauerstoffradikale.

Die wichtigsten herzschützenden Vitalstoffe im Überblick

Vitalstoff Vitalstoffgruppe	Wichtige Funktionen Effekte	Dosierung pro Tag	Tipps/Kommentar
Antioxidantien → **Vitamin C** → **Vitamin E (Tocopherole, Tocotrienole)** → **Karotinoide (z. B. Beta-Karotin, Lycopin)** → **Selen** → **Zink**	Schutz der Blutfette (LDL-Cholesterin) vor schädlicher Oxidation Steigerung der Gefäßerweiterung und Blutdrucksenkung Entzündungshemmung	Vitamin C: 500–3000 mg Vitamin E: 200–500 IE Karotinoide: 2–20 mg Selen: 50–200 µg (ca. 1,5 µg/kg Körpergewicht/Tag) Zink: 10–15 mg	Antioxidantien immer als Kombination einnehmen. Vitamin F immer in seiner natürlichen Form und Kombination mit Vitamin C einnehmen (z. B. 1000 mg Vitamin C und 500 IE Vitamin E).
Magnesium	Ökonomisierung der Herzfunktion Stabilisierung der Herzkraft und des Herzrhythmus Stressabschirmung des Herzmuskels Gefäßerweiterung	300–1000 mg	Wird gut in Form von Magnesiumcitrat und -aspartat vom Körper aufgenommen und verwertet. Entwässerungsmittel (Diuretika) und Digitalispräparate (Herzglykoside) steigern den Magnesiumbedarf.
Kalium	Stabilisierung der Herzkraft und des Herzrhythmus Blutdrucksenkung Gefäßerweiterung	nur nach ärztlicher Rücksprache!	Kalium- und Magnesiumcitrate fördern durch ihre säurepuffernde Wirkung eine gesunde Säure-Basen-Balance.
B-Vitamine → **Folsäure** → **Vitamin B_6** → **Vitamin B_{12}** → **Vitamin B_1**	Entgiftung von der gefäßtoxischen Aminosäure Homocystein Energiegewinnung des Herzmuskels (v. a. Vitamin B_1) Blutbildung	Folsäure: 0,4–0,8 mg Vitamin B_6: 2–50 mg Vitamin B_{12}: 9–400 µg Vitamin B_1: 5–50 mg Vitamin B_2: 5–50 mg Vitamin B_3: 20–60 mg (als Vitamin-B-Komplex)	Die Kombination von Folsäure, Vitamin B_6 und Vitamin B_{12} senkt Homocystein am effektivsten.
L-Carnitin	Energiegewinnung (ATP-Produktion) Steigerung der Herzkraft und Belastungstoleranz Senkung der Blutfette (v. a. der Triglyzeride)	500–4000 mg	Idealerweise in Form von L-Carnitin-Tartrat einnehmen.

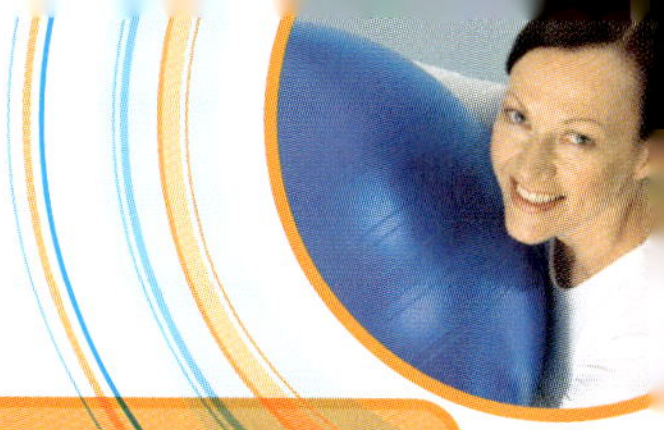

Die wichtigsten herzschützenden Vitalstoffe im Überblick (Forts.)

Vitalstoff Vitalstoffgruppe	Wichtige Funktionen Effekte	Dosierung pro Tag	Tipps/Kommentar
Coenzym Q_{10}	Energiegewinnung (ATP-Produktion) jeder Körperzelle antioxidativer Schutz der Mitochondrien Steigerung der Herzmuskelkraft Entlastung des Herzmuskels Reaktivierung von oxidativ verbrauchtem Vitamin E	60–300 mg	Cholesterinsynthese-Hemmer senken den Coenzym-Q_{10}-Spiegel! Einnahme zu fetthaltigen Mahlzeiten verbessert die Verwertung! Kombination von Coenzym Q_{10} mit L-Carnitin ist sinnvoll, da beide sich im Energiestoffwechsel ergänzen.
Omega-3-Fettsäuren	Senkung der Blutfette (v. a. der Triglyzeride) Stabilisierung des Herzrhythmus (antiarrhythmische Wirkung) Entzündungshemmung Gefäßerweiterung und Blutdrucksenkung Blutverdünnung	1000–3000 mg	Zum Schutz vor Zerstörung immer mit Antioxidantien kombinieren!
L-Arginin	natürlicher Vorläufer von Stickstoffmonoxid Steigerung der Verfügbarkeit von Stickstoffmonoxid: Gefäßerweiterung, Blutdrucksenkung	2000–9000 mg	L-Arginin sollte zusammen mit Antioxidantien eingenommen werden. Homocysteinsenkende B-Vitamine ergänzen sich in der Wirkung mit L-Arginin.

Vitalstoffkombination bei Arteriosklerose: Als Basis wird eine ausgewogene Vitalstoffkombination mit einer Tagesdosis von z. B. 500 Milligramm Vitamin C, 200 IE Vitamin E, 2 Milligramm Lycopin, 0,4 Milligramm Folsäure, 300 Milligramm Magnesium, 100 Mikrogramm Selen, 60 Milligramm Coenzym Q_{10} sowie 500 Milligramm L-Carnitin empfohlen.

Zusätzlich sollten etwa 1 bis 3 Gramm Omega-3-Fettsäuren pro Tag in Form von Fischölkapseln ergänzt werden.

Gegen Krebs – das Immunsystem stärken!

Durch die modernen Lebensgewohnheiten wird unser Immunsystem stark belastet. Das kann auf Dauer zu einer anhaltenden Schwächung führen. Die Folgen sind beispielsweise häufige Infekte, etwa Entzündungen der Nasennebenhöhlen oder grippale Infekte, die Neigung zu Allergien, ein erhöhtes Risiko für entzündliche degenerative Erkrankungen wie Rheuma sowie ein erhöhtes Risiko, an Krebs zu erkranken.

In den kommenden Jahren werden bösartige Krebserkrankungen aufgrund des steigenden Durchschnittsalters der Bevölkerung und der verbesserten Therapiemöglichkeiten von Herz-Kreislauf-Krankheiten zur Todesursache Nummer eins werden.

Ein intaktes und leistungsfähiges Immunsystem ist für unsere Gesundheit überlebenswichtig. Die zentralen Aufgaben des Immunsystems sind:

- die ständige Abwehr von Bakterien, Pilzen und Viren, die Infektionskrankheiten auslösen
- der Schutz vor Parasiten und Toxinen, die den Stoffwechsel vergiften und unseren Organismus schwächen
- die Beseitigung entarteter Zellen, die zu bösartigen Tumoren heranwachsen können
- die Regeneration von zerstörtem Gewebe und die Förderung der Wundheilung

Unser Immunsystem ist ein komplexes und stark vernetztes System, zu dem bewegliche und unbewegliche Immunzellen, ganze Organe (z. B. das Knochenmark, der Darm) und eine Reihe löslicher Eiweißverbindungen gehören. Überall dort, wo der Organismus permanent den Angriffen eventuell krankheitsauslösender Eindringlinge ausgesetzt ist, ist die Immunabwehr besonders stark ausgebildet: in den Schleimhäuten der Atemwege, des Darmes und der Harnwege sowie in der Haut. Im Darm beispielsweise werden bis zu 70 % der Immunkraft aufgebaut. Und jede kleinste Veränderung der Darmflora schwächt die natürlichen Abwehrkräfte.

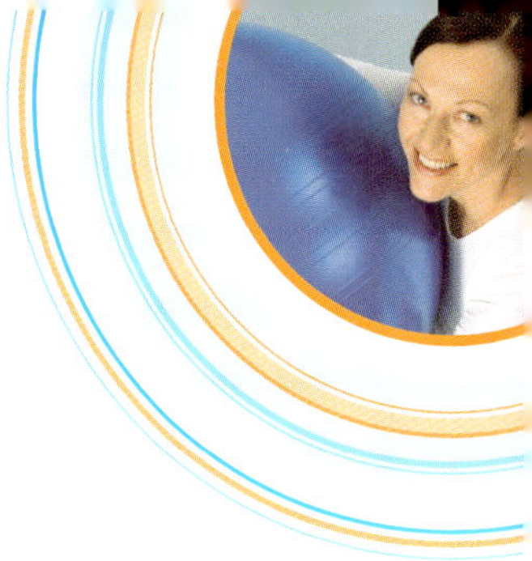

Häufige Ursachen für Immunschwäche

- Lebensstil: berufliche und/oder private Dauerbelastung (Stress), Rauchen, hoher Alkoholkonsum, wenig Schlaf, Übergewicht, Bewegungsmangel, trockene Raumluft in klimatisierten Großraumbüros, wenig frische Luft
- Ernährung: Mangelernährung (z. B. Eiweißmangel) und Fehlernährung (wenig frisches Obst und Gemüse)
- Chronische Erkrankungen: HIV/AIDS, entzündliche Atemwegs- und Darmerkrankungen, Diabetes mellitus
- Arzneimittel (z. B. Antibiotika, Chemotherapeutika)
- Leistungssport
- Kinder: Das Immunsystem von Kindern ist ständig Krankheitserregern (z. B. Kindergarten) ausgesetzt. Ihr Immunsystem ist allerdings noch nicht voll entwickelt.
- Senioren: Im Alter nimmt die Leistungsfähigkeit des Immunsystems ab.
- Umweltschadstoffe, oxidativer Stress

In unserem Körper herrscht täglich Krieg gegen das Immunsystem. Wir können ihn nur mit Vitalstoffen gewinnen.

Unser Immunsystem braucht Vitalstoffe

Ernährung und Immunsystem stehen miteinander in enger Wechselbeziehung. Eine gesunde Ernährung ist nicht nur Voraussetzung für die körperliche und geistige Leistungsfähigkeit, sondern auch für ein leistungsfähiges Immunsystem. Bei der täglichen Abwehrschlacht gehen Tausende Immunzellen zugrunde und müssen daher ständig neu gebildet werden. Nur ein ausgewogenes Angebot an Vitaminen, Mineralstoffen, Aminosäuren und energieliefernden Nährstoffen (z. B. Kohlenhydrate) ermöglicht es unserem Organismus, das überlebenswichtige Abwehrteam fit zu halten und Verluste zu ersetzen.

Ernährung und Krebsvorbeugung

Kalorien- und fettreiche Ernährung schwächt die Immunabwehr und begünstigt die Entstehung von Krebs. Allein durch eine Umstellung der Ernährung könnten 30 % bis 70 % aller Krebserkrankungen verhindert werden. Voraussetzung für ein leistungsfähiges Immunsystem ist eine ausgewogene vitalstoffreiche Ernährung – am besten mit mindestens fünf Portionen frischem Obst oder Gemüse pro Tag. Aus aktueller Sicht wird zur Krebsprävention eine überwiegend aus frischem Obst und Gemüse sowie Hülsenfrüchten bestehende Ernährung empfohlen, mit nur wenig rotem Fleisch und wenig gesättigten Fettsäuren, mit mäßig Salz und wenig Zucker. Denn mit steigendem Obst- und Gemüseverzehr sinkt nachweislich das Risiko, an Krebsarten der Lunge, des Kehlkopfs, der Speiseröhre, des Magens, des Dickdarms, der Bauchspeicheldrüse und der Brust zu erkranken. Studien zeigen, dass bei Bewohnern des Mittelmeerraumes Krebsarten wie Lungen- und Dickdarmkrebs deutlich weniger häufig auftreten als in nordeuropäischen Ländern. Dies wird vor allem darauf zurückgeführt, dass die mediterrane Ernährung einen hohen Gehalt bioaktiver Inhaltsstoffe wie Vitamine, Spurenelemente, mehrfach ungesättigte Fettsäuren und sekundäre Pflanzenstoffe aufweist.

Alkohol und Zigaretten – eine extrem gefährliche Kombination! Zigaretten erhöhen vor allem das Risiko für Lungen-, Blasen-, Nieren- und Pankreaskrebs. Zusammen mit Alkohol steigern Zigaretten dramatisch das Risiko für Krebs der Mundhöhle, des Rachens, des Kehlkopfs und der Speiseröhre.

Weitere Empfehlungen des World Cancer Research Fund und des American Institute for Cancer Research zur Vorbeugung von Krebserkrankungen sind:

- wenig Alkohol: maximal zwei Getränke pro Tag für Männer, maximal ein Getränk pro Tag für Frauen
- Vermeiden von Über- und Untergewicht
- wenig Fett (15 bis 30 % der Energiezufuhr inklusive versteckter Fette), pflanzliche Öle bevorzugen
- mehr körperliche Aktivität

Sekundäre Pflanzenstoffe

Frisches Obst und Gemüse ist nicht nur ein wichtiger Lieferant für Vitamine, sondern enthält auch eine Vielzahl sekundärer Pflanzenstoffe mit hochwirksamen krebsvorbeugenden Eigenschaften. Das Wirkspektrum dieser Stoffe (z. B. Polyphenole im Soja, Sulfide im Knoblauch, Terpene in Tomaten) ist äußerst vielfältig.

Um unseren Körper mit möglichst vielen und möglichst vielen verschiedenen sekundären Pflanzenstoffen zu versorgen, empfehlen Er-

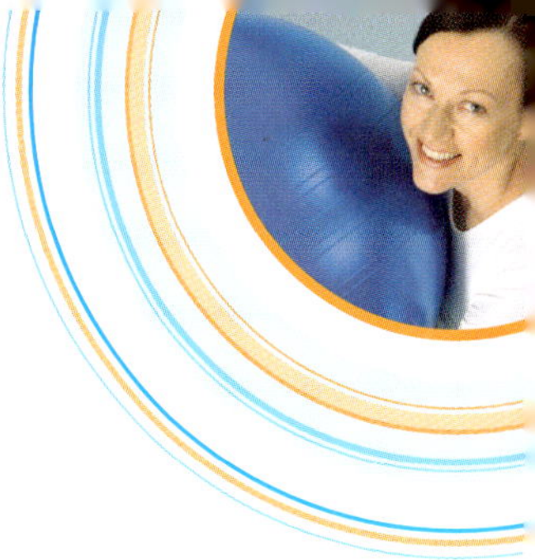

nährungsexperten fünf Portionen frisches Obst und Gemüse am Tag. Dabei gilt generell: Biologisch angebautes Freilandobst und -gemüse enthält mehr an sekundären Pflanzenstoffen als entsprechende Produkte aus konventionellem Intensivanbau bzw. dem Treibhaus.

Vitamine

- Vitamin A ist verantwortlich für eine intakte Funktion der Schleimhäute (Lunge, Magen-Darm-Trakt, Harnwege). Zelleigene Reparatursysteme zur Behebung von Schäden an der Erbsubstanz (DNA) werden durch Vitamin A unterstützt.
- Beta-Karotin aktiviert natürliche Killerzellen, neutralisiert Krebs auslösende Substanzen und entschärft freie Radikale. Lycopin ist ein starker Radikalfänger und senkt das Risiko für Prostata- und Magenkrebs.
- Vitamin E stärkt die Abwehrleistung bestimmter Immunabwehrzellen und kann den Heilungsprozess bei Entzündungen fördern.
- Auch das Knochenvitamin D ist für eine intakte Immunfunktion wichtig.
- Vitamin C stärkt allgemein die Abwehrleistung, schützt die Erbsubstanz, fördert die Wundheilung und macht verschiedene Krebs auslösende Stoffe unschädlich. Vitamin-C-Mangel erhöht das Risiko für bestimmte Krebsarten (z. B. Magen-, Lungen-, Brustkrebs).
- Ein Mangel an Vitamin B_6 unterdrückt die Abwehrfunktion und erhöht das Krebsrisiko (v. a. für Prostatakrebs).
- Folsäure und Vitamin B_{12} sind wichtig für die Zellteilung und damit für die Neubildung von Abwehrzellen unentbehrlich. Folsäuremangel schwächt das Immunsystem und erhöht das Risiko für Darmkrebs.
- Ein Mangel an Vitamin B_3 schwächt allgemein die Abwehrfunktion und erhöht das Risiko für DNA-Schäden und Krebs.

Nicht nur Vitamin C, sondern auch viele andere Vitamine sind für eine starke, widerstandsfähige Immunkraft des Menschen wichtig.

Mineralstoffe

- Selen wirkt immunstimulierend und schützt die Blutzellen sowie die Zellen des Immunsystems vor freien Radikalen. Zahlreiche Studien zeigen, dass eine gute Selenversorgung das Risiko, an bestimmten Krebsarten (z. B. der Prostata, des Dickdarms, der Leber,

Zur Vorbeugung von Krebserkrankungen wird Selenhefe, in der begleitenden Krebstherapie Natriumselenit empfohlen. Natriumselenit wird durch Vitamin C unwirksam. Deshalb sollte es nicht zusammen mit diesem Vitamin eingenommen werden. Lassen Sie zwischen der Einnahme mindestens eine Stunde Abstand!

der Lunge) zu erkranken, senkt. Eine gute Versorgung mit Selen vermindert aber nicht nur das Krebsrisiko, sondern kann auch die Nebenwirkungen einer Krebstherapie (z. B. Chemotherapie) verringern sowie die Heilungschancen und Lebensqualität der Betroffenen verbessern. Gerade bei Krebs ist es daher wichtig, dem Körper ausreichend Selen (100 bis 500 Mikrogramm Selen pro Tag, zum Teil mehr) zuzuführen, um das Immunsystem optimal zu unterstützen und gesunde Zellen vor Zerstörung zu bewahren.

- Zink ist für die optimale Funktionsfähigkeit des Immunsystems und die Proteinsynthese unerlässlich.
- Auch Eisenmangel kann die Immunabwehr beeinträchtigen. Eine unkontrollierte Eiseneinnahme ist jedoch nicht ratsam, da zu viel Eisen über seine oxidative Wirkung die Ansteckungsfähigkeit verschiedener Erreger sogar erhöht!

Aminosäuren

Aminosäuren sind die Baustoffe aller Eiweiße und damit für Bildung und Regeneration der Immunzellen lebensnotwendig.

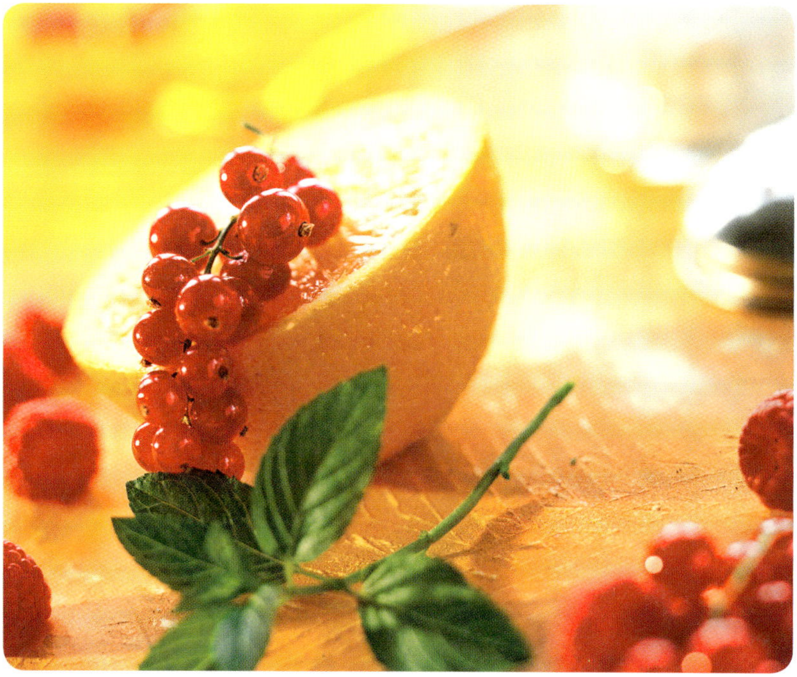

Eine vitalstoffreiche Ernährung spielt in der Krebsvorbeugung ein bedeutende Rolle.

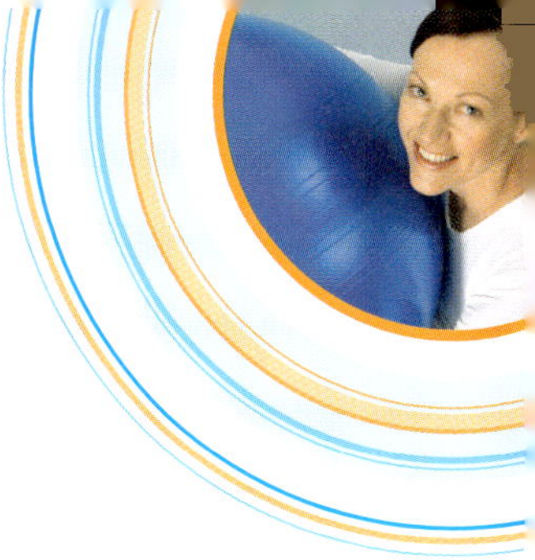

- Glutamin ist die Aminosäure mit der höchsten Konzentration im Blut und in den Zellen. Die Zellen des Immunsystems und der Darmschleimhaut brauchen Glutamin als Energielieferant. Mangelt es an Glutamin, wird das Immunsystem geschwächt; es kommt außerdem zum Abbau von Muskelmasse, wodurch die Kräfte verfallen. Das Risiko für schwere Infektionen steigt.
- Taurin ist die am zweithöchsten konzentrierte freie Aminosäure im Blut und in der Zellflüssigkeit. Diese Aminosäure fördert u.a. die körpereigene Entgiftung und steigert die Aktivität der natürlichen Killerzellen.
- Auch die schwefelhaltige Aminosäure Cystein ist für die Funktionsfähigkeit unseres Immunsystems unerlässlich. Cystein wirkt u.a. dem körperlichen Verfall bei Patienten mit schweren Infekten, Krebs oder AIDS entgegen.
- Arginin verstärkt seinerseits die Aktivität der Immunzellen und fördert die Kollagenbildung sowie die Wundheilung.

Vitalstoffkombination bei Immunschwäche und erhöhter Infektanfälligkeit: Es wird zur Stärkung der körpereigenen Widerstandskräfte eine ausgewogene Nährstoffkombination mit z.B. 1000 Milligramm Vitamin C, 500 IE Vitamin E, 20 Milligramm Zink und 100 Mikrogramm Selen empfohlen.

Im Hinblick auf die Lebensqualität, den Krankheitsverlauf und den Erfolg der Krebstherapie ist der Ernährungsstatus eines Krebspatienten von elementarer Bedeutung. Die Erfassung des Ernährungsstatus sollte deshalb am Anfang der Krebstherapie stehen und grundsätzlich Bestandteil jeder ärztlichen Untersuchung sein.

Ernährung während der Krebstherapie

Eine vitalstoffreiche Ernährung verbunden mit regelmäßiger körperlicher Aktivität ist allerdings nicht nur in der Krebsvorbeugung von Bedeutung. Nahezu alle Krebsformen werden durch die Ernährung beeinflusst, und zwar stärker, als den meisten Menschen bewusst ist. In der Krebstherapie bildet daher die Ernährung die Grundlage jeglicher therapeutischer Strategie, ohne die sich die Wirksamkeit anderer Therapiemethoden nicht voll entfalten kann.

Mangelernährung bei Krebs – Ursachen und Folgen

Mangelernährung ist bei Krebspatienten häufig. Bereits zum Zeitpunkt der Tumordiagnose haben 50 % der Patienten an Gewicht verloren. Bis zu 20 % weisen einen Gewichtsverlust von über 10 % ihres Ausgangsgewichtes in sechs Monaten auf. Dazu führen zahlreiche Faktoren, insbesondere aber lange Nüchternphasen, die Chemotherapie (v. a. Polychemotherapie), anhaltende Durchfälle, Erbrechen sowie eine länger andauernde zu geringe Energieaufnahme.

Mangelernährung beeinträchtigt sowohl das Immunsystem als auch die Organ- und Stoffwechselfunktionen. Die Folge ist eine erhöhte Komplikationsrate durch Entzündungen (z. B. der Schleimhäute), Sekundärinfektionen, lebensbedrohliche Blutvergiftungen (Sepsis) und eine verzögerte Wundheilung. Die Krebssterblichkeit ist bei Mangelernährung um etwa 30 % erhöht.

Die Mangelernährung mit zu wenig Vitalstoffen ist heute in der Krebstherapie ein großes Problem, weil der Bedarf an Vitalstoffen durch die Erkrankung, aber auch durch die Therapie deutlich erhöht ist.

Die schwerste Form der Mangelernährung mit körperlicher Auszehrung wird als Kachexie (Tumorkachexie) bezeichnet. Sie tritt vor allem bei Bronchial-, Magen-, Bauchspeicheldrüsen- und Prostatakarzinomen auf. Die Kachexie ist neben der Blutvergiftung die zweithäufigste und bei 20 % der Krebspatienten die unmittelbare Todesursache.

Ziele der Ernährung in der Krebstherapie sind daher:

- die Vermeidung von Gewichtsverlust und Mangelernährung
- die Stabilisierung des Körpergewichtes
- die Verbesserung der Therapietoleranz
- die Stärkung des Immunsystems
- die Verbesserung der körperlichen und seelischen Verfassung
- die Erhöhung der Lebensqualität

Die verschiedenen Faktoren, die zur Entwicklung der Mangelernährung führen, betreffen natürlich nicht nur die energieliefernden Makronährstoffe (Kohlenhydrate, Proteine, Fette), sondern auch Vitalstoffe wie Vitamine, Mineralstoffe und Spurenelemente.

Vitalstoffe – die Stütze der Krebstherapie

Der Vitalstoffbedarf ist bei Krebs durch die Erkrankung an sich und auch die Therapie deutlich erhöht, und eine optimale Versorgung kann durch die Ernährung kaum noch sichergestellt werden. Schleimhautschäden durch Chemo- oder Strahlentherapie stören die

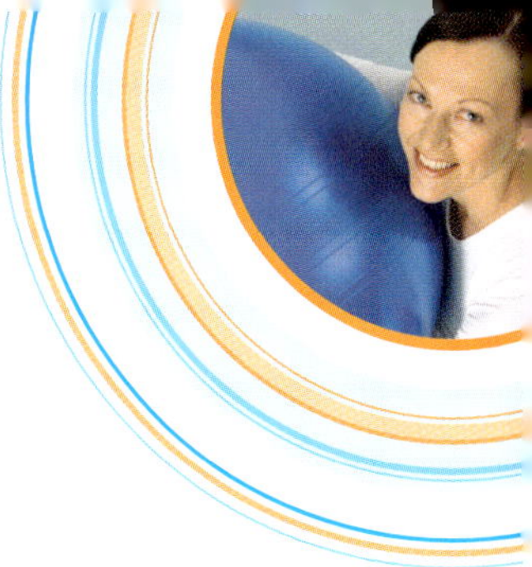

Aufnahme und erhöhen den Verlust an Nährstoffen. Besonders kritisch ist die Versorgung mit antioxidativ wirkenden und das Immunsystem stärkenden Vitalstoffen wie Vitamin A, C, E, Karotinoiden, B-Vitaminen sowie Selen und Zink (siehe auch Kasten unten). Krebspatienten haben häufig schon bei Diagnosestellung ihre Vorräte einzelner Vitalstoffe aufgebraucht. Wird das Immunsystem gezielt durch Vitalstoffe unterstützt, können Infektionen abgewendet, Metastasen aufgespürt, chronische Entzündungsprozesse gebremst und die Wundheilung nach Operationen gefördert werden. Es können Heilungschancen und Lebensqualität verbessert werden. Neben Vitaminen und Mineralstoffen kann auch der Bedarf an energieliefernden Kohlenhydraten, Fetten und Eiweißen erhöht sein.

Die begleitende Vitalstoffmedizin muss immer auf die konventionelle Krebstherapie abgestimmt werden. Deshalb sollten Sie die Ergänzung von Vitalstoffen (z. B. Antioxidantien) mit Ihrem Hausarzt und/ oder Onkologen besprechen! Bereits bei der Erstdiagnose sollte der Ernährungsstatus ermittelt werden, da Mangelernährung die Überlebenszeitprognose bei Krebs deutlich verschlechtert!

Eine optimale Behandlung von Krankheiten braucht eine wohldurchdachte begleitende Vitalstofftherapie.

Kritische Vitalstoffe bei Krebspatienten

Immunstärkende und antioxidativ wirksame Vitalstoffe

- Vitamin A, Vitamin E, Karotinoide (z. B. Lycopin)
- Vitamin C
- Coenzym Q_{10} (v. a. bei Brustkrebs)
- L-Arginin, L-Cystein, L-Glutathion
- Selen, Zink

Vitalstoffe mit geringer Speicher- bzw. Reservekapazität

- Vitamin B_1: 4–10 Tage
- Vitamin K: 2–6 Wochen
- Vitamin-B-Komplex (v. a. B_6, Folsäure, B_{12}), sowie Vitamin C und D: 2–4 Monate

Wichtig in der Krebstherapie: Vitalstoffe und Patientenkompetenz
Interview mit Professor Dr. med. Gerd Nagel, Zürich/Schweiz

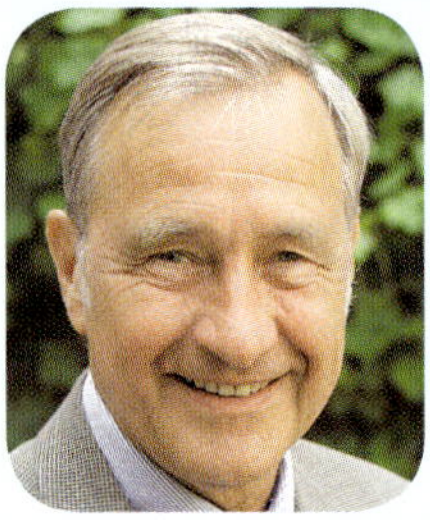

Prof. Dr. med. Gerd Nagel ist seit Jahrzehnten international anerkannter Krebsspezialist. Er war Präsident der Deutschen Krebsgesellschaft (1986 bis 1990), übernahm 1992 den Lehrstuhl für Tumorbiologie an der Universität Freiburg im Breisgau, wo er auch die Klinik für Tumorbiologie gründete und bis 2003 leitete. Nach seiner Pensionierung rief er die »Stiftung Patientenkompetenz« ins Leben, um deren Aufbau er sich heute kümmert. Ziel der Stiftung ist die Unterstützung von Projekten zur Förderung und Erforschung der Patientenkompetenz.

Das Interesse an Gesundheit und Wellness nimmt stetig zu. Ein langes Leben und Vitalität, frei von Krankheiten und Beschwerden, steht bei vielen Menschen an erster Stelle auf ihrer persönlichen Wunschliste. Bereits 40 % der deutschen Frauen und etwa 30 % der deutschen Männer nehmen regelmäßig Vitalstoffpräparate ein. Was interessiert den ehemaligen Präsidenten der Deutschen Krebsgesellschaft und Gründer der Klinik für Tumorbiologie in Freiburg/Breisgau an Vitaminen und Spurenelementen?

Prof. Nagel Ich verfolge mit besonderer Aufmerksamkeit, dass durch konsequente wissenschaftliche Studien immer besser dokumentiert wird, wie wichtig eine richtige Versorgung des Körpers mit Vitalstoffen für den Erfolg vieler Therapien ist, so beispielsweise auch in der Krebsmedizin. Unsere Einschätzung der Bedeutung der Vitalstoffe ist heute eine ganz andere als noch vor wenigen Jahren.

Gesunde Ernährung und regelmäßige körperliche Aktivität zählen zu den wichtigsten Faktoren, um gesund und vital ein hohes Alter zu erreichen. Wie schätzen Sie persönlich das Potenzial von Vitaminen, Spurenelementen und anderen Vitalstoffen in der Prävention und Therapie moderner Zivilisationskrankheiten ein?

Prof. Nagel Vitalstoffe besitzen in der Prävention und Therapie verschiedener Erkrankungen ein beachtliches Potenzial. Eine sich schleichend entwickelnde Unterversorgung mit Vitaminen und Spurenelementen kann eine Reihe von vitalen Funktionen, wie z. B. das Immunsystem, beeinträchtigen. Oberste Priorität zur Vermeidung von Vitalstoffdefiziten hat allerdings, wie Sie richtig sagen, eine gesunde und ausgewogene Ernährung.
Menschen, die ihren täglichen Bedarf an Vitalstoffen aus verschiedenen Gründen nicht ausreichend decken können, kann empfohlen werden, zeitweise Vitalstoffpäparate einzunehmen, um Defizite zu vermeiden. Die Einnahme von Vitalstoffen kann in diesen Fällen sogar dazu beitragen, die Entwicklung von Erkrankungen zu verzögern und das Fortschreiten bestehender Krankheiten zu verlangsamen.

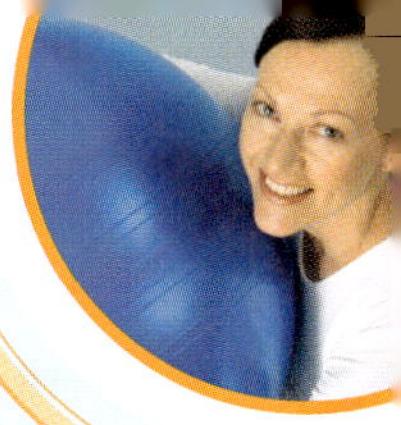

Viele Krebspatienten greifen zu komplementären, d.h. die konventionelle Behandlung ergänzenden Therapiemaßnahmen. Dazu zählt vor allem die Einnahme von Antioxidantien wie Vitamin C und Selen. Welchen Stellenwert räumen Sie Antioxidantien und den das Immunsystem stabilisierenden Vitalstoffen im Rahmen einer ganzheitlich orientierten Krebstherapie ein?

Prof. Nagel Immer mehr wissenschaftliche Daten zeigen die enorme Bedeutung einer guten Vitalstoffversorgung bei Krebs und vor allem begleitend zur Krebstherapie. Hier muss man konsequent weiterarbeiten und die Ergebnisse auch den Ärzten zur Kenntnis bringen. Das Spurenelement Selen ist heute beispielsweise der wissenschaftlich mit Abstand am besten dokumentierte Vitalstoff in der komplementären Krebstherapie. Bei Krebspatienten kann eine an das Krankheitsstadium angepasste Selensubstitution dazu beitragen, das Immunsystem zu stabilisieren und die Nebenwirkungsrate einer Chemo- und Strahlentherapie zu verringern.

Herr Professor Nagel, Sie zählen in Europa zu einem der bedeutendsten Wegbereiter eines neuen Medizinverständnisses und einer offeneren Medizin – einer Medizin, die den aktiv an der Therapie teilnehmenden Patienten in den Mittelpunkt stellt. Warum ist die Kompetenz von Patienten für diese selbst, aber auch für die moderne Medizin Ihrer Meinung nach so wichtig?

Prof. Nagel Patientenkompetenz hat zu tun mit der Frage »Was kann ich selbst für mich tun?«. In dem von mir verfassten gleichnamigen Buch wurde herausgearbeitet, dass wir alle, wenn wir in der Rolle des Patienten sind, daran glauben, unser Schicksal zum Teil auch in der eigenen Hand zu haben. Diese Überzeugung ist Teil unseres Menschseins und äußert sich prägnant im Sprichwort »Hilf dir selbst, dann hilft dir Gott«. Auch ich bin dieser Überzeugung und spreche hier aus eigener Erfahrung nach Überwindung einer Leukämie.

Ich will den Anteil der Medizin an den Erfolgen der Krebstherapie nicht schmälern. Denn für mich ist ganz klar und nicht verhandelbar: Es geht nicht ohne die Möglichkeiten und Therapiemethoden der modernen Medizin! Aber es wäre eine einäugige Medizin, wenn wir zur Bewältigung der Krebserkrankung nur und ausschließlich auf Operation, Strahlentherapie oder Chemotherapie setzen würden. Kein einigermaßen erfahrener Arzt vertraut ausschließlich seinen technischen Möglichkeiten, er wird immer auch die Kräfte der Selbstheilung seines Patienten fördern. Er wird sich damit der Meinung eines der großen weisen Männer der Medizin, nämlich Paracelsus, anschließen, der gesagt hat: »Die Kraft des Arztes liegt im Patienten«.

Nachdem die Medizin im 20. Jahrhundert die Krankheiten und deren Entstehung besser verstanden hat, wird sie im 21. Jahrhundert den Patienten, dessen Kräfte, Hoffnungen und eigene Möglichkeiten wieder besser verstehen. Dies ist meine Überzeugung, und dafür setze ich mich ein.

Die individualisierte Medizin kennt und respektiert das Heilungspotenzial des individuellen Patienten. Auf Mikronährstoffe oder Vitalstoffe bezogen heißt die entsprechende Formel GIMSA: gezielte individualisierte Mikronährstoffsubstitution. Die Stiftung Patientenkompetenz unterstützt speziell diese Form der ergänzenden Medizin.

Makuladegeneration – das Auge isst mit!

Die altersbedingte Makuladegeneration (AMD) ist bei uns die häufigste Ursache für den Verlust der zentralen Sehschärfe jenseits des 50. Lebensjahres. Betroffen ist dabei der so genannte Gelbe Fleck, die Stelle des schärfsten Sehens auf der Netzhaut. Dieser kann altersbedingt degenerieren mit der Folge einer starken Sehbehinderung bis hin zur Erblindung.

Es ist enorm wichtig, der Makuladegeneration wirkungsvoll vorzubeugen. Denn die Therapiemöglichkeiten sind begrenzt.

Aufgrund der insgesamt steigenden Lebenserwartung gewinnt die altersbedingte Makuladegeneration (AMD) zunehmend an Bedeutung. Im Schnitt zeigen bereits 20 % der 65- bis 74-Jährigen Frühformen der Erkrankung. Da die Therapiemöglichkeiten zum heutigen Zeitpunkt begrenzt sind, ist eine wirkungsvolle Vorbeugung dringend notwendig.

Was ist AMD?

Die biologischen Hintergründe: Die Sehkraft beruht auf der Fähigkeit, Lichtreize in Nervenreize umzuwandeln. Das geschieht im Auge auf der lichtempfindlichen Netzhaut. Dabei werden schwache elektrische Impulse über den Sehnerv an das Gehirn weitergeleitet. In der Netzhaut gibt es zwei Arten von Lichtrezeptoren: zum einen die stark lichtempfindlichen Stäbchen, die das Sehen in der Dämmerung und bei Nacht ermöglichen, zum anderen die für das Farbsehen verantwortlichen Zäpfchen, die vor allem im Gelben Fleck (fachsprachlich Makula lutea) zu finden sind.

Durch den hohen Sauerstoffgehalt der Netzhaut werden bei der Einwirkung von energiereichem kurzwelligem Licht permanent freie Sauerstoffradikale gebildet. Diese aggressiven Moleküle schädigen bevorzugt die an ungesättigten Fettsäuren reichen Zellwände der Lichtrezeptoren. Davon sind vor allem die Zellen am Ort mit der

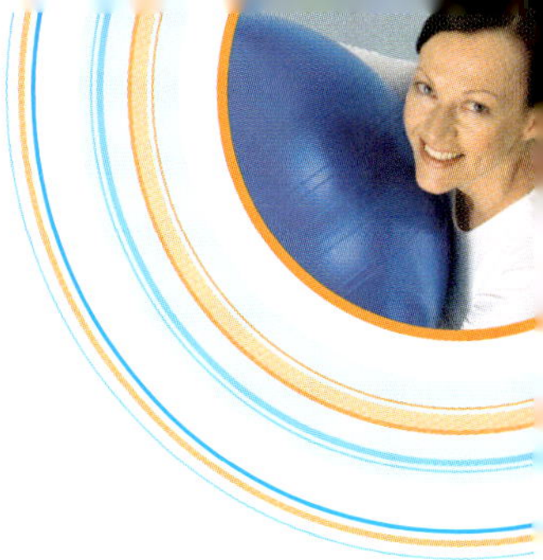

höchsten Sehzellendichte, am Gelben Fleck, betroffen – sie sterben mit der Zeit ab.

Die Symptome: Die altersbedingte Makuladegeneration verläuft schmerzlos. Die ersten Symptome werden häufig nur als vermeintliche Sehschwäche gedeutet:

- Schwierigkeiten beim Lesen
- Verzerrungen und verschwommener Fleck im Schriftbild
- Fehlen von Buchstaben beim Lesen und Zunahme des verschwommenen Flecks
- Veränderung in der Farbwahrnehmung

Langsam, aber stetig verringert sich im weiteren Verlauf der Erkrankung die Sehkraft, bis auch die Umgebung und Personen nur noch schemenhaft erkannt werden. Die Lebensqualität der Betroffenen wird durch den Sehverlust erheblich beeinträchtigt. Einfache alltägliche Tätigkeiten können, wenn überhaupt, nur noch mit Mühe bewältigt werden, wie z. B. Zeitunglesen oder Fernsehen. Autofahren ist nicht mehr möglich!

Die Sehkraft wird so stark eingeschränkt, dass man nicht mehr Auto fahren und nur noch mit Mühe lesen oder fernsehen kann.

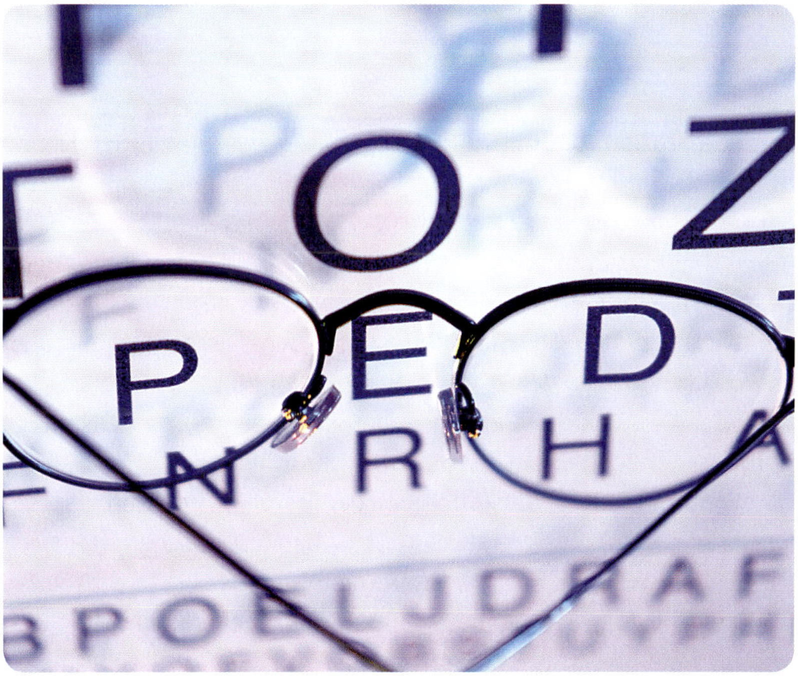

Die Zufuhr von Bioaktivstoffen kann die Augen vor der Makuladegeneration schützen.

Die Risikofaktoren: Neben dem Alter und Rauchen als gesicherte Risikofaktoren stehen bei der Entwicklung der Augenkrankheit vor allem die folgenden Faktoren im Fokus:

- eine Unterversorgung mit antioxidativen Vitalstoffen (z. B. Lutein und Vitamin C)
- eine lebenslange Lichtexposition
- weibliches Geschlecht
- blaue Augen
- Herz-Kreislauf-Erkrankungen

Vor allem Raucher haben durch verminderte Antioxidantienspiegel und falsche Ernährungsgewohnheiten (wenig Obst und Gemüse) ein erhöhtes Risiko für AMD.

Lutein und Zeaxanthin kommen in hohen Mengen z. B. in Gemüse wie Grünkohl (21,9 mg/100g) und Spinat (10,2 mg/100 g) vor. Eine amerikanische Studie belegt, dass ein hoher Verzehr an dunklem Blattgemüse – das besonders reich an Lutein und Zeaxanthin ist – bei Patienten im Alter von 55 bis 80 Jahren das Risiko, eine fortgeschrittene AMD zu entwickeln, deutlich verringert.

Vitalstoffe als natürlicher Schutz für die Netzhaut

Gegen die schädlichen Angriffe freier Radikale, ausgelöst durch Licht, Sauerstoff oder Umwelteinflüsse (Zigarettenrauch, Luftschadstoffe), hat unser Körper ein effizientes Selbstschutzsystem entwickelt. Dazu zählen die Antioxidantien Vitamin A, C, E und die Karotinoide (v. a. Lutein) sowie die antioxidativen Enzyme: die selenabhängige Glutathionperoxidase und die zink- und kupferabhängige Superoxiddismutase (SOD).

Wissenschaftliche Untersuchungen zeigen einen engen Zusammenhang zwischen der Aufnahme von antioxidativ wirksamen Nährstoffen über die Nahrung und dem Risiko, an altersbedingter Makuladegeneration zu erkranken. Eine gute Versorgung mit den Vitaminen C und E sowie mit Karotinoiden wirkt schützend; eine schlechte Versorgung ist mit einem erhöhten Risiko für AMD verbunden. Medizinischen Studien zufolge haben Patienten mit AMD einen geringeren Gehalt an den Karotinoiden Lutein und Zeaxanthin in der Netzhaut als gesunde Menschen. Darüber hinaus sind bei Patienten mit AMD niedrige Serumspiegel an Zink sowie eine verminderte Aktivität der zink- und kupferabhängigen Superoxiddismutase (SOD) beobachtet worden.

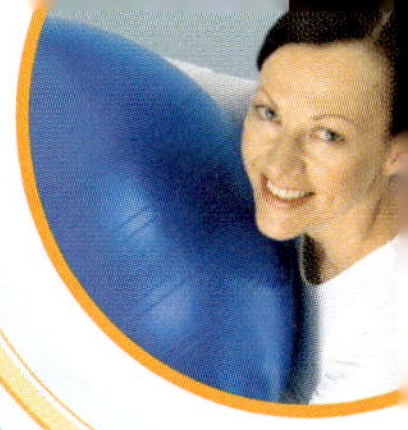

Lutein und Zeaxanthin: Diese Karotinoide reichern sich natürlicherweise in der Netzhaut an. Der Sinn ist, dass dadurch die lichtempfindlichen Zellen der Netzhaut vor der zerstörerischen Wirkung der aggressiven Sauerstoffradikale und anderer zellzerstörender Radikale geschützt werden. Wissenschaftliche Untersuchungen zeigen, dass eine lutein- und zeaxanthinreiche Ernährung den Gehalt dieser Karotinoide in der Makula lutea (im Gelben Fleck) steigern kann.

Antioxidative Mineralien: Die Auswertung einer amerikanischen Studie zeigte, dass besonders die Patienten mit bereits fortgeschrittenen Netzhautschäden von der kombinierten Gabe an antioxidativen Vitaminen (Vitamin C, E, Karotinoiden) und Spurenelementen (Zink, Kupfer) profitierten.

Taurin schützt die Netzhaut vor frühzeitigem Altern und Krankwerden.

Die Aminosäure Taurin: Die Lichtrezeptoren der Netzhaut besitzen die höchste Taurinkonzentration des zentralen Nervensystems. Eine Entleerung der Taurinspeicher ließ im Tierversuch die Sehzellen zugrunde gehen. Man vermutet, dass die schwefelhaltige Aminosäure Taurin die mehrfach ungesättigten Fettsäuren in der Netzhaut vor der Oxidation schützt. Taurin ist Bestandteil vieler Lebensmittel und wird sehr häufig als Zusatzstoff für Energydrinks verwendet.

Länger besser sehen mit Vitalstoffen

Vorrangig sollte über eine vitaminreiche Ernährung versucht werden, genügend Schutzfaktoren wie das Karotinoid Lutein und Vitamin C aufzunehmen. Dafür müssten idealerweise täglich mindestens 600 Gramm Gemüse und Obst in fünf Portionen verteilt verzehrt werden. Da dies jedoch kaum zu realisieren ist, sollte in der Vorbeugung und Therapie moderner Alterskrankheiten wie der altersbedingten Makuladegeneration daher als Grundlage immer eine breit gefächerte Nährstoffkombination mit krankheitsspezifischen Vitalstoffakzenten (z. B. Lutein, Zink, Vitamin C) eingesetzt werden.

Vitalstoffe und Makuladegeneration
Interview mit Prof. Dr. med. Daniel Pauleikhoff

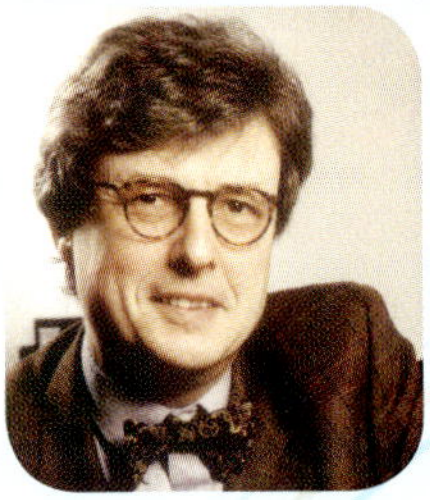

Prof. Dr. med. Pauleikhoff leitet die retinologische Abteilung der Augenabteilung am St.-Franziskus-Hospital in Münster. Im Jahr 2000 wurde er zum außerplanmäßigen Professor der Medizinischen Fakultät der Universität-Gesamthochschule Duisburg-Essen ernannt. Seine Spezial- und Forschungsgebiete sind Erkrankungen der Makula (des Gelben Flecks der Netzhaut) wie etwa die altersbedingte Makuladegeneration.

Ablagerungen von nicht weiter abbaubarem Material gelten als Ursache für die altersbedingte Makuladegeneration, kurz AMD. Welche Risikofaktoren spielen bei der Entwicklung der Erkrankung eine Rolle? Gibt es beeinflussende Umwelt- und Ernährungsfaktoren?
Prof. Pauleikhoff Die AMD ist eine komplexe Erkrankung, bei der ein ganzes Bündel an genetischen und Umweltfaktoren eine Rolle spielt. Insbesondere die genetische Prädisposition erscheint immer zentraler. Auf dieser genetischen Grundlage spielen aber weitere Risiko- und Umweltfaktoren eine auslösende, modifizierende oder den Krankheitsverlauf dirigierende Funktion. Zu den gesicherten Risikofaktoren zählt hierbei neben dem Alter vor allem das Rauchen. Es konnte aufgezeigt werden, dass sogar die Beendigung des Rauchens im fortgeschrittenen Stadium noch einen schützenden Effekt hat, aber auch Passivrauchen ein Risiko beinhaltet.

Oxidativer Stress und AMD?

Prof. Pauleikhoff Die Makula bietet die »idealen« Voraussetzungen für oxidative Reaktionen und Schäden. Zum einen haben die dortigen Netzhautzellen einen sehr hohen Anteil an hoch oxidationsanfälligen mehrfach ungesättigten Fettsäuren. Zum anderen ist die Sauerstoffversorgung im »Hochleistungs-Sehbereich« der Makula die höchste im ganzen Körper – entsprechend hohe Mengen an aggressiven Sauerstoffradikalen können entstehen. Hinzu kommt, dass die Makula der intensivsten Lichtexposition ausgesetzt ist, um ein gutes Seh- und Auflösungsvermögen zu gewährleisten. Besonders durch hochenergetisches kurzwelliges Licht kommt es in der Netzhaut zur Freisetzung von toxischen Radikalen, die die Fettsäuren in den Netzhautzellen oxidieren und damit Bausteine von Zellen zerstören. Beim Abbau dieser zerstörten Moleküle verbleiben Abfallprodukte in den Netzhautzellen und sammeln sich über die Jahre hinweg an.

Auf welche Diät oder Ernährung sollten Patienten mit AMD achten?

Prof. Pauleikhoff Falls bereits eine einseitige späte altersbedingte Makuladegeneration vorliegt, kann das Fortschreiten der Erkrankung im noch nicht betroffenen Auge durch hoch dosierte Verabreichung von Antioxidantien sowie Spurenelementen vermindert werden. Bei lediglich geringen Altersveränderungen der Makula ist eine ausgewogene Ernährung nach den Richtlinien der Deutschen Gesellschaft für Ernährung (DGE) sinnvoll. Bezüglich einer Ergänzung der Karotinoide Lutein und Zeaxanthin scheint Zurückhaltung angezeigt, da die genauen Zusammenhänge zwischen einem verminderten Gehalt an makulärem Pigment und einem erhöhten Risiko für das Auftreten von AMD in wissenschaftlichen Studien noch geklärt werden müssen.

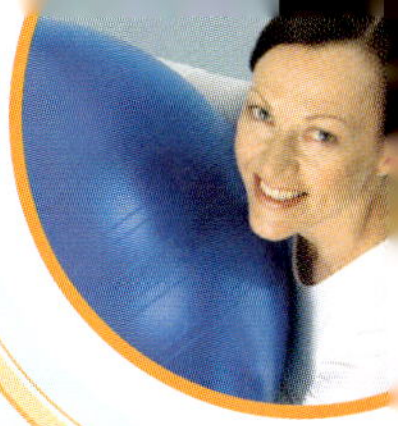

Aufgrund ihres hohen Gehalts an den gelben Karotinoiden Lutein und Zeaxanthin hat die Makula ihren deutschen Namen Gelber Fleck erhalten. Welche Funktionen übernehmen diese Karotinoide?

Prof. Pauleikhoff Lutein und Zeaxanthin bilden das so genannte makuläre Pigment. Dieses kann auf zweifache Weise die schädigende Wirkung des einfallenden Lichtes mindern. Zum einen hat es einen filternden Effekt auf den hochenergetischen blauen Anteil des Lichtes, der oxidative Veränderungen der ungesättigten Fettsäuren in den Netzhautzellen verursachen kann. Zum anderen hat es aber auch eine direkte antioxidative Wirkung. Aus diesen beiden Prozessen zusammen ergibt sich die Tatsache, dass das makuläre Pigment der effektivste Lichtschutz in der Netzhaut ist.

Die Konzentration des makulären Pigmentes an Lutein und Zeaxanthin ist unterschiedlich groß. Bei Frauen ist die Pigmentkonzentration dieser Substanzen generell niedriger als bei Männern. Zudem nimmt die Konzentration in der Makula mit zunehmendem Alter ab. Einiges scheint darauf hinzudeuten, dass ein niedriger Gehalt an makulärem Pigment mit einem erhöhten Risiko für AMD einhergeht. Diese Zusammenhänge sind in weiteren Studien noch zu untermauern und zu differenzieren. Auch sind die effektiven Konzentrationen, Relationen zwischen den beiden Karotinoiden und eventuelle Interaktionen bei Aufnahme und Transport weiter zu untersuchen.

Die Menge von Lutein und Zeaxanthin in der Makula wird aber auch durch die Nahrungsaufnahme bestimmt: Die Konzentration des makulären Pigmentes kann durch die Ernährung positiv beeinflusst und gesteigert werden. Deshalb ist eine gesunde vitamin- und nährstoffreiche Ernährung zentral, da die genannten Substanzen in sehr vielen Gemüsen und Früchten in hoher Konzentration vorkommen. Als sinnvolle Maßnahme ist der Verzehr von täglich vier bis fünf Portionen von Früchten und Gemüse anzusehen, da hiermit dem Körper eine ausgewogene Relation und eine ausreichende Konzentration an Lutein und Zeaxanthin zur Verfügung gestellt wird.

Um die Frage nach der Wirksamkeit von Antioxidantien und Spurenelementen zu beantworten, wurde in den neunziger Jahren die Age-Related Eye Disease Study (AREDS) initiiert. Können Sie uns kurz die Studie und deren Ergebnisse beschreiben?

Prof. Pauleikhoff Untersucht wurden die Effekte einer Aufnahme der Antioxidantien Vitamin C, Vitamin E und Beta-Karotin, ferner die Effekte einer Aufnahme der Spurenelemente Zink und Kupfer sowie die Effekte einer kombinierten Aufnahme von Antioxidantien plus Spurenelementen – jeweils in 5- bis 15fach höheren Mengen, als von Ernährungswissenschaftlern für den täglichen Bedarf empfohlen. Beim Studiendesign handelte es sich um eine randomisierte, plazebokontrollierte Studie. Es wurden mehr als 3600 Studienteilnehmer zwischen 55 und 80 Jahren über einen Zeitraum von durchschnittlich 6,3 Jahren beobachtet. Unter den Teilnehmern waren sowohl von AMD nicht betroffene Personen als auch solche mit AMD im Frühstadium sowie Patienten mit AMD im fortgeschrittenen Stadium.

Der günstigste Effekt wurde mit der Kombination Antioxidantien plus Spurenelemente beobachtet. Diese bewirkte bei den Patienten mit fortgeschrittenem Krankheitsstatus ein Hinauszögern des Auftretens von Spätformen von AMD. Diesen Patienten kann somit zu einer prophylaktischen Einnahme von Antioxidantien plus Spurenelemente unter ärztlicher Aufsicht geraten werden. Für Patienten mit sehr frühen und gering ausgeprägten Makulaveränderungen ist nach den vorliegenden Ergebnissen die Verabreichung derartiger Präparate nicht angezeigt.

Osteoporose – Vorbeugen ist das Wichtigste

Die Osteoporose ist eine Erkrankung des Knochenskeletts, die sich über viele Jahre unbemerkt entwickelt. Sie zählt laut Weltgesundheitsorganisation zu den zehn bedeutendsten Volkskrankheiten, und ihre Häufigkeit wird nach Ansicht von Experten in den nächsten Jahren dramatisch zunehmen.

Für Frauen ist das Risiko, an den Folgen eines schweren Knochenbruchs zu sterben, höher, als an Brustkrebs zu sterben.

Medizinisch wird die Osteoporose definiert als eine Skeletterkrankung mit verminderter Knochenmasse und geschwächter Knochenstruktur. In manchen Fällen geben chronische Rückenbeschwerden und Erschütterungsschmerzen die ersten Hinweise. Äußerlich sichtbare Zeichen der Osteoporose sind ein beginnender Rundrücken (»Witwenbuckel«) sowie eine starke Abnahme der Körpergröße. Bei den Betroffenen kann schon ein geringer Stoß oder ein leichter Aufprall zu Knochenbrüchen führen. Besonders bruchgefährdet sind die Wirbelkörper, das Becken und der Oberschenkelhals. Skelettdeformationen können auch Veränderungen der Muskeln, Sehnen und Bänder hervorrufen. Muskelverspannungen, Gleichgewichts- und Koordinationsstörungen sind die Folge. Für die Betroffenen bedeutet die Krankheit einen deutlichen Verlust ihrer Lebensqualität bis hin zu lebenslanger Invalidität und Pflegebedürftigkeit.

In Deutschland leiden bis zu acht Millionen Menschen, davon über 75 % Frauen, an Osteoporose. Frauen nach den Wechseljahren, Männer mit Testosteronmangel und alte Menschen ab dem 70. Lebensjahr sind besonders gefährdet, an Osteoporose zu erkranken.

Die Risikofaktoren

Die Osteoporose wird durch viele Faktoren begünstigt. Neben genetischen und hormonellen Einflüssen zählen Bewegungsmangel und eine kalziumarme Ernährung zu den zentralen Risikofaktoren.

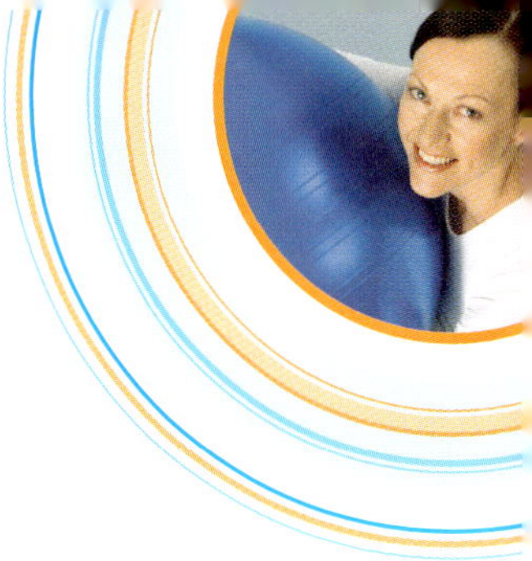

Im Einzelnen haben die folgenden Faktoren Einfluss auf die Entwicklung der Krankheit:

- eine geringe maximale Knochenmasse: 90 % der Knochenmasse werden bis zum 20. Lebensjahr aufgebaut
- wenig Bewegung, z. B. wegen sitzender Berufstätigkeit oder weil kein Sport getrieben wird
- Ernährung: hoher Alkohol-, Kaffee- und Kochsalzkonsum, viel Fleisch und Phosphat (z. B. in Colagetränken, Wurstwaren), wenig Milch(-produkte)
- bestimmte Krankheiten wie Milchzuckerintoleranz, Anorexia nervosa, chronische Darmerkrankungen, Rheuma, Arthrose, Diabetes mellitus, Lungenerkrankungen, Nierenerkrankungen und Überfunktion der Schilddrüse
- verschiedenste Arzneimittel (siehe Kasten auf Seite 182)
- zu wenig Sonnenlicht (fehlende Vitamin-D-Synthese)
- Rauchen: Zigaretten rauben Vitamin C und machen Knochen brüchig (siehe Seite 185)
- bei Frauen: Östrogenmangel. Das Absinken des Östrogenspiegels nach den Wechseljahren führt unweigerlich zu Einbußen der Knochenmasse
- bei Männern: Testosteronmangel. Das Absinken des Testosteronspiegels nach dem 60. Lebensjahr führt unweigerlich zu Einbußen der Knochenmasse
- Alter: Es kommt leicht zu einer Kombination von kalziumarmer Ernährung, Bewegungsmangel, Vitamin-D-Mangel sowie verschiedenen osteoporosefördernden Erkrankungen
- erbliche Faktoren (z. B. familiäre Disposition)
- erhöhte Homocysteinwerte im Blut: Nach aktuellen Studien steigern sie – bei Frauen wie bei Männern – deutlich das Osteoporoserisiko. Der Grund: Homocystein beeinträchtigt die Quervernetzung der Kollagenfasern im Knochen, was die Stabilität verringert.

Ein Absinken der Sexualhormonspiegel bei Frau und Mann fördert unweigerlich den Abbau der Knochenmasse und erhöht das Risiko für Osteoporose.

Gesunde Ernährung macht gesunde Knochen

Wer bereits in jungen Jahren durch eine kalziumreiche und gesunde Ernährung für kräftige Knochen sorgt, kann sein individuelles

Arzneimittel als Risikofaktoren

Die langfristige Einnahme der folgenden Arzneimittel kann durch Störungen im Vitalstoffhaushalt das Osteoporoserisiko erhöhen.

Arzneimittel	Mechanismus
Kortison	Störung des Vitamin-D- und Kalziumhaushalts
Antiepileptika (Mittel gegen epileptische Anfälle)	Abbau von Vitamin D
Diuretika (Entwässerungstabletten)	Verlust knochenwirksamer Vitalstoffe mit dem Urin
Schilddrüsenhormone (L-Thyroxin)	Steigerung des Stoffwechsels und damit Mehrverbrauch an Vitalstoffen
Antazida (Säureblocker)	Störung der Vitalstoffaufnahme
Abführmittel (Laxanzien)	Verlust knochenwirksamer Vitalstoffe mit dem Stuhl, Störung der Vitalstoffaufnahme
Marcumar, Heparin	Störung des Kalziumstoffwechsels

Osteoporoserisiko im Alter deutlich verringern! Denn die beste Knochenversicherung ist der Aufbau einer möglichst hohen maximalen Knochenmasse in der Kindheit und Jugend, da die Hauptmasse des Knochens im Alter bis zu etwa 20 Jahren gebildet wird.

Darauf sollten Sie bei der Ernährung achten:

- Essen Sie eine ausgewogene Mischkost, mit viel frischem Obst, grünem Blattgemüse (Vitamin K) und Vollkornprodukten (Magnesium, Spurenelemente). Der Kochsalzkonsum sollte auf fünf Gramm pro Tag beschränkt werden.
- Achten Sie bereits in jungen Jahren auf eine regelmäßige Kalziumzufuhr (Milchprodukte). Meiden Sie Kalziumräuber (z. B. phosphatreiche Produkte wie Colagetränke, Schmelzkäse, Fastfood)! Zur Verringerung nächtlicher Knochenabbauprozesse empfiehlt sich eine kalziumreiche Spätmahlzeit (z. B. Joghurt). Wenn Sie Milchprodukte nicht vertragen, fragen Sie in der Apotheke nach geeigneten Kalziumpräparaten!

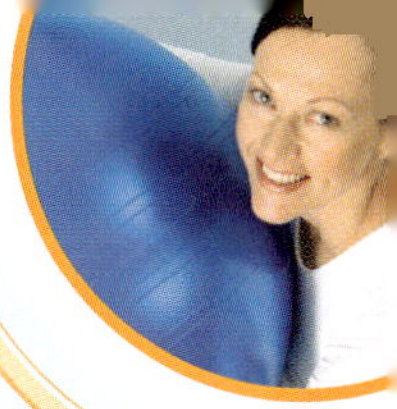

- Essen Sie wenigstens ein- bis zweimal pro Woche Kaltwasser-Meeresfisch. Er ist nicht nur eine gute Quelle für hochwertiges Eiweiß, sondern auch ein wertvoller Lieferant für Vitamin D (z. B. Hering) und andere Vitalstoffe.
- Frauen können ihre Knochen durch den Verzehr von Sojaprodukten stärken: Diese enthalten neben pflanzlichem Eiweiß so genannte Phytoöstrogene (Pflanzenöstrogene), die einen ähnlich günstigen Einfluss auf den Erhalt der Knochenmasse haben wie natürliche Östrogene.
- Insbesondere in der Schwangerschaft und Stillzeit sollte auf eine kalziumreiche Ernährung geachtet werden: Denn Schwangere und Stillende müssen neben der Kalziummenge für die eigene Versorgung auch das Kalzium für den Organismus und den Knochenaufbau des Kindes bereitstellen.
- Genauso wie Übergewicht sollten Sie auch Untergewicht meiden!

Sei es Laufen, Schwimmen, Tanzen, Gymnastik oder Krafttraining – durch regelmäßige körperliche Aktivität werden starke Knochen gebildet und erhalten.

Bewegung stimuliert den Knochenaufbau!

Biege-, Kompressions- und Zugkräfte stellen für den Knochen einen Anreiz zur Bildung neuer Grundsubstanz dar. Vor allem im Kindes- und Jugendalter sorgt regelmäßige körperliche Aktivität für eine hohe Knochendichte. Aus diesem Grund gehören Sport und Bewegung zu den wichtigsten Maßnahmen, um Osteoporose vorzubeugen und sie zu behandeln.

Zum Aufbau von Knochenmasse eignen sich vor allem dynamische Sportarten mit hohen Kraftspitzen. Experten empfehlen osteoporosegefährdeten Personen daher ein moderates, auf den individuellen Fall angepasstes Krafttraining. Dadurch wird nicht nur der muskuläre Halteapparat gestärkt, sondern auch die Beweglichkeit erhöht und damit die Sturzgefahr verringert.

Vitalstoffe, die ein gesunder Knochen braucht

Unsere Knochen sind niemals »fertig gebaut«. Sie unterliegen vielmehr permanenten Auf- und Abbauprozessen. Im Laufe unseres Lebens wird unser Skelett dadurch mehrfach völlig erneuert. Für eine optimale Knochenfestigkeit sind wir daher immer auf die regelmäßige Zufuhr knochenwirksamer Vitalstoffe angewiesen. Dies gilt insbesondere für Phasen des intensiven Knochenaufbaus in der Kindheit und Jugend.

Kalzium und Vitamin D

Kalzium ist quantitativ der wichtigste Baustoff für unsere Knochen: In den Knochen eines gesunden Erwachsenen befinden sich etwa 1200 Gramm des Mineralstoffs. Das sind etwa 99 % des Gesamtkörperbestandes an Kalzium.

Risikogruppen wie Senioren und Frauen nach den Wechseljahren sollten zur Osteoporosevorbeugung vor allem in den Wintermonaten auf eine gute Versorgung mit Vitamin D (1000 IE/Tag) und Kalzium (1500 mg/Tag) achten!

Die tägliche Kalziumversorgung der Deutschen ist mit durchschnittlich 600 Milligramm eindeutig zu gering. Der Bedarf von täglich 1000 Milligramm Kalzium wird von den wenigsten erreicht. Als optimal gilt für Kinder zwischen zwei und acht Jahren 1600 Milligramm Kalzium pro Tag, zwischen neun und 17 Jahren immer noch etwa 1200 Milligramm.

Kalzium aus der Nahrung sowie in Form von Nahrungsergänzungsmitteln sollte über den Tag verteilt eingenommen werden. Wichtig ist außerdem die gleichzeitige Anwesenheit von Vitamin D. Vitamin D ist sozusagen der Schlüssel, der Kalzium die Tür zum Knochen öffnet. Denn es fördert die Kalziumaufnahme aus dem Darm und unterstützt den Kalziumeinbau in die Knochen. Die Knochenfestigkeit wird durch das Vitamin wesentlich gesteigert.

Unser Vitamin-D-Bedarf wird hauptsächlich durch die Eigensynthese über die Haut gedeckt. Die Aufnahme von Vitamin D über Lebensmittel spielt nur eine untergeordnete Rolle. Dennoch: Fettreicher Kaltwasser-Meeresfisch wie Hering oder Lachs und daraus hergestellte Fischerzeugnisse (z. B. Lebertran), gefolgt von Eiern, stehen an vorderster Stelle der Vitamin-D-Lieferanten unter unseren Nahrungsmitteln. Vegetarier nehmen häufig zu wenig Vitamin D auf. Um Vitamin-D-Mangelerscheinungen zu vermeiden, genügt an sonnigen Tagen ein 15 bis 30 Minuten langes Sonnenbad von Gesicht, Händen und Armen. Allerdings nur zwischen Mai und September. Zwischen Oktober und April steht in unseren Breiten die Sonne sehr schräg, und die UV-B-Strahlung reicht nicht mehr aus, um genügend Vitamin D über die Haut zu bilden!

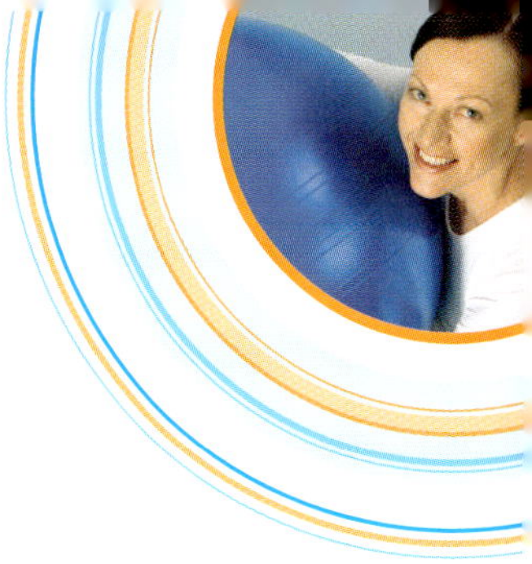

Risikogruppe für Vitamin-D-Mangel sind vor allem ältere Menschen. Ältere Menschen halten sich aus verschiedensten Gründen weniger im Freien auf als junge. Zudem nimmt mit zunehmendem Alter die Fähigkeit der Haut zur körpereigenen Vitamin-D-Synthese ab.
Studien haben gezeigt, dass auch bei über 70-Jährigen die regelmäßige Einnahme von Vitamin D (1000 IE pro Tag) und von Kalzium (1200 Milligramm pro Tag) die Knochendichte verbessern und das Risiko für Knochenbrüche erheblich senken kann.

Vitamin K

Nicht nur bei der Blutgerinnung, sondern auch bei der Mineralisierung der Knochen spielt Vitamin K eine zentrale Rolle. Vitamin K ist an der Bildung des Knochenproteins Osteokalzin beteiligt, das die Knochenneubildung anregt. Dieses Knochenprotein kommt vor allem in den schnell wachsenden Knochenabschnitten vor. Vitamin K ist darüber hinaus in der Lage, die Kalziumverluste mit dem Urin zu verringern.
Studien haben gezeigt, dass eine hohe Vitamin-K-Aufnahme das Risiko für die Knochenkrankheit Osteoporose deutlich senkt. Der hohe Anteil an Vitamin K in grünem Gemüse (z. B. Brokkoli, anderem Kohlgemüse und Salat) ist vermutlich die Erklärung dafür, dass überwiegend vegetarisch lebende Personen ein geringeres Osteoporoserisiko aufweisen.

Kalzium ist als Baustoff für die Knochen ungeheuer wichtig. Um eine bruchsichere Knochensubstanz aufzubauen, brauchen gesunde Knochen jedoch nicht nur Kalzium. Auch Vitamin D, C, K, Magnesium und Spurenelemente wie Zink sind wichtig.

Vitamin C

Vitamin C wird u. a. für die Produktion des Eiweißstoffs Kollagen benötigt und ist damit ein unentbehrlicher Vitalstoff für gesunde Knochen. Denn Kollagen ist nicht nur Bestandteil des Bindegewebes, der Haut und der Zähne, sondern auch der Knochenmasse. Vitamin-C-Mangel führt außerdem zu Störungen im Knochenstoffwechsel und beeinträchtigt zusätzlich die Umwandlung von Vitamin D (Colecalciferol) in seine knochenaktivste Form, das Vitamin-D-Hormon (Calcitriol). Raucher haben aufgrund ihres hohen Umsatzes an Vitamin C häufig zu niedrige Vitamin-C-Spiegel im Blut. Ein schlechter Vitamin-C-Status ist bei Rauchern mit einem dreifach erhöhten Risiko für Hüftgelenkfrakturen verbunden.

Magnesium, Fluorid und Spurenelemente

Magnesium hat viel mit den Knochen zu tun: Bis zu 70 % des Gesamtkörperbestandes an Magnesium befinden sich in den Knochen. Magnesiummangel steigert die Aktivität der knochenabbauenden Zellen. Magnesium ist an der Umwandlung von Vitamin D in seine knochenaktive Form, das Calcitriol beteiligt. In verschiedenen Studien hatte Magnesium günstigen Einfluss auf die Knochendichte.
Auch die Spurenelemente Zink, Mangan und Kupfer sind für den Knochenstoffwechsel wichtig. Zinkmangel ist ein eigenständiger Risikofaktor für die Entstehung einer Osteoporose.

Idealerweise erfolgt die Gabe knochenwirksamer Vitalstoffe in mehreren Phasen. In der ersten Phase sind z. B. enthalten: Kalzium mit Vitamin D als Resorptionshelfer, Vitamin K, Kupfer und Fluor. In einer zweiten Phase wird nochmals Kalzium und Vitamin D zugeführt, dazu Zink. In beiden Phasen kann die Aminosäure L-Lysin hinzukommen; sie ist nicht nur Bestandteil des Knochenbaustoffs Kollagen, sondern kann auch die Aufnahme von Kalzium verbessern.

Fluorid steigert die Härte und Widerstandsfähigkeit der Knochen. Die Knochenneubildung und Aktivität der knochenaufbauenden Zellen wird von Fluorid angeregt. Eine langjährige Fluoridtherapie erhöht die Knochendichte.

Zink fördert das Knochenwachstum. Zinkmangel beeinträchtigt die Bildung des Wachstumsfaktors IGF-1 in der Leber. Dieser Wachstumsfaktor stimuliert u. a. Aufbau und Wachstum des Knochens.

B-Vitamine

Folsäure wirkt zusammen mit Vitamin B_6 und B_{12} senkend auf einen für die Knochengesundheit schädlichen erhöhten Homocysteinspiegel im Blut. Vitamin B_6 ist zusätzlich auch direkt für die Kollagensynthese von Bedeutung. Eine Ergänzung von Folsäure, B_6 und B_{12} ist deshalb auch in der Primär- und Sekundärprävention der Osteoporose sinnvoll – insbesondere bei Risikopatienten, die mit dem den Folsäurestoffwechsel störenden Medikament Methotrexat behandelt werden.

Vitalstoffkombination bei Osteoporose: Zur Vorbeugung und Therapie wird eine ausgewogene Vitalstoffkombination empfohlen, beispielsweise mit täglich 1000 Milligramm Kalzium, 600 IE Vitamin D, 200 Mikrogramm Vitamin K, 200 Milligramm Vitamin C, 200 Milligramm Magnesium, 15 Milligramm Zink, 5 Milligramm Mangan, 1,5 Milligramm Kupfer und 1 Milligramm Fluor.

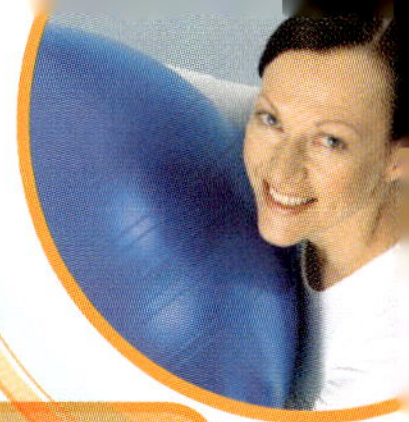

Die wichtigsten knochenschützenden Vitalstoffe im Überblick

Vitalstoff Vitalstoffgruppe	Wichtige Funktionen Effekte	Dosierung pro Tag	Tipps/Kommentar
Kalzium	wichtigstes Knochenmineral Hauptbaustoff des Knochengerüstes und der Zähne. 99 % des gesamten Kalziums befinden sich in den Knochen	1000–1500 mg (für eine Förderung des Knochenaufbaus: 500 mg Kalzium morgens und 1000 mg Kalzium abends)	Die beste Osteoporoseprophylaxe ist eine hohe Kalziumzufuhr in der Kindheit und Jugend (z. B. über Magermilchprodukte). Kalziumpräparate mit Kalziumcitrat werden gut vom Körper aufgenommen und verwertet. Kalzium sollte mit den Knochenvitaminen D und K kombiniert werden (beide verantwortlich für die Aufnahme und den Einbau von Kalzium).
Vitamin D (Colecalciferol)	wichtigstes Knochenvitamin Aufnahme von Kalzium im Darm und Einbau in die Knochen (Mineralisierung) Steuerung der neuromuskulären Koordination Verbesserung der Muskelkraft und -funktion	500–2000 IE	Vitamin D ist für optimale Kalziumverwertung wesentlich. Vitamin D aus Vitaminpräparaten wird in der Leber und den Nieren magnesium- und vitamin-C-abhängig in seine knochenwirksame Form überführt.
Vitamin K	aktiviert das Knochenprotein Osteokalzin fördert Kalziumeinbau in die Knochen verringert Kalziumverluste mit dem Urin	150–1000 µg	Wenn Sie Arzneimittel einnehmen, die die Blutgerinnung hemmen (z. B. Marcumar), sollten Sie grundsätzlich vor der Einnahme mit Ihrem Arzt sprechen!
Vitamin C	Kollagensynthese Quervernetzung von Kollagen im Knochen	200–500 mg	Rauchen ist ein Vitamin-C-Räuber
Magnesium	Bestandteil der Knochenstruktur Magnesium aktiviert Vitamin D in knochenaktives Vitamin-D-Hormon (Calcitriol)	200–400 mg	2:1 ist ein ideales Kalzium-Magnesium-Verhältnis.
Zink	Aktivator von Enzymen und Wachstumsfaktoren, die Knochenstoffwechsel anregen	10–20 mg	z. B. als Zink + Histidin
Kupfer	Synthese von Kollagen	1–2 mg	
Fluorid	Knochenhärtung Aktivierung der Osteoblasten	1–3 mg	Höhere Dosierung nur nach ärztlicher Rücksprache!

Potenzprobleme – Vitalstoffe können helfen

In Deutschland leiden etwa ein Viertel aller Männer im Alter von 30 bis 80 Jahren unter Potenzstörungen. Mit zunehmendem Alter nimmt die Häufigkeit zu. Obwohl die Erektionsstörung das Selbstwertgefühl des Mannes und auch die Partnerschaft erheblich beeinträchtigen kann, scheuen sich viele Betroffene, ihr Problem aktiv anzugehen und einen Arzt aufzusuchen.

Betroffen von Erektionsstörungen sind vor allem Männer mit arteriellen Gefäßstörungen, insbesondere Raucher, Diabetiker und Patienten mit Bluthochdruck.

Von einer Erektionsstörung – medizinisch als erektile Dysfunktion bezeichnet – spricht man, wenn es dem Mann sechs Monate lang in über 70 % der Versuche nicht gelingt, eine ausreichende Erektion des Penis zu erreichen oder aufrechtzuerhalten, um einen befriedigenden Geschlechtsverkehr auszuüben.

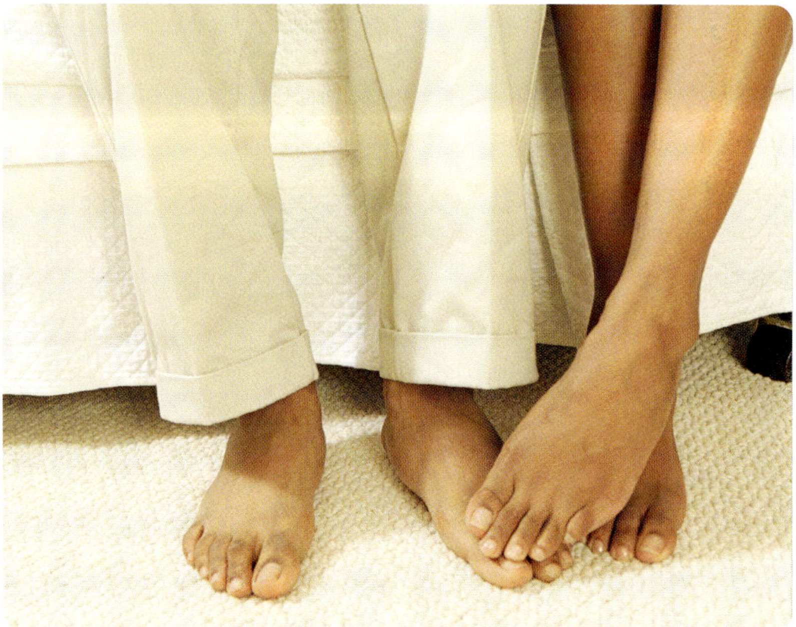

Oft kann man mit Vitalstoffen dem Sexualleben wieder neue Impulse geben.

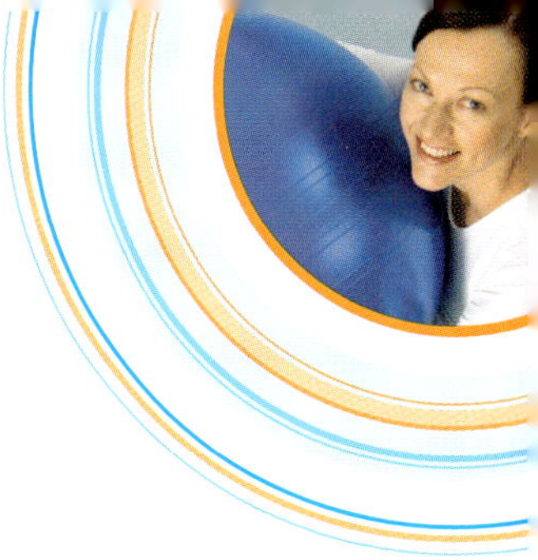

Ursachen für Erektionsstörungen

- zu geringer Bluteinstrom in den Schwellkörper (mangelnde Gefäßerweiterung)
- Genussgifte: Nikotin, Alkohol
- Stress, Müdigkeit, Überforderung
- sexuelle Langeweile, Unzufriedenheit in der Partnerschaft
- Übergewicht
- Nebenwirkungen von Medikamenten (z. B. Antidepressiva, Betablocker, Blutfettsenker, Tranquillantien)
- zu geringe Testosteronproduktion
- Erkrankungen: erhöhte Blutfette, Diabetes mellitus, koronare Herzkrankheit, Bluthochdruck

Bei der erektilen Dysfunktion entspannen und füllen sich die Schwellkörper im Penis nicht stark genug. Die Ursache dafür ist ein Mangel oder eine ungenügende Aktivität des Botenstoffes cGMP, der nur bei guter Verfügbarkeit von Stickstoff ausreichend gebildet wird. Medizinische Studien haben gezeigt, dass ein direkter Zusammenhang zwischen der erektilen und der endothelialen Dysfunktion besteht und dass die erektile Dysfunktion als ein wichtiger Marker für bedrohliche Herz-Kreislauf-Erkrankungen und Diabetes mellitus angesehen werden muss.

Potenzstörungen sind oft ein Alarmzeichen für Herz-Kreislauf-Erkrankungen und Diabetes.

Die Ursachen

So komplex und vielschichtig der Ablauf einer Erektion ist, so vielfältig können die Ursachen von Erektionsstörungen sein. Denn es spielen zum einen organische Faktoren (z. B. Bluthochdruck, Diabetes) eine Rolle, aber auch der Lebensstil hat großen Einfluss: Rauchen beispielsweise erhöht bei der Hälfte der Männer ab dem 30. Lebensjahr das Risiko für Impotenz! Auch psychische Faktoren wie Stress gehören mit zu den Auslösern.

Vitalstoffe können helfen!

Zur medizinischen Behandlung von Erektionsstörungen steht mittlerweile eine Palette von Behandlungsmöglichkeiten zur Verfügung. Sie reichen von effektiven Schwellkörperinjektionen über die Harnröhre, Vakuumerektionshilfen, hydraulischen Penisprothesen bis hin zu Medikamenten mit erektionsauslösender Wirkung. Aber auch Vitalstoffe können helfen, insbesondere wenn Durchblutungsstörungen die Ursache für die Erektionsstörung sind.

In Studien an Männern mit erektiler Dysfunktion konnte durch Einnahme von L-Arginin die sexuelle Funktion deutlich gebessert werden.

L-Arginin

Das Endothel ist das größte Organ unseres Körpers. Es ist die Innenwand der Gefäße, bestehend aus einer einschichtigen Lage von Zellen. Eine Schädigung des Endothels spielt nicht nur bei der Arteriosklerose, sondern auch bei Potenzstörungen eine ursächliche Rolle: Denn nur ein intaktes Endothel kann den gasförmigen Botenstoff Stickstoffmonoxid bilden, der zahlreiche positive Wirkungen in unserem Körper hat. Für die Erektion von besonderer Bedeutung ist, dass Stickstoffmonoxid die Gefäße erweitert und die arterielle Durchblutung fördert. Stickstoffmonoxid reguliert damit auch den Blutfluss im Schwellkörper und fördert so die Peniserektion. Ausgangssubstanz für die Bildung von Stickstoffmonoxid ist die Aminosäure L-Arginin.
L-Arginin ist darüber hinaus in hohen Mengen in der Samenflüssigkeit des Mannes enthalten. Es wird diskutiert, ob ein Mangel an

Wirkungen und Funktionen von Stickstoffmonoxid

- erweitert die Gefäße
- verbessert die Blutfließeigenschaften
- hemmt die Verklumpung von Blutplättchen (Thrombozyten)
- hemmt die Wucherung glatter Gefäßmuskelzellen
- ist zentraler Botenstoff für Gedächtnis, Geruch und Lernen
- stärkt das Immunsystem, wirkt antimikrobiell

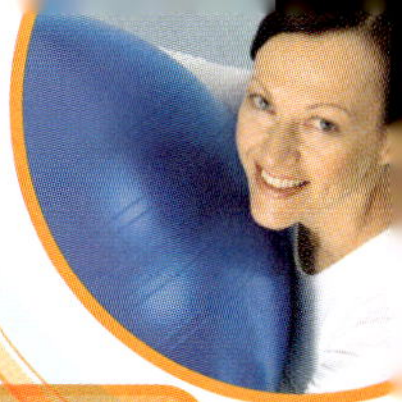

Die wichtigsten Vitalstoffe bei Potenzproblemen im Überblick

Vitalstoff Vitalstoffgruppe	Wichtige Funktionen Effekte	Dosierung pro Tag	Tipps/Kommentar
L-Arginin	Vorläufer von Stickstoff-monoxid: Gefäßerweiterung Verbesserung des Blutflusses in den Schwellkörper Förderung der Peniserektion	1500–6000 mg	L-Arginin sollte zusammen mit Antioxidantien (z. B. Pycnogenol 100–200 mg/Tag) eingenommen werden! Einnahme nüchtern, 1–2 Stunden vor der sexuellen Aktivität!
Antioxidantien ➔ **Pycnogenol (OPCs)** ➔ **Vitamin C, E** ➔ **Selen** ➔ **Zink**	Schutz von Stickstoffmonoxid vor vorzeitigem Abbau durch freie Radikale Steigerung der Verfügbarkeit von Stickstoffmonoxid (Gefäßerweiterung)	Pycnogenol: 100–200 mg Vitamin C: 500–1000 mg Vitamin E: 200–500 IE Selen: 50–200 µg Zink: 10–15 mg	Antioxidantien sind in der Kombination wirksamer als alleine!
Omega-3-Fettsäuren	Steigerung der Verfügbarkeit von Stickstoffmonoxid: Gefäßerweiterung Förderung der Durchblutung	1000–3000 mg	Immer mit Antioxidantien kombinieren!

Arginin beim Mann auch zu einer geringen Spermienanzahl und -beweglichkeit und damit auch zu Fruchtbarkeitsstörungen beiträgt.

Antioxidantien

Die gefäßerweiternde Wirkung von L-Arginin kann durch Antioxidantien verbessert werden. Pycnogenol (OPCs), ein sehr potentes Antioxidans aus Pinienrinde, verhindert – ebenso wie Vitamin C, Vitamin E, Selen und Zink –, dass Stickstoffmonoxid vorzeitig durch freie Radikale inaktiviert wird. Die Kombination von 1700 Milligramm L-Arginin mit 160 Milligramm Pycnogenol hat in einer Anwendungsbeobachtung von drei Monaten bei Männern mit Erektionsstörungen die erektile Dysfunktion erheblich verbessert.
Eine Nahrungsergänzung durch Zink macht u. a. deshalb Sinn, weil pro Ejakulat bis zu vier Milligramm Zink verloren gehen. Zinkmangel kann Grund für eine zu geringe Spermienzahl und -qualität sein!

Rheuma – wie Vitalstoffe helfen!

In den Industrienationen nehmen alle Arten von rheumatischen Erkrankungen stetig zu. Nach Angaben der Rheuma-Liga leiden in Deutschland mehr als vier Millionen Menschen an der Volkskrankheit Rheuma. Frauen sind etwa dreimal so häufig betroffen wie Männer. Rheumatische Erkrankungen können in allen Altersgruppen auftreten, am ehesten jedoch in der zweiten Lebenshälfte.

Es gibt mehr als 100 Rheumaformen. Am bekanntesten sind drei große Rheumagruppen, die alle mit Schmerzen in den Bewegungsorganen verbunden sind.

Rheuma ist eine Sammelbezeichnung für mehr als hundert unterschiedliche Erkrankungen. Gemeinsamer Nenner ist der Schmerz der Bewegungsorgane und eine eingeschränkte Beweglichkeit der Gelenke. Die bekanntesten Formen sind:

- das Entzündungsrheuma (rheumatoide Arthritis)
- das Verschleißrheuma (Arthrose; siehe dazu Seite 136ff.)
- das Weichteilrheuma (Fibromyalgie)

Gemeinsamer Nenner ist der Schmerz der Bewegungsorgane und eine eingeschränkte Beweglichkeit der Gelenke, insbesondere Morgensteifigkeit.

Vielfältige Ursachen: Rheumatische Krankheiten entwickeln sich auf dem Boden immunologischer Störungen, die selbst wiederum vielfältige Ursachen haben. Als Auslöser kommen erbliche Faktoren, aber auch bakterielle oder virale Infektionen sowie oxidativer Stress, außerdem Stoffwechselerkrankungen und hohe mechanische Belastung infrage.

Für die entzündlichen Prozesse, die bei Entzündungsrheuma auftreten, sind hormonähnliche Entzündungsvermittler, in der Fachsprache Eicosanoide genannte Stoffe, verantwortlich. Die Menge dieser im Körper gebildeten Botenstoffe steht im engen Zusammenhang mit der Ernährung!

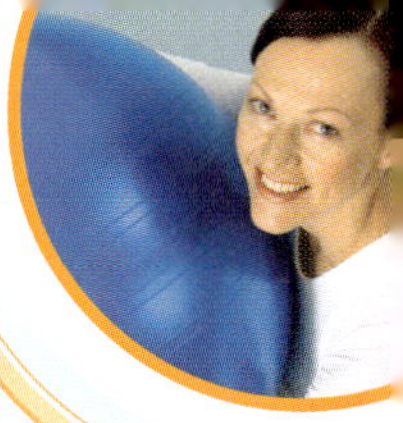

Ernährung und Vitalstoffe in der Rheumatherapie

Zwischen der Ernährungsweise und dem Krankheitsverlauf entzündlicher rheumatischer Krankheiten besteht eine enge Beziehung. Ziel der Ernährung bei Rheuma ist es, antientzündliche und antioxidativ wirksame Nahrungsfaktoren gezielt aufzunehmen.

Omega-3-Fettsäuren schalten Arachidonsäure aus!

Tatsache ist: In küstenreichen Ländern wie Grönland, Norwegen oder Japan, deren Bewohner traditionsgemäß einen hohen Fischkonsum haben, treten entzündliche rheumatische Erkrankungen wesentlich seltener auf als bei uns. Fakt ist auch: In Untersuchungen an Patienten mit Rheuma konnte eine Reihe von Lebensmitteln ermittelt werden, die ab einer gewissen Zufuhrmenge eine akute Verschlechterung der Gelenkbeschwerden verursachen. Zu den am häufigsten genannten Nahrungsmitteln gehören tierische Produkte wie Fleisch und Eier, die besonders reich an der entzündungsfördernden Arachidonsäure sind.

Eine Ernährung, die nur wenig Arachidonsäure liefert, aber reichlich Omega-3-Fettsäuren, kann bei entzündlichem Rheuma die Entzündung reduzieren und das Krankheitsbild sowie die Lebensqualität der betroffenen Patienten deutlich verbessern. Um erfolgreich zu sein, muss diese Art der Ernährung dauerhaft eingehalten werden!

Arachidonsäuregehalt ausgewählter Nahrungsmittel

Nahrungsmittel	Arachidonsäuregehalt pro 100 g Nahrungsmittel
Schweinefett	1700 mg
Schweineleber	870 mg
Eigelb	297 mg
durchwachsener Schweinespeck	250 mg
Leberwurst	230 mg
Schweinefleisch	120 mg
Schlagsahne (30 % Fett)	32 mg
fettarme Milch	2 mg
Obst, Gemüse	0 mg

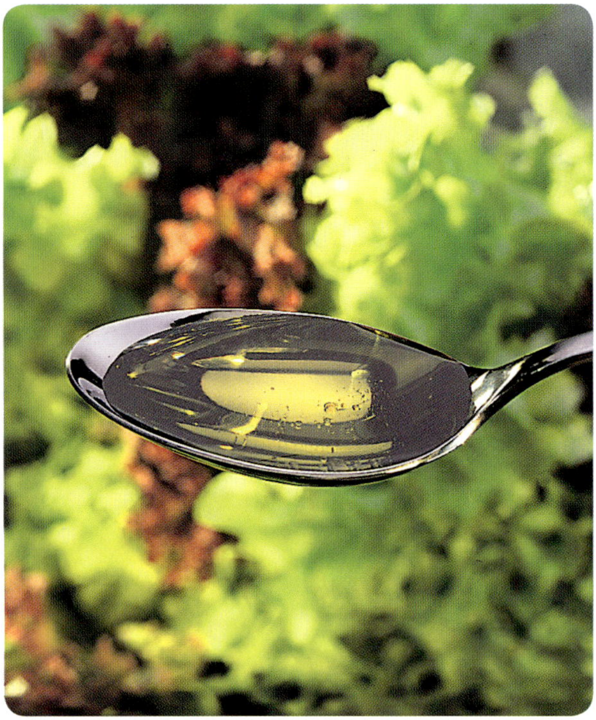

Rapsöl, Lein- und Walnussöl sollten ein fester Bestandteil der Ernährung bei Rheuma sein.

Der Zusammenhang: Eine hohe Aufnahme der Omega-3-Fettsäuren Eicosapentaensäure (EPA) und Docosahexaensäure (DHA) aus dem Öl fettreicher Kaltwasser-Meeresfische hemmt die Umwandlung von Arachidonsäure in stark entzündlich wirkende so genannte Eicosanoide (Botenstoffe).

Arachidonsäurereiche tierische Nahrungsmittel wie Fleisch und Wurstwaren sollten unbedingt gemieden werden. Je weniger Arachidonsäure unser Körper mit der Nahrung aufnimmt, desto weniger entzündungsfördernde Botenstoffe (Eicosanoide) werden im Körper gebildet. Die im Öl fetter Kaltwasser-Meeresfische enthaltenen Omega-3-Fettsäuren hemmen die Umwandlung von Arachidonsäure in diese Botenstoffe. Es empfiehlt sich eine vorwiegend pflanzliche Kost, reich an frischem Obst und Gemüse (auch Rohkost), die mit fettarmen Milchprodukten, Seefisch (zwei- bis dreimal pro Woche) und hochwertigen kaltgepressten Pflanzenölen (z. B. Rapsöl, Leinöl) ergänzt wird.

Ernährungsempfehlungen bei entzündlichen rheumatischen Erkrankungen:

- mediterran ausgerichtete Ernährung mit hohem Anteil an frischem Gemüse, Obst, Hülsenfrüchten, Vollkornprodukten und Nüssen
- Verwendung Alpha-Linolensäure-reicher Speiseöle wie Rapsöl, Lein- und Walnussöl
- häufiger Verzehr fettreicher Kaltwasser-Meeresfische (z. B. Makrele, Wildlachs)
- Bevorzugung magerer Milchprodukte
- Einschränkung beim Verzehr von fettreichen Käsesorten und Fleischwaren
- regelmäßige Ergänzung von Antioxidantien- und Fischölpräparaten (Omega-3-Fettsäuren)

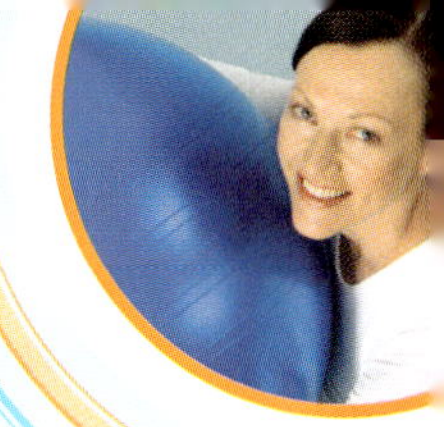

Im akuten Entzündungsschub kann bei Rheumatikern Fasten hilfreich sein! Während des Fastens steigt die Konzentration an entzündungshemmendem Kortisol und entzündungshemmenden Proteinen im Blut an. Der wahrscheinlich wichtigste Effekt ist aber die ausbleibende Zufuhr von Arachidonsäure!

Antioxidantien gegen entzündliche Prozesse!

Freie Radikale steigern die Freisetzung von Arachidonsäure, verursachen Gelenk- und Knorpelschäden, verstärken Entzündungsprozesse, senken durch oxidativen Verbrauch den Antioxidantienspiegel. Daher ist es von besonderer Bedeutung, dass Rheumatiker optimal mit Vitamin E, Vitamin C, Selen und Zink versorgt sind.

Vitamin E verringert bei Rheuma die Bewegungsschmerzen und verbessert die Beweglichkeit der betroffenen Gelenke. Auch die Nebenwirkungsrate (z. B. Magenschleimhautschäden) und die notwendige therapeutische Dosis antirheumatischer Medikamente (z. B. Diclofenac) kann durch Vitamin E vermindert werden. Eine begleitende Therapie mit Vitamin E sollte, um ausreichend hohe Vitamin-E-Plasmaspiegel zu erreichen, anfangs hoch dosiert erfolgen!

Im Jahr 1997 zeigte eine Studie an der Tufts Universität in Boston, USA, dass die Zufuhr von pflanzlichem Vitamin E bei Rheuma helfen kann, starke Schmerzmedikamente zu reduzieren oder ganz abzusetzen.

Vitamin C ist wesentlich für ein stabiles Bindegewebe und stimuliert auf vielfältige Weise das Immunsystem. Die Tatsache, dass Patienten mit rheumatoider Arthritis in der Gelenkflüssigkeit zum Teil deutlich

Arzneimittel als Risikofaktoren

Die langfristige Einnahme folgender Rheumamittel kann Störungen im Vitalstoffhaushalt verursachen.

Arzneimittel	Mechanismus	Folgen
Kortison	Störung des Vitamin D- und Kalziumhaushalts Störung des Selenhaushalts	erhöhtes Osteoporoserisiko erhöhter Selenbedarf
Methotrexat	Gegenspieler (Antagonist) der Folsäure	Schleimhautschäden, Anstieg der Homocysteinspiegel

erniedrigte Vitamin-E-Konzentrationen aufweisen, gibt einen Hinweis auf einen erhöhten Vitamin-E-Bedarf und -Verbrauch. Da Vitamin C darüber hinaus Vitamin E regeneriert, ist eine ausreichende Versorgung mit Vitamin C umso wichtiger.

Selen, Zink und Kupfer können als Cofaktoren antioxidativ wirksamer Enzyme wie etwa Glutathionperoxidase (Selen) und Superoxiddismutase (Zink, Kupfer) den Entzündungsprozess positiv beeinflussen. Im Vergleich zu gesunden Kontrollpersonen weisen Patienten mit rheumatischen Erkrankungen häufig erniedrigte Blutspiegel dieser Spurenelemente auf. Insbesondere Selen kann die Krankheit messbar lindern.

Rheumapatienten haben häufig erniedrigte Vitamin-E-Blutspiegel. Im entzündeten Gelenk besteht zudem ein lokaler Vitamin-E-Mangel.

Kalzium und Vitamin D gegen das erhöhte Osteoporoserisiko!

Patienten mit rheumatoider Arthritis benötigen ausreichend Kalzium und Vitamin D! Die durch den Schmerz bedingte verminderte körperliche Aktivität und vor allem die Einnahme von Kortison erhöhen deutlich das Osteoporoserisiko. Starke Schmerzen, abnehmende Körpergröße und zunehmende Rundung des Rückens durch Wirbeldeformation sind die typischen Zeichen für eine bereits bestehende Osteoporose.

Folsäure – eine sinnvolle Ergänzung!

Rheumatiker sollten darüber hinaus auch auf eine gute Versorgung mit Folsäure achten, da die in der Rheumatherapie eingesetzten Basismedikamente (z. B. Methotrexat) den Folsäurehaushalt beeinträchtigen und die Homocysteinwerte steigern.
Nebenwirkungen von Methotrexat wie Magenschleimhautentzündung werden durch die begleitende Gabe von Folsäure (z. B. 15 mg/Woche) deutlich verringert, und die Verträglichkeit des Medikaments wird verbessert.

Vitalstoffkombination bei entzündlichen rheumatischen Erkrankungen:
Es wird die regelmäßige tägliche Zufuhr von wenigstens 2 Gramm Omega-3-Fettsäuren sowie eine ausgewogene Vitalstoffkombina-

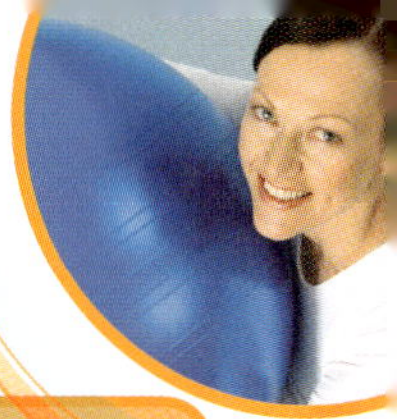

Die wichtigsten Vitalstoffe bei Rheuma im Überblick

Vitalstoff **Vitalstoffgruppe**	**Wichtige Funktionen** **Effekte**	**Dosierung** **pro Tag**	**Tipps/Kommentar**
Omega-3-Fettsäuren	Entzündungshemmung geringere Umwandlung von Arachidonsäure in stark entzündliche Botenstoffe	2000–3000 mg	Die Wirksamkeit wird durch arachidonsäurearme Ernährung erheblich verbessert! Immer mit Antioxidantien kombinieren! Nur die regelmäßige Einnahme ist sinnvoll!
Antioxidantien **→ Vitamin C** **→ Vitamin E (Tocopherole, Tocotrienole)** **→ Karotinoide (z. B. Beta-Karotin, Lycopin)** **→ Selen** **→ Zink** **→ Kupfer**	Entzündungshemmung antioxidativer Gelenkschutz geringerer Verbrauch und bessere Verträglichkeit entzündungshemmender Medikamente Aktivierung antioxidativer Schutzenzyme (Selen, Zink und Kupfer)	Vitamin C: 500–2000 mg Vitamin E: 500–1000 IE Karotinoide: 2–20 mg Selen: 100–300 µg (ca. 1,5 µg/kg/Tag) Zink: 10–15 mg Kupfer: 1–1,5 mg	Antioxidantien immer als Kombination einnehmen. Vitamin E immer in seiner natürlichen Form und in Kombination mit Vitamin C (z. B. 1000 mg Vitamin C und 500 IE Vitamin E) zuführen.
Kalzium, Vitamin D	Knochenmineral und Knochenvitamin Osteoporoseprophylaxe	Kalzium: 1000–1500 mg (für eine Förderung des Knochenaufbaus: 500 mg Kalzium morgens und 1000 mg Kalzium abends) Vitamin D: 1000 – 2000 IE	Kalziumpräparate mit Kalziumcitrat werden gut vom Körper aufgenommen und verwertet. Kalzium sollte mit dem Knochenvitamin D kombiniert werden.
Folsäure **Vitamin B_{12}**	Normalisierung und Senkung erhöhter Homocysteinspiegel Verbesserung der Methotrexat-Verträglichkeit	10–20 mg pro Woche	Folsäure als Vitamin-B-Komplex, zusammen mit Vitamin B_{12}, B_2 und B_6. Erhöhter Bedarf bei Therapie mit Methotrexat.

tion mit z. B. 500 IE Vitamin E, 500 bis 1000 Milligramm Vitamin C, 100 bis 200 Mikrogramm Selen, 10 bis 20 Milligramm Zink und 1 bis 2 Milligramm Kupfer empfohlen.

Tinnitus – so helfen Lebensweise und Vitalstoffe

Beim Tinnitus handelt es sich um die subjektive Wahrnehmung lästiger Ohrgeräusche – diese können in Charakter und Intensität variabel, vom zeitlichen Aspekt her vorübergehend anfallsweise, anhaltend oder pulssynchron auftreten. Etwa 8 % der Bevölkerung sind betroffen und damit stark in ihrer Lebensqualität beeinträchtigt.

Da die große Gefahr besteht, dass ein Tinnitus chronisch wird, sollte die Erkrankung möglichst frühzeitig, am besten umgehend behandelt werden!

Die Betroffenen hören im Ohr ein Rauschen, Pfeifen, Brummen, Klingeln oder Zischen.
Die möglichen Ursachen für einen Tinnitus sind vielfältig. Infrage kommen Hörsturz, Innenohrschädigungen (z. B. durch Lärm, »Verkalkung« der Gefäße im Ohr, Entzündungen), Durchblutungsstörungen des Innenohrs (z. B. zu hoher oder zu niedriger Blutdruck), psychische Faktoren (z. B. Stress), verschiedenste Arzneimittel (z. B. Aminoglykoside, Antidepressiva, Salicylate, Cisplatin, Chinidin, Indometacin, Schleifendiuretika, Tetrazycline), eine Schilddrüsenunterfunktion, multiple Sklerose, Alkohol, Schwermetallbelastung.
Der nervende Ton im Ohr kann im weiteren Verlauf Angstzustände, Depressionen und Schlaflosigkeit verursachen. Nicht zuletzt deshalb ist eine sofortige Intervention durch optimierte Ernährung, Änderung des Lebensstils und eine Ergänzung von Vitalstoffen angezeigt.

Einflussnahme durch Ernährung und Lebensstil: Erfolg versprechende Ansätze zur Behandlung des Tinnitus sind Alkohol- und Nikotinverzicht sowie ein nur mäßiger Koffeinkonsum. Hilfreich ist außerdem Stressabbau, entspannende Therapieverfahren (z. B. autogenes Training) sowie eine gesunde Lebensführung ganz allgemein. Dazu gehört beispielsweise ein regelmäßiger Tagesablauf mit Pausen, ausreichend Schlaf zur »richtigen« Zeit, eine gesunde vollwertige Ernährung sowie regelmäßige körperliche Aktivität.

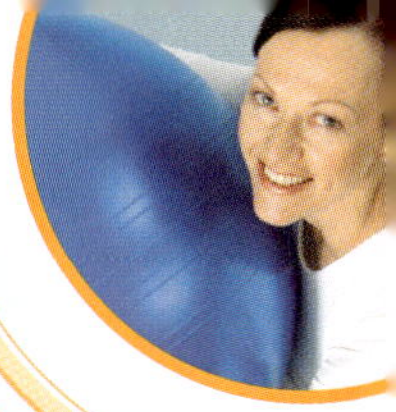

Einflussnahme durch Vitalstoffe: Die derzeitigen Therapiemöglichkeiten für einen Tinnitus sind beschränkt, der gezielte Einsatz von Vitalstoffen (z. B. Zink, Magnesium) kann die Behandlungsmöglichkeiten erweitern. Einer Studie der Universität Ankara zufolge können sich die Ohrgeräusche durch Einnahme des Spurenelementes Zink bessern. Die Forscher gaben Tinnituspatienten über einen Zeitraum von zwei Monaten täglich 50 Milligramm Zink oder ein Plazebo. Bei knapp 50 % der mit Zink behandelten Personen reduzierten sich die Beschwerden deutlich: Frequenz und Lautstärke der Geräusche nahmen ab. Das Spurenelement Zink hat außerdem für die Leistung der Sinnesorgane eine große Bedeutung. Im Ohr ist Zink für die Funktion von Enzymen unerlässlich, die die Gehörschnecke vor schädigenden Einflüssen schützen. Auch für Regenerationsprozesse im Ohr und für die Signalübertragung in den Nerven wird es benötigt. In früheren Untersuchungen an Tinnituspatienten war zudem aufgefallen, dass ein Teil einen Zinkmangel hatte.

In der Medizin werden Tinnituspatienten in den meisten Fällen mit Präparaten versorgt, die den hoch dosierten Extrakt aus dem Blatt des Ginkgobaumes liefern. Dieser Extrakt fördert die Durchblutung der Blutgefäße im Ohrbereich. Außerdem kann Ginkgo arteriosklerotische Ablagerungen verhindern und rückgängig machen. Sinnvoll in der Tinnitustherapie kann auch die Gabe von Magnesium wegen seiner entspannenden und stressabbauenden sowie von Omega-3-Fettsäuren aufgrund ihrer durchblutungsfördernden Wirkung sein.

Die Enzyme im Ohr können ohne Zink nicht arbeiten und die Gehörschnecke nicht schützen. Zink ist aber fürs Hören selbst sehr wichtig.

Dosierungsempfehlungen für Vitalstoffe bei Tinnitus

Vitalstoff	Empfohlene Tagesdosis
Zink	25–50 mg (auf Kupferhaushalt achten! 1–2 mg Kupfer ergänzen)
Magnesium	300–600 mg (zu Anfang: MgSO4-Infusionen)
Omega-3-Fettsäuren	1000–2000 mg
Ginkgo biloba (EGb 761)®	150–300 mg (z. B. 3 x 80 mg/d)

Zum Nachschlagen

Wer die neuesten Erfahrungen der Vitalstoffforschung nutzen, gesund bleiben oder gesund werden möchte, sollte die Möglichkeit haben, sich auf einen Blick eine Übersicht über die einzelnen Substanzen, die notwendigen Dosierungen und ihr Vorkommen in der Ernährung zu verschaffen. Dazu dienen die folgenden Seiten.

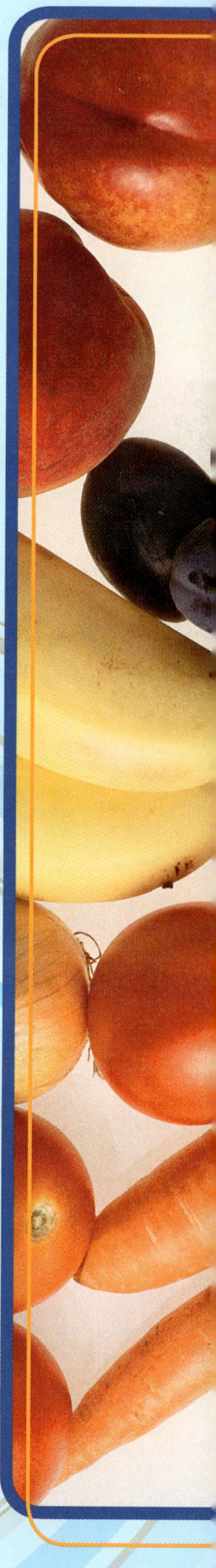

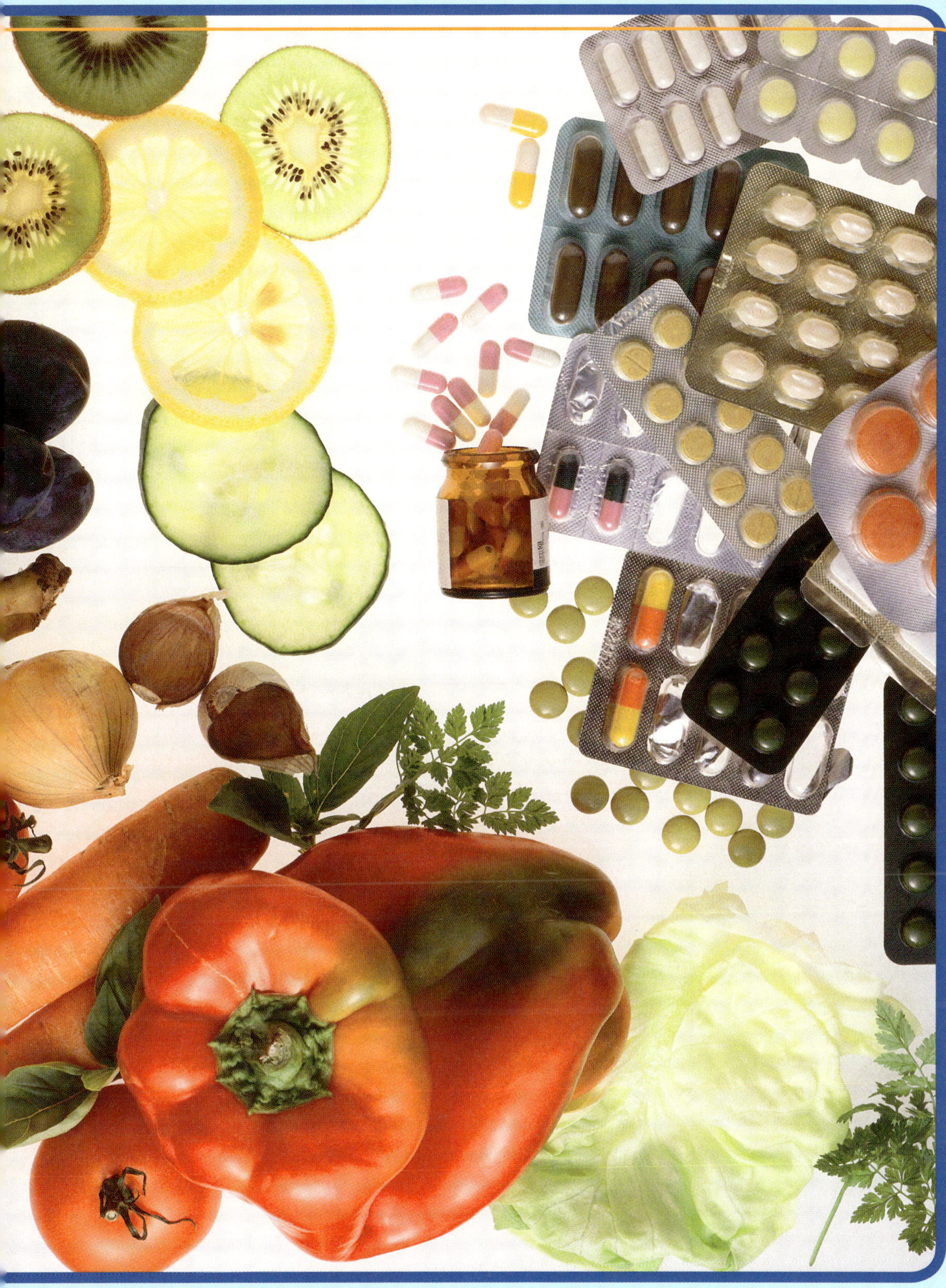

Vitalstofftabelle Vitamine

Vitamin	wichtige Funktionen	empfohlene Zufuhr/Tag*	Lebensmittelquellen	Mangelsymptome
Vitamin C **Ascorbinsäure** wasserlöslich	Antioxidans Immunabwehr Bildung von Hormonen, Nervenbotenstoffen und Kollagen Entgiftung Gefäßabdichtung Wundheilung Eisenaufnahme	100 mg	Paprikaschoten Brokkoli Kiwi	Infekt- und Stressanfälligkeit Müdigkeit Wundheilungsstörungen Zahnfleischbluten Allergieneigung Skorbut
Vitamin B_1 **Thiamin** wasserlöslich	Energiegewinnung aus Kohlenhydraten Nervenerregung Hirntätigkeit Aufbau von Nervenbotenstoffen (Neurotransmittern)	1–1,3 mg	Vollkorn(-produkte) Schweinefleisch Hefe	Appetitlosigkeit Konzentrationsschwäche Reizbarkeit Fußbrennen/Kribbeln in Armen und Beinen Herzschwäche Muskelschwund
Vitamin B_2 **Riboflavin** wasserlöslich	Energiehaushalt der Zelle intakte Haut und Schleimhäute Antioxidans	1,2–1,5 mg	Milch(-produkte) Eier Fisch Pilze	Antriebslosigkeit Hautrötung/-schuppung eingerissene Mundwinkel lichtempfindliche Augen
Vitamin B_3 **Niacin/Niacinamid** wasserlöslich	Energiegewinnung Auf- und Umbau von Eiweiß, Fetten und Kohlenhydraten Reparatur der Erbsubstanz (DNA)	13–17 mg Niacin-Äquivalent = 60 mg Tryptophan	Fisch Pilze Innereien Geflügel	Reizbarkeit Schlafstörungen Kopfschmerzen Depressionen Neigung zu Sonnenallergie mit geröteter, rauer Haut Magen-/Darmentzündung
Vitamin B_6 **Pyridoxin** wasserlöslich	Auf- und Abbau von Eiweißen wichtig für Nerven- und Immunsystem Homocystein-Entgiftung Blutbildung	1,4–1,5 mg	Vollkorn(-produkte) Hefe Fisch Geflügel	Schlafstörungen Infektanfälligkeit Entzündung der Haut (Dermatitis) und Nerven erhöhte Homocysteinwerte Muskelabbau Blutarmut (Anämie) prämenstruelles Syndrom
Folsäure **Vitamin B_9** wasserlöslich	Aufbau der Erbsubstanz Zellteilung/-wachstum Blutbildung Nervenstoffwechsel Homocystein-Entgiftung	0,4 mg Folatäquivalente	grünes Blattgemüse Vollkorn	Blutarmut (Anämie) Reizbarkeit Müdigkeit Schwäche erhöhte Homocysteinwerte Missbildungen von Ungeborenen, Fehlgeburten

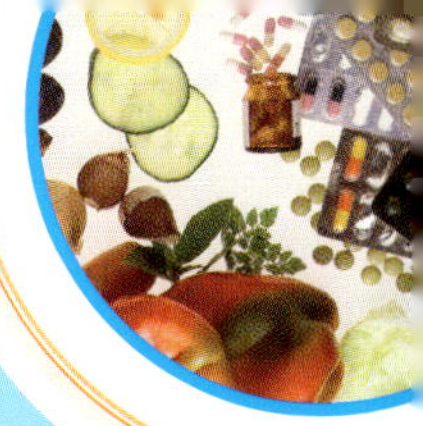

Risikogruppen/ Gruppen mit erhöhtem Bedarf	Arzneimittel, die Mehrbedarf verursachen	Erkrankungen, die Mehrbedarf verursachen	Tagesdosis in der Vitalstoffmedizin
Diabetiker Raucher Personen mit hoher Stressbelastung Personen ab 65 Jahren	ASS Kortison Tetrazykline Östrogene Chemotherapie	Diabetes Allergien Infektion mit HIV/AIDS Bluthochdruck koronare Herzkrankheit Krebs Verbrennungen Infektion mit Helicobacter pylori	200 mg bis mehrere Gramm
Ausdauersportler hoher Alkohol-, Tee- und Kaffeekonsum Personen ab 65 Jahren Schwangere	Antiepileptika Diuretika Chemotherapie Virustatika	Morbus Alzheimer Diabetes Infektion mit HIV/AIDS Herzinsuffizienz Nervenschmerzen Erkrankungen der Leber	10–300 mg
Ausdauersportler Vegetarier Personen mit hohem Alkoholkonsum Personen ab 65 Jahren	Antibiotika Antidepressiva Antibabypille	Infektion mit HIV/AIDS Migräne Grauer Star (Katarakt)	5–400 mg
strenge Vegetarier Personen mit hohem Alkoholkonsum eiweißarme Ernährung	L-Dopa Paracetamol Diazepam	Infektion mit HIV/AIDS Krebs Fettstoffwechselstörungen	20 mg bis mehrere Gramm
Stress Kraftsportler Personen mit hohem Alkohol- und Eiweißkonsum Schwangere	Antibabypille Antibiotika	Diabetes Infektion mit HIV/AIDS Krebs koronare Herzkrankheit erhöhte Homocysteinwerte Nervenschmerzen	5–200 mg
Schwangere junge Frauen Personen mit hohem Alkoholkonsum	Antibabypille Aspirin MTX Schlafmittel Antiepileptika	Diabetes koronare Herzkrankheit Blutarmut (zusammen mit B_{12}) erhöhte Homocysteinwerte entzündliche Darmerkrankungen	0,4–5 mg

*Zufuhr bei Erwachsenen; Quelle: DGE, sofern nicht bei den Einzelwerten anders angegeben

Vitalstofftabelle Vitamine

Vitamin	wichtige Funktionen	empfohlene Zufuhr/Tag*	Lebensmittel-quellen	Mangelsymptome
Vitamin B_{12} **Cobalamin** wasserlöslich	Aufbau der Erbsubstanz Zellteilung Blutbildung Bau der Nervenfasern Folsäure-Aktivierung Homocystein-Entgiftung	3,0 µg	Leber Fisch Eier Milch(-produkte)	Blässe Blutarmut (Anämie) Reizbarkeit Nervenschmerzen Taubheitsgefühl Müdigkeit Schwäche erhöhte Homocysteinwerte
Biotin **Vitamin H** wasserlöslich	Energiegewinnung aus Kohlenhydraten und Fetten Blutzuckerregulierung Schwefeleinbau in Haare und Nägel Synthese und Abbau von Fettsäuren	30–60 µg (Schätzwert für eine angemessene Zufuhr)	Innereien Erbsen Nüsse	Haarausfall brüchige Nägel Fettstoffwechselstörungen
Pantothensäure wasserlöslich	Energiestoffwechsel Bildung von Hormonen, Cholesterin, Vitamin D und Nervenbotenstoffen Auf- und Abbau von Fetten, Kohlenhydraten und Eiweißen	6 mg (Schätzwert für eine angemessene Zufuhr)	Fisch Pilze Hülsenfrüchte	Müdigkeit Schwäche Magen-Darm-Störungen Nervenschmerzen Burning Feet Syndrome
Vitamin A **Retinol** fettlöslich	Sehfunktion Aufbau und Funktion der Schleimhäute und der Haut Steuerung des Zellwachstums Hormonproduktion Immunabwehr	0,8–1 mg Retinol-Äquivalent (2700–3300 IE)	Lebertran Eier Milch(-produkte) Innereien	Nachtblindheit eingeschränktes Hell-Dunkel-Sehen Bindehautentzündung Infekte Hautveränderungen
Karotinoide/ **Beta-Karotin** fettlöslich	Antioxidans: Schutz von Augen, Haut, Lunge und Erbsubstanz vor freien Radikalen Immunabwehr Vorstufe für Vitamin A	5–6 mg All-trans-Beta-Karotin	Tomaten Karotten Grünkohl	noch nicht bekannt erhöhte LDL-Oxidation (erhöhtes Risiko für Erkrankungen durch freie Radikale)
Vitamin D **Calciferole** fettlöslich	Knochenstoffwechsel Kalziumaufnahme aus dem Darm Steuerung des Zellwachstums Insulinausschüttung Immunsystem	5–10 µg (200–400 IE)	Seefisch, Kalbfleisch, Pilze, Eigelb, Butter, Hartkäse; um Vitamin-D-Vorstufen umzuwandeln: Sonnenlicht	bei Kindern: Rachitis, Wachstumsstörungen bei Erwachsenen: Osteoporose, Knochenbrüchigkeit

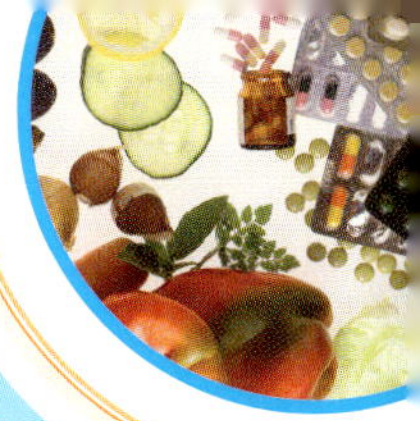

Risikogruppen/ Gruppen mit erhöhtem Bedarf	Arzneimittel, die Mehrbedarf verursachen	Erkrankungen, die Mehrbedarf verursachen	Tagesdosis in der Vitalstoffmedizin
Vegetarier Frauen und Männer über 60 Jahre Leistungssportler	Metformin Antazida Antirheumatika Colestyramin	AIDS Diabetes Blutarmut (Anämie) Gastritis erhöhte Homocysteinwerte Morbus Crohn Erkrankungen der Bauchspeicheldrüse Magen-/Darm-Teilentfernung	5–1000 µg /Tag
Schwangere Säuglinge Personen mit hohem Alkoholkonsum	Antiepileptika Antibiotika	Diabetes Haarausfall seborrhoische Dermatitis	0,2–5 mg
Personen mit hohem Alkoholkonsum Personen ab 65 Jahren	Antibabypille	Verbrennungen Operationen Wundheilungsstörungen Hauterkrankungen	5–1000 mg
Vegetarier Raucher Personen mit hohem Alkoholkonsum Personen ab 65 Jahren	Colestyramin Orlistat	gestörte Fettresorption Infektion mit HIV/AIDS Krebs Lebererkrankungen Morbus Crohn Mukoviszidose Zöliakie	0,3–3mg (1000–10000 IE) zum Teil mehr
Raucher, Sportler, Vielflieger, Sonnenanbeter	Colestyramin Orlistat	gestörte Fettresorption Infektion mit HIV/AIDS koronare Herzkrankheit Krebs; Grauer Star (Katarakt) Diabetes Makuladegeneration sonnenempfindliche Augen	2–60 mg als Karotinoid-Komplex zum Teil mehr
Säuglinge Schwangere Vegetarier Personen, die wenig an der Sonne sind Personen ab 50 Jahren	Antiepileptika Kortison Orlistat Colestyramin	gestörte Fettresorption Rachitis Osteoporose Rheuma Erkrankungen der Nieren und Schilddrüse Zöliakie	5–25 µg (200–1000 IE) zum Teil mehr

*Zufuhr bei Erwachsenen; Quelle: DGE, sofern nicht bei den Einzelwerten anders angegeben

Vitalstofftabelle Vitamine und Vitaminoide

Vitamin	wichtige Funktionen	empfohlene Zufuhr/Tag*	Lebensmittelquellen	Mangelsymptome
Vitamin E Tocopherole fettlöslich	Antioxidans: Schutz mehrfach ungesättigter Fettsäuren in der Zellmembran, beugt Ablagerungen in Blutgefäßen vor Immunabwehr	12–15 mg Tocopherol-Äquivalent bzw. 18–22 IE (Schätzwert für eine angemessene Zufuhr)	Olivenöl Weizenkeimöl Walnüsse	erhöhte LDL-Oxidation Infektanfälligkeit Schwäche Altersflecken erhöhtes Risiko für Erkrankungen durch freie Radikale
Vitamin K Phyllochinon fettlöslich	Blutgerinnung Wundheilung Knochenstoffwechsel	60–80 µg (Schätzwert für eine angemessene Zufuhr)	grünes Blattgemüse Sauerkraut	Neigung zu Blutungen (z. B. zu Nasenbluten) gestörte Wundheilung Darmstörungen

Wichtiger Hinweis: Vitamin A und D können überdosiert werden. Bei Kinderwunsch und während der Frühschwangerschaft sollte der Verzehr von Leber und die Einnahme hoher Vitamin-A-Dosen (über 3000 IE pro Tag) vermieden

Vitaminoid	wichtige Funktionen	empfohlene Zufuhr/Tag*	Lebensmittelquellen	Mangelsymptome
L-Carnitin	Fettsäuretransport und Energiegewinnung aus Fetten Entgiftung	etwa 100 mg (DGE: keine Empfehlung)	Schaffleisch Rindfleisch	Infektanfälligkeit Müdigkeit Muskelschwäche gestörter Fett- und Kohlenhydratstoffwechsel Herzschwäche
Coenzym Q_{10}	zelluläre Energieproduktion Antioxidans Stabilisierung der Zellmembran	nicht bekannt	Eier Leber Olivenöl	noch nicht bekannt (erhöhte LDL-Oxidation, Herzschwäche, erhöhtes Risiko für Erkrankungen durch freie Radikale
Alpha-Liponsäure	Energiegewinnung aus Kohlenhydraten (zus. mit Vitamin B_1) Nervenzellschutz Antioxidans	nicht bekannt	–	noch nicht bekannt (erhöhtes Risiko für Erkrankungen durch freie Radikale)

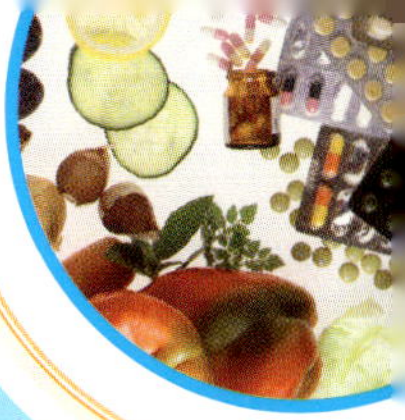

Risikogruppen/ Gruppen mit erhöhtem Bedarf	Arzneimittel, die Mehrbedarf verursachen	Erkrankungen, die Mehrbedarf verursachen	Tagesdosis in der Vitalstoffmedizin
Raucher Leistungssportler Stressgeplagte	Colestyramin Orlistat	gestörte Fettresorption Infektion mit HIV/AIDS koronare Herzkrankheit Krebs Grauer Star (Katarakt) Diabetes Makuladegeneration Mukoviszidose Rheuma	100–3000 IE
Personen, die wenig grünes Gemüse essen Personen mit hohem Alkoholkonsum	Antiepileptika Antibiotika Orlistat Colestyramin	gestörte osteoorose Fettresorption als Folge von Erkrankungen von Galle, Leber, Darm oder Bauchspeicheldrüse	60–1000 µg

werden. Es besteht die Gefahr von Fruchtschädigung und kindlichen Missbildungen. Vitamin D sollte ohne ärztliche Rücksprache nicht längere Zeit über 2000 IE pro Tag zugeführt werden. Fragen Sie Ihren Arzt oder Apotheker!

Risikogruppen/ Gruppen mit erhöhtem Bedarf	Arzneimittel, die Mehrbedarf verursachen	Erkrankungen, die Mehrbedarf verursachen	Tagesdosis in der Vitalstoffmedizin
Vegetarier Schwangere Sportler	Antibiotika Antiepileptika Chemotherapie	Herz-Kreislauf-Erkrankungen (koronare Herzkrankheit, Herzmuskelschwäche) Diabetes Nierenerkrankungen Immunschwäche	500 mg bis mehrere Gramm
Personen ab 40 Jahren Sportler	CSE-Hemmer Chemotherapie	Herz-Kreislauf-Erkrankungen (z. B. Herzinsuffizienz) Diabetes Krebs Morbus Parkinson Migräne	15–300 mg
–	–	Diabetes Polyneuropathien Morbus Alzheimer	100–600 mg

*Zufuhr bei Erwachsenen; Quelle: DGE, sofern nicht bei den Einzelwerten anders angegeben

Vitalstofftabelle Mineralstoffe und Spurenelemente

Mineralstoff	wichtige Funktionen	empfohlene Zufuhr/Tag*	Lebensmittel-quellen	Mangelsymptome
Kalzium	Aufbau der Knochen und der Zähne Herz-, Nerven- und Muskelfunktion Blutgerinnung Stabilisierung der Zellmembranen	1000 mg	Milchprodukte Grünkohl	Knochenbrüchigkeit Osteoporose gesteigerte Erregbarkeit der Nerven Muskelzuckungen
Magnesium	Aktivierung von mehr als 300 Enzymen (alle energieabhängig) Kohlenhydrat-, Fett- und Eiweißstoffwechsel Kalziumantagonist Stabilisierung der Zellmembranen	300–400 mg	Vollkorn Bananen Nüsse	Übererregbarkeit Krämpfe Lid- und Muskelzuckungen Zittern Stressanfälligkeit Herzrhythmusstörungen
Kalium	Erregung von Nerven und Muskeln Reizleitung im Herzmuskel Säure-Basen-Haushalt Aufbau kurzfristiger Kohlenhydratspeicher Zellvolumen	2000 mg (Schätzwert für eine minimale Zufuhr)	Bananen Kartoffeln	Verstopfung Herzrhythmusstörungen Muskelschwäche Appetitlosigkeit Übelkeit
Eisen	Blutbildung Sauerstoffversorgung der Organe Bestandteil von Enzymen (z. B. für die Energiebereitstellung)	10–15 mg	Fleisch Pfifferlinge	Blutarmut (Anämie) blasse Haut Nervosität Müdigkeit Schwindel Haarausfall

Spurenelement	wichtige Funktionen	empfohlene Zufuhr/Tag*	Lebensmittel-quellen	Mangelsymptome
Jod	Bildung der Schilddrüsenhormone Wachstum Energiehaushalt	150–200 µg	Seefisch, Jodsalz	Kropfbildung Missbildungen bei Ungeborenen, Lern- und Konzentrationsstörungen

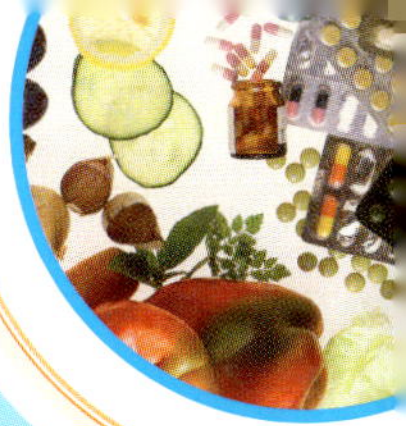

Risikogruppen/ Gruppen mit erhöhtem Bedarf	Arzneimittel, die Mehrbedarf verursachen	Erkrankungen, die Mehrbedarf verursachen	Tagesdosis in der Vitalstoffmedizin
Schwangere Stillende Kinder im Wachstum Personen ab 60 Jahren	Kortison Antiepileptika	Allergieneigung Osteoporose Rachitis Krampfzustände (Tetanie)	600–1500 mg
Schwangere Stressgeplagte Sportler Personen mit hohem Alkoholkonsum Personen, die stark schwitzen	Diuretika Abführmittel	Herz-Kreislauf-Erkrankungen (z. B. Bluthochdruck, Herzrhythmusstörungen) Wadenkrämpfe	200–1000 mg
Leistungssportler Stressgeplagte	Antibabypille Diuretika Abführmittel	schwere Durchfälle Erbrechen Herz-Kreislauf-Erkrankungen (z. B. Bluthochdruck, Herzrhythmusstörungen)	100–2000 mg zum Teil mehr
Frauen (Menstruation) und insbesondere Schwangere Heranwachsende Leistungssportler Vegetarier	Antazida Colestyramin	Blutarmut (Anämie)	10–200 mg; Einnahme nur nach ärztlich nachgewiesenem Mangel!

Risikogruppen/ Gruppen mit erhöhtem Bedarf	Arzneimittel, die Mehrbedarf verursachen	Erkrankungen, die Mehrbedarf verursachen	Tagesdosis in der Vitalstoffmedizin
alle Personen, v. a. Schwangere und Kinder	Lithium Sulfonamide	Kropf	100–200 µg

*Zufuhr bei Erwachsenen; Quelle: DGE, sofern nicht bei den Einzelwerten anders angegeben

Vitalstofftabelle Spurenelemente und Aminosäuren

Spurenelement	wichtige Funktionen	empfohlene Zufuhr/Tag*	Lebensmittelquellen	Mangelsymptome
Zink	Kohlenhydrat-, Eiweiß- und Fettstoffwechsel Immunabwehr Wundheilung Haarwachstum Insulinspeicherung	7–10 mg	Austern, Innereien	Infekte Haarausfall Geruchs- und Geschmacksstörungen Wachstumsstörungen Nachtblindheit Unfruchtbarkeit
Selen	Antioxidans Schutz der Erbsubstanz Immunabwehr Schilddrüsenfunktion	30–70 µg (Schätzwerte für eine angemessene Zufuhr)	Seefisch Leber Vollkorn(-produkte)	Infektanfälligkeit erhöhtes Risiko für Krebs (z. B. Prostata, Lunge) Störung der Schilddrüsenfunktion
Chrom	Glukose- und Insulinstoffwechsel Fettstoffwechsel	30–100 µg (Schätzwerte für eine angemessene Zufuhr)	Fleisch Bierhefe Käse	Störungen der Glukoseverwertung, der Insulinwirkung und des Fettstoffwechsels
Kupfer	Synthese von Kollagen, Neurotransmittern und Melanin Blutbildung Eisentransport	1–1,5 mg (Schätzwerte für eine angemessene Zufuhr)	Nüsse	Blutarmut (Anämie) gestörter Eisen- und Fettstoffwechsel Knochenbrüchigkeit Infekte
Mangan	Knochen- und Knorpelwachstum Antioxidans (Superoxiddismutase) Kohlenhydratstoffwechsel	2–5 mg (Schätzwerte für eine angemessene Zufuhr)	Innereien, Getreide	Wachstumsstörungen

Aminosäure	wichtige Funktionen	empfohlene Zufuhr/Tag*	Lebensmittelquellen	Mangelsymptome
Arginin bedingt essenziell	Gefäßregulation und Blutfluss (NO-Produktion), Energiestoffwechsel, Ausschüttung von Wachstumshormon, Stimulierung des Immunsystems	–	Fisch, Fleisch, Soja(-produkte), Vollreis, Erdnüsse, Mandeln	Störungen der Gefäßfunktion und Durchblutung Immunschwäche

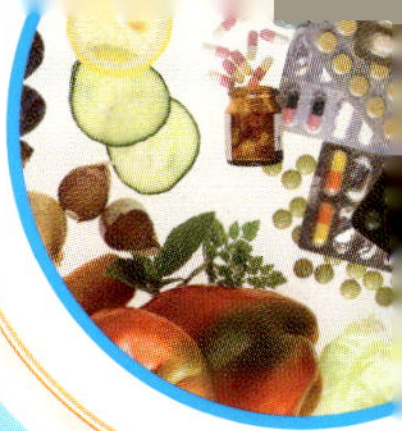

Risikogruppen/ Gruppen mit erhöhtem Bedarf	Arzneimittel, die Mehrbedarf verursachen	Erkrankungen, die Mehrbedarf verursachen	Tagesdosis in der Vitalstoffmedizin
Schwangere Stillende Kinder alle Personen in der Erkältungszeit Stressgeplagte Personen ab 60 Jahren	Antazida Diuretika bestimmte Blutdrucksenker	Diabetes Immunschwäche Hauterkrankungen (z. B. Akne) Allergien Lebererkrankungen Verbrennungen Zöliakie	10–30 mg zum Teil mehr
Raucher Personen mit hohem Alkoholkonsum Personen mit Schwermetallbelastung Schwangere Vegetarier Personen ab 60 Jahren	Chemotherapie Diuretika	Krebs Infektion mit HIV/AIDS koronare Herzkrankheit Rheuma Diabetes Virusinfektionen Darmerkrankungen Hashimoto Thyreoiditis	50–300 µg zum Teil mehr
Sportler Patienten unter künstlicher Ernährung Personen ab 60 Jahren Personen mit hohem Alkohol- und Zuckerkonsum	Diuretika	Diabetes Hypoglykämie Adipositas	50–500 µg zum Teil mehr
–	Zinküberdosierung	bestimmte Formen der Blutarmut (Anämie) Osteoporose	1–3 mg
Patienten unter künstlicher Ernährung	–	Diabetes Hypoglykämie Osteoporose	2–30 mg

Risikogruppen/ Gruppen mit erhöhtem Bedarf	Arzneimittel, die Mehrbedarf verursachen	Erkrankungen, die Mehrbedarf verursachen	Tagesdosis in der Vitalstoffmedizin
Kinder und Jugendliche Stressbelastete, Leistungssportler, Schwerarbeiter	–	Infektionen Verletzungen Herz-Kreislauf-Erkrankungen (z. B. Bluthochdruck)	1–30 g

*Zufuhr bei Erwachsenen; Quelle: DGE, sofern nicht bei den Einzelwerten anders angegeben

Vitalstofftabelle Aminosäuren

Aminosäure	wichtige Funktionen	empfohlene Zufuhr/Tag*	Lebensmittelquellen	Mangelsymptome
Glutamin	Aufbau und Funktion der Darmschleimhaut Muskelaufbau, Energiegewinnung, Stabilisierung des Blutzuckerspiegels	–	Vollkorn(-produkte), Soja(-produkte), Milch(-produkte)	Störungen der Darmfunktion Infektanfälligkeit Abfall der körperlichen Leistungsfähigkeit
Glyzin bedingt essenziell	Entgiftungsprozesse der Leber, Stimulierung des Immunsystems, Bildung von Immunglobulinen	–	Rindfleisch, Gelatine	Störungen des Immunsystems
Leucin/Isoleucin/Valin essenzielle verzweigtkettige Aminosäuren	Aufbau der Muskelmasse Energiegewinnung Schutz vor vorzeitiger Ermüdung (z. B. im Sport)	14 mg/kg Körpergewicht Leucin 10 mg/kg Isoleucin 14 mg/kg Valin	Hülsenfrüchte, Hafer Kartoffeln, Vollkorn(-produkte), Parmesan, Eier, Fleisch, Milch(-produkte), Reis, Kohl	Muskelschwäche rasche physische und psychische Ermüdung gestörte Ammoniakentgiftung
Lysin essenziell	Kollagensynthese, Carnitinsynthese, Stimulierung des Immunsystems, Förderung der Heilung bei Herpes-simplex-Infektion	10 mg/kg Körpergewicht	Eier (Eiweiß) Fleisch Soja(-produkte) Kartoffeln Weizen	Infektanfälligkeit Störungen im Carnitin- und Fettstoffwechsel
Methionin essenzielle schwefelhaltige Aminosäure	Entgiftungsprozesse der Leber, Bildung von Glutathion (zus. mit Cystein), Aufbau von Coenzym Q_{10}	13 mg/kg Körpergewicht	Eier, Fisch, Magermilch(-produkte), Soja(-produkte), Linsen	Verschlechterung der Immunfunktion Muskelzellverlust gestörte Entgiftung
Taurin bedingt essenziell	starkes Antioxidans stärkt das Immunsystem	–	Innereien, Fleisch, Fleischextrakt	oxidativer Stress Störungen der Immunfunktion
Tryptophan essenziell	Bildung der Hormone Serotonin, Melatonin und des Vitamins Niacin	3 mg/kg Körpergewicht	Milch(-produkte), Soja(-produkte), Bananen, Linsen, Erdnüsse, Parmesan	Schlafstörungen depressive Verstimmung
Cystein, Glutathion bedingt essenzielle schwefelhaltige Aminosäuren	Zellschutz gegen freie Radikale Glutathion-Synthese (zus. mit Methionin) Entgiftung Immunkompetenz	Cystein: Eier, Hafer, Mais	Maiskörner, Hafer, Eier (Eiweiß), grünes Gemüse wie z. B. Spinat, Brokkoli, außerdem Spargel, rohes Fleisch	oxidativer Stress Störungen der Immunfunktion

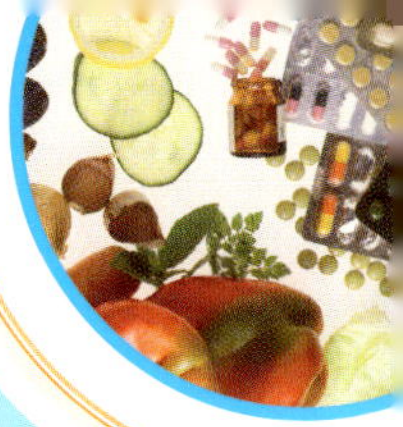

Risikogruppen/ Gruppen mit erhöhtem Bedarf	Arzneimittel, die Mehrbedarf verursachen	Erkrankungen, die Mehrbedarf verursachen	Tagesdosis in der Vitalstoffmedizin
Leistungssportler Schwerarbeiter Personen mit Mangel-ernährung	Chemotherapie	Operationen Verbrennungen Infektionen, fiebrige Erkrankungen Darmerkrankungen Immunschwäche (z. B. durch Krebs)	2–40 g
–	–	Immunschwäche (z. B. durch Krebs) Lebererkrankungen	2–6 g
Leistungssportler Kraftsportler Alkoholiker (Ammoniak-entgiftung)	–	Lebererkrankungen	je 0,5–4 g Leucin und Isoleucin 0,5–6 g Valin
Personen mit Knochen-stoffwechselstörungen Personen mit Typ-2-Diabetes	–	Osteoporose Infektionen mit Herpes simplex	0,5–5 g
Vegetarier Personen mit Mangel-ernährung	Chemotherapie Paracetamol	Immunschwäche (z. B. durch Krebs) Lebererkrankungen	0,5–5 g
Sportler Raucher	–	Augenerkrankungen (z. B. Makuladegeneration) Diabetes mellitus, Herzinsuffizienz	0,2–5 g
Patienten mit depressiven Verstimmungen Patienten mit Schlaf-störungen	–	Schlafstörungen Depressionen chronisches Müdigkeitssyndrom	0,5–3 g
Leistungssportler Raucher Personen mit Mangel-ernährung	Chemotherapie Paracetamol	Darmerkrankungen, Immunschwäche (z. B. durch Krebs, HIV-/AIDS-Infektion)	0,5–3 g Cystein als N-Acetylcystein 0,5–2 g Glutathion

*Zufuhr bei Erwachsenen; Quelle: DGE, sofern nicht bei den Einzelwerten anders angegeben

Glossar

Acetylcholin Acetylcholin ist einer der wichtigsten Nervenleitstoffe (Neurotransmitter) im Gehirn. Dieser Botenstoff ist so wichtig, dass für seine Entdeckung 1936 der Nobelpreis verliehen wurde. Acetylcholin sorgt dafür, dass Informationen ins Gedächtnis geschrieben werden und unsere Gehirnzellen diese wieder abrufen und weiterleiten können. Der körpereigene Stoff Deanol ist ähnlich wie Cholin ein natürlicher Baustein, aus dem der Körper bei Bedarf Acetylcholin bilden kann.

ACE-Hemmer ACE-Hemmer wie Captopril und Enalapril gehören zu den wichtigsten Arzneimitteln in der Therapie des Bluthochdrucks. Sie hemmen das Angiotensin-Conversions-Enzym (ACE). Dadurch wird die Bildung von Angiotensin II, einer der stärksten blutdrucksteigernden Substanzen, unterdrückt.

AGE AGEs entstehen im Körper bei der Bindung von Zucker an Proteine (AGE: engl. Advanced Glycation Endproducts). Das betroffene Eiweiß wird dadurch geschädigt und verliert seine natürliche Funktion. AGEs führen zusätzlich zu einer vermehrten Bildung von freien Radikalen und wirken stark entzündlich. Bei der Entwicklung von Gefäßschäden (z. B. Arteriosklerose), diabetesbedingten Folgeerkrankungen (z. B. Nervenschäden) und Alzheimer spielen AGEs eine Schlüsselrolle.

ADMA Das Stoffwechselprodukt ADMA (Asymmetrisches Dimethylarginin) ist ein neuer Risikofaktor für Herz-Kreislauf-Erkrankungen. ADMA hemmt die Bildung des gasförmigen Botenstoffes Stickstoffmonoxid und fördert dadurch arteriosklerotische Prozesse.

Aminosäuren Aminosäuren sind die Bausteine der Eiweiße. Aufgrund ihrer vielfältigen Funktionen werden in der Vitalstoffmedizin seit einigen Jahren Aminosäuren in der Vorbeugung und Therapie von Erkrankungen eingesezt.

Angina pectoris Brustenge. Beklemmendes Engegefühl, das als Folge von Durchblutungsstörungen in arteriosklerotisch verengten Herzkranzgefäßen auftritt.

Antazida Arzneimittel, die die Magensäurebildung neutralisieren, verringern oder blockieren

Antiepileptika Arzneimittel gegen epileptische Anfälle

Antioxidantien Radikalfänger, Oxidation verhindernde Stoffe (z. B. Vitamin C)

Arteriosklerose Verkalkung der Arterien

Avitaminose echte Vitaminmangelkrankheit, z. B. Skorbut

Bioverfügbarkeit Unter Bioverfügbarkeit (biologische Verfügbarkeit) eines Vitalstoffpräparates versteht man das Ausmaß und die Geschwindigkeit, womit ein Vitalstoff (z. B. Selen) aus einer Kapsel oder Tablette freigesetzt, aufgenommen und im Körper am Wirkort (z. B. Enzym) verfügbar wird.

Chrono-Depot-Technologie Die Chrono-Depot-Technologie macht es möglich, dass mehrere Vitalstoffe, die sich bei der Aufnahme in den Körper behindern können, gemeinsam in eine Tablette verpackt werden, aus der sie zeitversetzt abgegeben werden. Dadurch wird die Bioverfügbarkeit (s. o.) der Vitalstoffe aus einem Vitalstoffpräparat im Körper optimiert.

Colestyramin Colestyramin ist ein basisches Ionenaustauscherharz, das zur Senkung erhöhter Cholesterin-Blutspiegel eingesetzt wird.

C-reaktives Protein (CRP) Das CRP wird zur Feststellung entzündlicher Prozesse im Organismus bestimmt. Die Arteriosklerose ist eine entzündliche Erkrankung der Gefäßwand, bei der man häufig erhöhte Spiegel des ultrasensitiven (us) CRP findet.

CSE-Hemmer CSE-Hemmer (Statine), beispielsweise Lovastatin und Simvastatin, senken den Cholesterin-Blutspiegel (v. a. den des schlechten LDL-Cholesterins), indem sie das Cholesterin-Synthese-Enzym (CSE) hemmen.

Deanol Der körpereigene Stoff Deanol ist ähnlich wie Cholin ein natürlicher Baustein, aus dem der Körper bei Bedarf den Botenstoff Acetylcholin bilden kann.

Dialyse, Hämodialyse Blutwäsche

DNA Desoxyribonukleinsäure = Erbsubstanz

L-Dopa, Levodopa eines der wichtigsten Arzneimittel zur Behandlung des Morbus Parkinson

Diuretika harntreibende Mittel

Endothel Zellschicht (Endothelzellen), die alle Gefäße und Kapillaren im Organismus auskleidet. Das Endothel reguliert den Blutdruck, die Blutfließeigenschaften und die Bildung des gefäßerweiternden Botenstoffes Stickstoffmonoxid (NO).

Enzyme biologische Katalysatoren (Biokatalysatoren), Stoffwechselbeschleuniger. Enzyme werden durch Cofaktoren (z. B. Mineralstoffe wie Magnesium) oder Coenzyme (z. B. Vitamine wie Vitamin B_1) zum stoffwechselaktiven Enzym aktiviert.

essenziell wesentlich, lebensnotwendig

freie Radikale Freie Radikale sind instabile und äußerst aggressive Substanzen, die durch Umweltbelastungen, ungesunde Lebensweise und Krankheiten permanent im Körper entstehen. Sie greifen unsere Zellen an und wirken zerstörerisch, weil ihnen ein Elektron fehlt. Mit den Elektronen anderer Verbindungen (z. B. ungesättigter Fettsäuren der Zellmembran) gleichen sie ihr Defizit aus.

HDL-Cholesterin High Density Lipoprotein, gute gefäßschützende Cholesterinform

Herzinfarkt Untergang von Herzgewebe

Homocystein Homocystein ist eine gefäß- und nerventoxische Aminosäure, die der Körper mit Hilfe von Folsäure, Vitamin B_{12} und Vitamin B_6 entgiftet.

Hypoglykämie Unterzuckerung

Insulinresistenz Unter dem Begriff Insulinresistenz versteht man ein vermindertes Ansprechen der Zellen des menschlichen Körpers auf Insulin. Vor allem die Muskulatur, die Leber und das Fettgewebe reagieren weniger empfindlich gegenüber dem Hormon Insulin.

kanzerogen Krebs erzeugend

KHK, Koronare Herzkrankheit (Angina pectoris, Herzinfarkt) Sind die Koronararterien von einer Arteriosklerose betroffen, spricht man von einer Koronarsklerose.

konventionelle Krebstherapie Chemotherapie, Strahlentherapie und Operation

latent durch klinische Symptome oder die Bestimmung des Plasmaspiegels nicht erkennbar

Lipostabile Phospholipide pflanzlichen Ursprungs, die als natürliches Mittel zur Behandlung erhöhter Blutfette (z. B. Cholesterin) eingesetzt werden können. Phospholipide zählen zu den wichtigsten Bausteinen biologischer Membranen, die unseren Zellen die notwendige Belastbarkeit, Elastizität und Stabilität verleihen.

Makro-, Mikronährstoffe Die Nahrungsbestandteile lassen sich im Hinblick auf die zugeführten Mengen in Makro- und Mikronährstoffe einteilen. Makronährstoffe wie Kohlenhydrate, Eiweiße (Proteine) und Fett (Lipide) benötigt der Körper in relativ großen Mengen (daher Makro-) als energieliefernde Brennstoffe. Vitamine, Mineralstoffe und Spurenelemente sind essenzielle Mikronährstoffe – Vitalstoffe im eigentlichen Sinn. Sie werden in geringen Mengen (daher Mikro-) benötigt und sind als biologische Katalysatoren für zahlreiche Stoffwechselprozesse lebensnotwendig.

Mikrogramm (µg, mcg) 1 Mikrogramm = 1 Tausendstel Milligramm

Muskelkontraktion durch Reizung des Muskels unter Energieverbrauch ausgelöste Verkürzung des Muskels, gefolgt von Muskelerschlaffung

Nitrosamine hochgradig krebserzeugende Verbindungen. Nitrosamine werden durch Bakterien aus Nitrat im Magen gebildet. Hauptnahrungsquelle sind Nitrate aus Gemüse (Rote Bete, Spinat), Wurstwaren (Nitrat-Pökelsalz) und auch Trinkwasser. Nitrosamine sind vor allem an der Entwicklung von Magenkrebs beteiligt. Vitamin C hemmt die Bildung von Nitrosaminen aus Nitraten.

Onkologe Arzt, der sich vorwiegend mit Krebserkrankungen beschäftigt

Orlistat Fettblocker, verringert Fettaufnahme aus dem Darm

orthomolekulare Vitalstoffmedizin gezielter Einsatz von Vitalstoffen (z. B. Vitamine, Mineralstoffe, essenzielle Fettsäuren, Aminosäuren) zur Vorbeugung und Therapie von Erkrankungen

Oxidation Reaktion, bei der einer der Reaktionspartner unter Abgabe von Elektronen an den anderen oxidiert wird (Beispiel: Vitamin E zum Vitamin-E-Radikal)

oxidativer Stress Ungleichgewicht zwischen Oxidantien und Antioxidantien im Körper, ausgelöst durch eine vermehrte Radikalbildung und Mangel an antioxidativ wirkenden Nährstoffen

pathologisch krankhaft

Phospholipide Jede Zelle, aber auch ihre Bestandteile wie der Zellkern oder die Zellkraftwerke (Mitochondrien) sind von einer schützenden Doppelmembran umgeben. Phospholipide zählen zu den wichtigsten Bauteilen dieser biologischen Membranen, die unseren Zellen die notwendige Belastbarkeit, Elastizität und Stabilität verleihen.

aktive Phospholipide pflanzlichen Ursprungs werden auch als Lipostabile bezeichnet.

elastische Zellmembranen sind die wesentliche Voraussetzung für den reibungslosen Nährstoff- und Informationsaustausch im Körper. Der hohe Phospholipidanteil unseres Nervengewebes ist notwendig, um »Kurzschlüsse« zwischen den äußerst dicht gepackten Nervenzellen zu verhindern. Phospholipide beeinflussen also in großem Maße alle natürlichen Regelkreise unseres Körpers.

Stickstoffmonoxid (NO) Stickstoffmonoxid ist ein gasförmiger Botenstoff, der im Körper gefäßerweiternd und durchblutungsfördernd wirkt. NO wird im Körper aus der Aminosäure Arginin gebildet.

Sorbitol Zuckeralkohol der Glukose, führt zu Zellschäden

Stoffwechsel Gesamtheit der biochemischen Vorgänge und Prozesse im Körper

Triglyzeride, Neutralfette Neben Bluthochdruck, Rauchen und erhöhtem LDL-Cholesterin zählen erhöhte Triglyzeridwerte zu dem wichtigsten Risikofaktor für Herzinfarkt. Übergewichtige Typ-2-Diabetiker haben häufig erhöhte Triglyzeride.

Toxizität Giftigkeit

Vitalstoffe andere Bezeichnung für lebenswichtige Mikronährstoffe wie Vitamine, Mineralstoffe, Aminosäuren etc.

Register

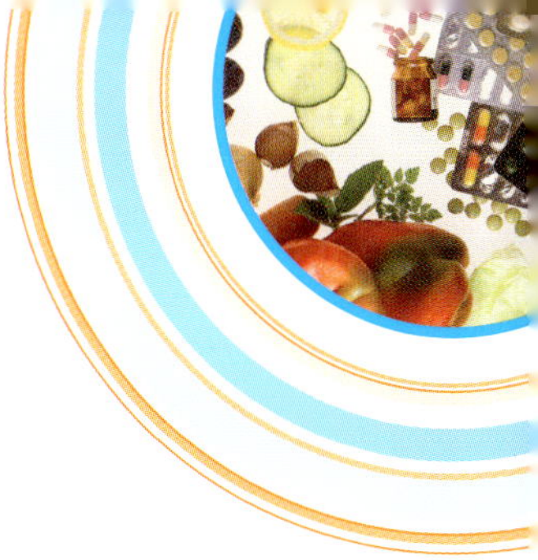

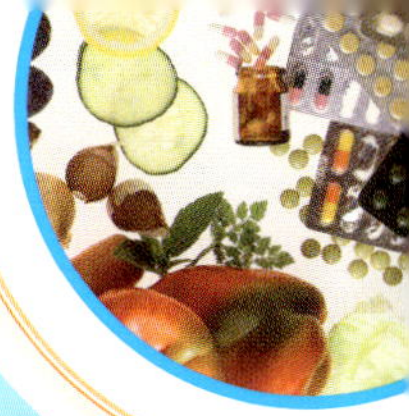

Literatur

Hier finden Sie weitere Informationen zu Vitalstoffen, u. a. über Bedarf, Anwendungsgebiete, Dosierungen sowie Wechselwirkungen mit Arzneimitteln:

Gröber, U. *Mikronährstoffe – Beratungsempfehlungen für die Praxis.* Wissenschaftliche Verlagsgesellschaft, Stuttgart, 2006.

Gröber, U. *Arzneimittel und Mikronährstoffe – Medikationsorientierte Supplementierung.* Wissenschaftliche Verlagsgesellschaft, Stuttgart, 2006.

Gröber, U. *Der taxofit Vitalstoff-Check.* Knaur Verlag, München 2004.

Gröber, U. *Orthomolekulare Medizin.* Wissenschaftliche Verlagsgesellschaft, Stuttgart, 2002.

Die empfohlene Tagesdosis für einzelne Vitalstoffe orientiert sich – sofern dort erfasst – an den Empfehlungen der Deutschen Gesellschaft für Ernährung (DGE):

Deutsche Gesellschaft für Ernährung e. V. (Hg.) *Referenzwerte für die Nährstoffzufuhr.* Neuer Umschau Verlag, Frankfurt, 2000.

Die wichtigsten Studien, auf die im vorliegenden Buch Bezug genommen wird, finden sich in den nachfolgend genannten Forschungsberichten:

Clark, L. C., Combs, G. F. et al. *Effects of selenium supplementation for cancer prevention in patients with carcinoma of the skin: A randomized controlled trial.* Journal of the American Medical Association (JAMA), 276(24), 1957–1963, 1996.

Eaton, S. B., Konner, M. J. *Paleolithic nutrition revisited: A twelve-year retrospective on its nature and implications.* European Journal of Clinical Nutrition, 51, 207–216, 1997.

Fletcher, R. H., Fairfield, K. M. *Vitamins for chronic disease prevention in adults: Clinical applications.* Journal of the American Medical Association (JAMA), 287, 3127–3129, 2002.

Langsjoen, H. et al. *Usefulness of coenzyme Q_{10} in clinical cardiology: A long-term study.* Molecular Aspects in Medicine, 15 (Suppl.), 165–175, 1994.

Nottbohm, F. et al. *Individueller Ausgleich der Mineralstoffe-, Spurenelemente- und Vitamin-Defizite nach intrazellulärem Status (rote Blutkörperchen), Serum- und Urin-Status durch Kombinationskapseln im Berufs-Fußballsport.* Deutsche Zeitschrift für Onkologie, 21, 170–175, 1989.

Sano, M. et al. *A controlled trial of selegeline, alpha-tocopherol, or both as treatment for Alzheimer's Disease.* The New England Journal of Medicine, 336(17), 1216–1222, 1997.

Stephens, N. G., et al. *Randomised controlled trial of vitamin E in patients with coronary disease: Cambridge heart antioxidant study (CHAOS).* Lancet, 347, 781–785, 1996.

The ATBC (Alpha-Tocopherol, Beta Carotene) Cancer Prevention Study Group *The effect of vitamin E and beta carotene on the incidence of lung cancer and other cancers in male smokers.* New England Journal of Medicine, 330, 1029–1035, 1994.

Hinweis
Die Ratschläge in diesem Buch sind von den Autoren und Verlag sorgfältig erwogen und geprüft; dennoch kann eine Garantie nicht übernommen werden. Eine Haftung der Autoren bzw. des Verlags und dessen Beauftragten für Personen-, Sach- und Vermögensschäden ist ausgeschlossen.

Projektleitung
Dr. Harald Kämmerer, Sabine Gnan

Layout
vlBüro – Jan-Dirk Hansen, München

Gesamtproducing, Satz
vlBüro – Jan-Dirk Hansen, München

Redaktion
Claudia Lenz, Essen

Umschlaggestaltung und Konzeption
R.M.E. Eschelbeck / Kreuzer / Botzenhardt

Bildredaktion
Elisabeth Franz

Korrektorat
Christian Wolf

Druck
Neografia, Martin

Printed in Slowakia

ISBN 10: 3-517-06995-7
ISBN 13: 978-3-517-06995-1
9817 2635 4453 6271

Über die Autoren

Der **Apotheker Uwe Gröber** ist einer der führenden deutschen Vitalstoffexperten. Er ist Autor zahlreicher Fachbücher und Fachartikel zum Thema Ernährung und Krankheitsprävention. Zu seinen Spezialgebieten zählen die komplementäre Krebstherapie sowie Wechselwirkungen zwischen Arzneimitteln und Vitalstoffen. Dank seiner langjährigen praktischen Erfahrung und Kooperation mit Arztpraxen und Kliniken überzeugt und begeistert er in Seminaren und europaweiten Vorträgen zur Vitalstoffmedizin (nähere Informationen unter: info@vitalstoffmedizin.de).

Prof. Hademar Bankhofer, international anerkannter Medizinjournalist auf dem Sektor Naturheilweisen, ist durch seine zahlreichen TV-Auftritte und Kolumnen einem großen Publikum bekannt. Er versteht es, schwierige medizinische Probleme verständlich zu erklären. Aufgrund seiner engen Zusammenarbeit mit medizinischen Koryphäen ist er stets auf dem aktuellen Stand der Wissenschaft und genießt so Anerkennung nicht nur bei einem breiten Publikum, sondern auch in medizinischen Fachkreisen.

Impressum

Bildnachweis

AKG, Berlin 18; Corbis: 32/33 (Royalty free), 23 (zefa/Fotostudio FM), 124 (zefa/McDonough); digital vision 14; F 1 online:200/201(Heitmann/Schuster), 10/11 (Westend 61); Getty Images: 188 (PhotoDisc), 132 (Yates RF), 45 (Stockdisc Premium); Jump, Hamburg: 134/135, 141 (Sandkühler); Klosterfrau Gesundheitsservice, Köln: 30, 74/75, 84, 115;Mauritius, Mittenwald: 35 (phototake); PhotoDisc: 25, 113, 126, 139, 175;Privat: 54, 88, 116, 172, 178; Südwest Verlag, München: 99, 105 (Bonisolli), 119 (Food Centrale/ Jessen), 87 (Grundt), 13 (Heidorn), 71 (Holz), 39 (Kargl), 194 (Newedel), 27 (Plewinski), 108 (Rehm), 168 (Seiffe), 78 101 (Vey), Ch. Weiß, München U 1 (2), 6; Superbild, München: 160 (B.S.I.P.), 150, 154, 159 (Phanie); Zefa: 94, 146 (lizenzfrei); Bilder im Inhaltsverzeichnis aus dem Innenteil; Vignetten S. 3 – 9, 203 – 223: f 1 online/Heitmann/Schuster, S. 13 – 31: f 1 online/Westend 61, S. 35 – 73: Corbis/RF, S. 77 – 133: Klosterfrau Gesundheitsservice, Köln, S. 137 – 199: Jump/Sandkühler